新编临床疾病护理常规

辛丽娜 韩 琦 白 雪 主编

中国纺织出版社有限公司

内 容 提 要

本书覆盖了临床护理的多个重要领域，旨在为护理人员提供系统、实用的指导。全书共分7章，内容涵盖护理概述、手术室护理、神经内科疾病护理、妇产科疾病护理、眼科疾病护理、肿瘤科疾病护理、门诊规章制度及服务质量的管理等方面。从内科疾病的护理到外科手术的配合，从常见妇科疾病的护理要点到肿瘤患者的全程护理，书中详细阐述了各类疾病的护理方法和管理要点。同时，对门诊规章制度的制定与执行、服务质量的提升以及护理管理的各个方面进行了深入探讨，旨在提高护理质量，提高患者满意度。本书内容丰富、实用性强，是临床护理人员的实用手册，也可供护理专业学生学习参考。

图书在版编目（CIP）数据

新编临床疾病护理常规 / 辛丽娜，韩琦，白雪主编. 北京：中国纺织出版社有限公司，2025.2. -- ISBN 978-7-5229-2639-1

Ⅰ．R47

中国国家版本馆CIP数据核字第2025MX0206号

责任编辑：傅保娣　　责任校对：王蕙莹　　责任印制：王艳丽

中国纺织出版社有限公司出版发行
地址：北京市朝阳区百子湾东里A407号楼　邮政编码：100124
销售电话：010—67004422　传真：010—87155801
http://www.c-textilep.com
中国纺织出版社天猫旗舰店
官方微博 http://weibo.com/2119887771
三河市宏盛印务有限公司印刷　各地新华书店经销
2025年2月第1版第1次印刷
开本：787×1092　1/16　印张：14.5
字数：262千字　定价：98.00元

凡购本书，如有缺页、倒页、脱页，由本社图书营销中心调换

编委会

主　编　辛丽娜（哈尔滨医科大学附属第二医院）
　　　　韩　琦（哈尔滨医科大学附属第二医院）
　　　　白　雪（哈尔滨医科大学附属肿瘤医院）
副主编　杨洪彬（哈尔滨医科大学附属肿瘤医院）
　　　　李和英（哈尔滨医科大学附属第一医院）
　　　　杨宇宁（航天中心医院）
编　委　王　岚（哈尔滨医科大学附属第二医院）
　　　　侯　颖（哈尔滨医科大学附属第二医院）
　　　　戚瑞亭（哈尔滨医科大学附属第二医院）
　　　　马　焱（哈尔滨医科大学附属第二医院）
　　　　赵佳莹（哈尔滨医科大学附属肿瘤医院）
　　　　王　霞（哈尔滨医科大学附属第二医院）
　　　　常雪娇（哈尔滨医科大学附属第二医院）
　　　　孟珊珊（哈尔滨医科大学附属第二医院）
　　　　李欢欢（哈尔滨医科大学附属第二医院）
　　　　王丽颖（哈尔滨医科大学附属第二医院）
　　　　高洪晶（哈尔滨医科大学附属肿瘤医院）
　　　　戚伟华（哈尔滨医科大学附属肿瘤医院）
　　　　潘　倩（哈尔滨医科大学附属肿瘤医院）
　　　　毕丛静（哈尔滨医科大学附属肿瘤医院）
　　　　郭春梅（哈尔滨医科大学附属肿瘤医院）

前 言

在当代医疗体系中,护理工作不仅是医疗过程的重要组成部分,还是连接患者与治疗的关键桥梁。随着医学科技的飞速发展与医疗模式的不断革新,护理学科的专业化、精细化趋势日益显著,对护理人员的专业知识、操作技能以及人文关怀能力提出了更高要求。

本书旨在为护理人员提供一套系统、科学的护理操作规范,确保护理工作的标准化、同质化,帮助护理人员更好地掌握临床护理技能,提高护理质量,为广大患者提供更加优质的护理服务。

本书共分为7章。第一章护理概述,介绍了护理管理、护理质量管理和护理经济管理;第二章手术室护理,从手术室规章制度、手术室护士的职责和手术患者的心理护理三方面进行阐述;第三章神经内科疾病护理,介绍了周围神经疾病和重症肌无力的护理;第四章妇产科疾病护理,涵盖了阴道炎、外阴炎、宫颈炎、子宫肌瘤、功能失调性子宫出血、多囊卵巢综合征、异位妊娠、多胎妊娠、胎盘早剥和羊水量异常等妇产科疾病的护理;第五章眼科疾病护理,分别介绍了白内障、青光眼、泪囊炎和葡萄膜炎的护理;第六章肿瘤科疾病护理,重点讲解了肺癌、食管癌和乳腺癌的护理;第七章门诊规章制度及服务质量的管理,从医院规章制度的制订和作用、门诊规章制度、门诊服务与形势、门诊服务与人文、门诊服务概念的提出、门诊服务与质量标准、门诊服务理念和提高门诊患者满意度方面进行了全面阐述。

本书文字通俗易懂,条理清晰,便于读者阅读和理解;实用性强,各章节内容紧扣实际工作,为读者提供了具体的操作指导;理论与实践相结合,既有理论知识的阐述,也有实际操作的介绍,使读者能够更好地将理论应用于实践;内容全面,涵盖了临床护理的各个方面,为读者提供了丰富的参考资料。

在编写本书的过程中,我们得到了众多专家学者的悉心指导和同行们的热情帮助，在此，我们向所有为本书提供帮助的人们表示衷心的感谢。临床护理是一个不断发展和变化的领域，新的技术和理念层出不穷。因此，本书在编写过程中力求做到既全面又前沿，以期为护理人员提供新的、全面的护理知识和实践经验。然而，由于时间有限，书中难免存在不足之处，恳请广大读者批评指正。

编　者

2025 年 2 月

目 录

第一章 护理概述 ··· 1
   第一节 护理管理 ··· 1
   第二节 护理质量管理 ··· 9
   第三节 护理经济管理 ·· 26

第二章 手术室护理 ··· 36
   第一节 手术室规章制度 ·· 36
   第二节 手术室护士的职责 ·· 39
   第三节 手术患者的心理护理 ·· 44

第三章 神经内科疾病护理 ··· 53
   第一节 周围神经疾病 ··· 53
   第二节 重症肌无力 ·· 63

第四章 妇产科疾病护理 ··· 70
   第一节 阴道炎 ··· 70
   第二节 外阴炎 ··· 74
   第三节 宫颈炎 ··· 76
   第四节 子宫肌瘤 ·· 78
   第五节 功能失调性子宫出血 ·· 83
   第六节 多囊卵巢综合征 ·· 91
   第七节 异位妊娠 ·· 94

第八节　多胎妊娠 98

　　第九节　胎盘早剥 100

　　第十节　羊水量异常 102

第五章　眼科疾病护理 108

　　第一节　白内障 108

　　第二节　青光眼 114

　　第三节　泪囊炎 126

　　第四节　葡萄膜炎 129

第六章　肿瘤科疾病护理 138

　　第一节　肺癌 138

　　第二节　食管癌 163

　　第三节　乳腺癌 178

第七章　门诊规章制度及服务质量的管理 194

　　第一节　医院规章制度的制订和作用 194

　　第二节　门诊规章制度 195

　　第三节　门诊服务与形势 208

　　第四节　门诊服务与人文 209

　　第五节　门诊服务概念的提出 210

　　第六节　门诊服务与质量标准 212

　　第七节　门诊服务理念 214

　　第八节　提高门诊患者满意度 220

参考文献 223

第一章 护理概述

第一节 护理管理

护理学作为研究维护、促进及恢复人类健康的综合性学科,是医疗卫生事业的重要组成部分,与人民群众的健康利益和生命安全密切相关。随着护理学一级学科的确立,护理工作与医疗的关系已从原来的从属关系,逐渐转变为交流—协作—互补型关系;护理工作范围已由医院扩展到社会,护理在实际工作中越来越多地涉及大量的管理问题。良好的护理管理可以使护理系统得到有效的运转,并提高护理质量。护理管理学既属于护理学,又属于管理学的分支学科范围,是将管理学的基本理论、技术、方法应用于护理实践,结合护理管理的特点加以研究和探索,使护理管理更趋专业化、科学化和效益化的一门学科。

一、管理的基本概述

(一)管理与管理学的概念

1. 管理的概念

管理是人类追求生存、发展和进步的一种途径和手段。没有管理,人们的共同活动将陷入无序中,无法达到目标。

不同的管理学派从不同的角度对管理的概念进行了定义。科学管理之父弗雷德里克·温斯洛·泰勒(Frederick Winslow Taylor)对管理的解释是"管理是确切知道要干什么,并使人们用最好、最经济的方法去干"。美国管理学家彼得·F. 德鲁克(Peter F. Drucker)认为"管理不只是一门学问,还应是一种'文化',它有自己的价值观、信仰和语言"。美国管理学家哈罗德·孔茨(Harold Koontz)认为"管理就是设计和维持一种环境,使集体工作的人们能够有效地完成既定目标的过程"。

综合既往研究,我们认为,管理是管理者为实现组织目标,对组织内部资源进行计划、组织、人力资源管理、领导、控制,促进其协调配合,发挥人的积极性,以取得最大组织效益的动态过程。

2. 管理学的概念

管理学是自然科学和社会科学相互交叉产生的一门边缘学科，管理学来源于人类社会的管理实践活动，但作为一门学科进行系统的研究始于19世纪末、20世纪初。管理学是一门系统研究管理过程的普遍规律、基本原理、理论、技术和方法的学科，具有实践性、综合性、社会性、广泛性的特点，适用于各个行业。

尽管管理与管理学联系十分密切，但却是两个不同的概念。管理学是研究管理活动共性问题的一门学科，其主要使命是建立一个完整的基础性管理知识体系。管理作为客观存在的社会实践活动或过程，是管理学研究的对象，也是管理学这门学科知识的具体运用。离开了管理活动，管理学的理论体系则不能成立，也就没有管理学可言。

（二）管理的职能与对象

1. 管理的职能

管理的职能是管理的职责和功能，是管理或管理者在管理活动中应当承担的职责和任务，是管理活动内容的理论概括。

不同的管理学派对管理的职能的表述不尽相同。法国管理学家亨利·法约尔（Henri Fayol）在1916年提出管理的"五职能说"，即计划、组织、指挥、协调和控制5项职能。美国学者戴维斯（Davis）等在1934年提出管理的"三职能说"，即计划、组织、控制3项职能。美国管理学家卢瑟·古利克（Luther Gulick）在1937年提出管理的"七职能说"，即计划、组织、指挥、控制、协调、人事、沟通7项职能。虽然各家说法不同，但都是对管理内容的基本概括，只是繁简和侧重点有所不同。目前，国内外比较普遍的看法是将管理职能划分为计划、组织、人员管理、领导、控制5项职能，基本反映了管理工作的主要内容。

2. 管理的对象

管理的对象又称为管理要素，是指管理过程中管理者实施管理活动的对象，是管理的客体。

管理要素的界定也随着人们对管理认识的变化不断拓宽。美国著名的管理学家弗雷德里克·温斯洛·泰勒提出了管理对象"三要素"观点，包括人、财、物3个基本要素。随着管理实践和理论的发展，管理学家提出了包括人、财、物、时间、信息的管理对象"五要素"观点。目前，管理者又在"五要素"观点增加了技术要素和空间要素。

（三）管理的性质

马克思提出管理具有自然属性和社会属性，这是马克思主义关于管理问题的基本观点。

管理的自然属性是对人、财、物、时间、信息等资源进行组合、协调和利用以取得最佳效益的管理过程。它反映了社会化大生产中协作劳动本身的要求，不因社会制度和社会文化的不同而变化的规律和特征，具有普遍性和共性，如护理管理中总结出的各项技术操作程序、护理程序，反映了护理服务中有效、准确、安全生产的基本规律，具有共性，因而，我们可以学习、借鉴发达国家的管理经验，科学地分析、鉴别、选择出适合我国国情的管理思想、理论和方法，提高我国的管理水平。

管理的社会属性是把管理作为人类的一种社会活动，是为一定的经济基础服务的，受生产关系和经济基础的影响和制约。它要求管理活动中要按统治阶级意志调整人们之间的相互关系。管理的社会属性告诉我们，学习其他国家管理经验，不能全盘照搬国外的做法，必须结合我国实际，取其精华，去其糟粕，单纯的"拿来主义"不适应我国国情。

此外，管理是科学性和艺术性的辩证统一。管理的理论是由一系列概念、原理、原则和方法构成的知识体系，管理活动是一项专门的业务活动，必须建立在科学基础之上才能有效地进行管理。管理者在管理活动中要遵循管理的原理及原则，按照管理的客观规律解决管理中的实际问题。同时，管理实践活动是一门艺术，管理者个人在解决管理问题时采用方法的创新性和多样性以及个人魅力的充分发挥，都使指导这种实践活动的管理知识体系成为一门艺术。

二、护理管理概述

（一）护理管理的相关概念和任务

1. 护理管理的概念

世界卫生组织（WHO）对护理管理的定义是："为了提高人们的健康水平，系统地利用护士的潜在能力和有关其他有关人员或设备、环境和社会活动的过程。"

2. 护理管理学的概念

护理管理学是研究护理管理活动的基本规律、基本原理、方法和技术的一门学科。它根据护理学的特点和规律，运用管理学的原理和方法，对护理工作实施科学管理，以控制护理系统，优化护理效果，激励护理人员最大限度地发挥潜能，不断提高护理人员的素质及能力，并协调好与其他部门的关系，达到保证及提高护理质量，提供高水平护理服务的过程。

3. 护理管理的任务

护理管理是卫生事业管理的重要组成部分，是保证、协调、提高护理工作的关键。护理工作的服务对象和任务决定了护理管理应以提高护理质量为主要目的，也就是要运用最有效的管理过程，提供最良好的护理服务。

目前我国护理管理面临的任务是：①总结护理管理的经验，上升为理论，并理论联系实际；②研究各国护理管理的经验和技能，引进、消化和提高；③建立有中国特色的护理管理学科。

（二）护理管理的特点

1. 综合性与专业性

随着医学模式向生物—心理—社会医学模式转变，护士的角色由过去单纯地执行医嘱协助诊断和治疗，发展成为独立地进行护理诊断和处理人们现存的和潜在的健康问题，要求从事护理管理的工作人员必须熟练掌握包括管理学、医院管理学、护理学基础、临床医学、预防医学及相关人文科学等多学科的理论、方法和技术，并综合运用到护理管理中去。同时，护理作为独立的学科有其自身的规律性，有较强的专业科学性、专业服务性、专业技术性，尤其是以人为中心，要求护理管理者在管理工作中加以适应，如在医院护理工作中如何协调完成好护理患者和辅助医生诊治的双重任务；护理工作的分工和人员训练如何适应实施整体护理的需要；如何培养和保持护士的良好素质以适应护理工作的特殊要求；管理工作如何加强职能以保证护理工作科学性、连续性和服务性的统一，以及充分考虑护理人员的性别特点等。

2. 技术性与管理性

护理管理既是一项技术性很强的工作，又是一项管理性工作，因而既具有技术性，又具有管理属性。护理管理活动属于管理学范畴，其管理工作中的计划、组织、人员管理、领导和控制等活动，是护理管理的主要职能。因此，护理管理工作不但要熟悉护理诊断、治疗等技术，而且要掌握和运用科学的管理理论、技术和方法。

3. 广泛性与实践性

护理管理的广泛性主要包括两方面的内容。一方面，护理管理对护理工作所涉及的范围及所需要的资源都要进行管理，如组织、人员、技术、质量、科研、教学、经济等方面的管理。另一方面，在护理工作中，进行管理活动的人员也更加广泛，如在一个医院内，护理管理人员大体可分为3个层次：上层主管人员包括护理部正、副主任，负责组织、指导全院性护理工作，制订标准、控制质量等；中层主管人员包括各科护士长，负责组织、贯彻、执行上级制订的政策，指导下层管理人员的工作；下层管理人员包括病房护士长或护士组长，负责管理、指导护理患者的护理人员的工作。

在护理工作中，实际上每一名护理人员都参与了病房管理、病员管理、物品管理等，都要将管理的思想和科学方法运用到护理实践中，解决和处理实际问题，并不只是"纸上谈兵"。要用科学的方法预测未来，并对突发事件进行前瞻性控制，创造性地开展工作，重视个人及团体的作用，注重与人的沟通和交流，并在实践中广泛、及时、准确地收集、传递、储存、反馈、分析和总结护理管理信息，实施前瞻性、科学性的护理管理。同时，护理管理者还应结合我国护理临床实际情况，创造性地灵活应用，创建与实际相适应的管理方法。

（三）护理管理发展的影响因素

护理管理的发展与护理事业的发展是同步的。早期的护理不规范、不系统，更谈不上科学管理。真正的科学护理管理从近代护理学创始人弗洛伦斯·南丁格尔（Florence Nightingale）时期开始。她提出医院管理要采用系统化方式、创立护理行政制度、注重护士技术操作的训练等。1945年后，世界各国护理管理者相继学习南丁格尔的护理管理模式，使护理管理学有了较快发展。随着先进的管理思想和管理方法的渗透和引入，护理管理逐渐由经验管理走上科学管理的轨道。

护理管理学的发展离不开现代社会和现代社会科学的发展，离不开现代科技进步和现代科技的发展，离不开现代管理和现代管理科学的发展。护理管理要提高管理效率，必须重视影响护理管理的各种因素。护理管理作为一个过程，受到医院内外政策、服务对象、护理人员和技术等多种因素影响，同时还受到管理者本身条件的影响。

1. 疾病谱和人口结构变化的影响

随着经济和医疗技术的发展，疾病谱的变化，与生活方式、社会因素、心理密切相关的慢性非传染性疾病的发病率逐年增高，并成为影响人群健康和生活质量的重要因素。人口老龄化、人口流动化和家庭规模小型化等趋势越来越明显，以个人和疾病为中心的医疗保健服务模式转变为以个人、家庭和社区为基础的保健服务模式，新的服务需求必然影响护理管理的发展走势。目前，我国的护理服务供给主要还停留在医院内，过于重视疾病护理，而疾病前、后护理服务还属于薄弱环节。许多患者由于不能得到及时有效的院前急救和院后延续康复护理，导致再入院率和死亡率增加，住院时间延长。因此，管理机构必须建立起真正以健康护理需求为导向，以维护人类健康为目的，以社区、家庭为对象，以老年人、妇女、儿童、残疾人为重点，以健康教育为先导，为人群提供集康复、保健、健康护理为一体的方便、快捷、经济、有效的护理服务，从而形成医院护理和社区护理并举的护理服务体系。

2. 医疗卫生体制改革造成的影响

随着我国人事和分配制度改革力度加大，各地纷纷出台吸引优秀人才的政策和措施，使护理骨干人才流失率呈上升趋势，对本身就缺乏高学历、高层次的护理队伍来说，问题日益突出。新形势下人才竞争已成为护理管理的突出问题。我国临床护理人员紧缺与浪费并存，因而影响了临床护理人员工作的积极性，也影响了护理队伍的稳定性。因此，合理地配置护理人力资源，使护理人力能够满足临床、社区、家庭护理的需求，并得到最大限度的利用，是护理管理者迫切需要解决的问题。

3. 护理质量管理运作模式滞后造成的影响

医疗市场的竞争和卫生体制的改革，使护理管理人员面临着提高护理质量和降低护理成本的挑战，即实现"高质、低费"的质量目标，然而目前国内多数医院实行的是不全成本核算，护理作为不可替代的医疗服务项目，其工作价值带来的经济效益却一直未得到应有的体现，等级护理的投入得不到回报，影响了等级护理的质量。此外，我国医院目前的质量评价指标也仍以终末质量指标为主，如急救物品完好率、护理文书的合格率等，缺乏对环节质量的控制，不能主动控制护理质量的结果，缺少反映专科护理效果和护理结局的指标。因此，对于国内的护理管理人员来说，在基础护理质量指标已比较成熟的基础上，如何建立适合新的护理模式和专科护理特点的指标体系，充分发挥其在质量管理中的监督和指导作用，实现全面质量改进，是值得探讨的问题。

4. 计算机技术在护理管理中的运用

现代护理管理已经进入计算机技术管理时代。充分发挥人脑与电脑的"二脑"管理，就是彻底改变传统的手工操作。计算机迅速准确处理和储存各种护理信息的功能是医院和社区护理现代化的重要标志。护理管理计算机化是医院信息系统实现计算机网络化的一部分。计算机的运用可使护理管理系统既可以随时掌握工作动态变化，又使计划目标、质量、效率和效益得到监控；既可以有利于及时掌握各种护理发展与进步的信息，又可以及时灵活地调度护理人员，使人、物、财、信息、时间得以最佳配置。所以，研究计算机护理管理软件，规范护理管理程序，将使护理管理工作的水平进一步提高。

5. 环境改变引发的护理管理问题

护理管理环境是指医院和护理管理的外部环境，即是对医院和护理管理的绩效产生影响的外部条件和力量的总和。任何组织都处在一定的环境之中。一方面，环境为组织活动提供了必要的条件；另一方面，环境又对组织活动起制约作用。环境是医院生存和发展的土壤。

（1）政策环境。从宏观上讲，国家的路线、方针、政策、法规对医院有着直接的推动和制约作用。随着我国社会主义法律体系的日益完善，与医院和护理管理有关的法律越来越多，从外部环境对医院和护理工作起到规范和导向作用，使医院护理管理的活动符合国家和社会的利益。同时，医院和护理管理人员必须对外环境的变化给予充分的关注，及时了解和预测外部变化对组织的要求，保持管理工作的主动性。

（2）社会环境。医院和护理管理成员都来自社会，医院和护理管理的活动离不开社会，社会文化环境主要就是通过作用于医院和护理管理成员以及其他社会成员而对护理管理发生影响。近年来，社会上某些媒体的不实宣传和舆论导向，导致医患矛盾加剧，伤医事件时有发生，造成了医务人员的流失。

（3）管理体制。发达国家的最高护理领导为护理院长，医院内设有护理副院长，她（他）直接参与医院整个行政管理的决策管理，具有相应的经济、物资和人事权。各级护士长也相应具有本部门的经济、物资和招聘、解聘权力，除了直接的领导外，极少有其他人员干预，真正做到了职、权、利的统一。并在总的原则基础上能充分发挥每个管理者自己的创造性和自主性。另外，护理管理体系均属垂直领导，护理部主任直接向院长负责，护士长在护理部主任领导下工作。目前我国大多数医院的护理均从属于医疗，护理部仅仅是一个职能部门，受分管的医疗院长领导，而护士长则向科室主任负责，在一定程度上限制了护理管理的发展。

（4）管理者自身。发达国家的护理管理者大多具有较高的护理教育层次，并在护理专业基础上，进一步接受管理课程的教育，获得管理学硕士甚至博士学位。同时，在各种不同的职位上，均有相应的最低管理学位标准。我国护理管理者的教育层次有待提高，且大多数没经过管理课程的正规培训，这是阻碍护理管理水平提高的一个因素。

（四）护理管理发展的趋势和对策

1. *护理管理发展的趋势*

（1）国际化趋势。随着经济全球化，护理领域的国际交流与合作日益扩大，人口资源跨国流动引起病源和医疗服务的国际化，使护理管理的国际化趋势日益引起各国护理界的重视。全球经济时代的到来，改变了传统的护理工作模式、卫生保健服务形式、护理教育的环境以及护理管理的方式。护理管理的国际化是指不同国家之间护理管理方法和理念相互借鉴、护士相互交流学习、护理科研相互合作等。我国护理管理的国际化要求：①积极借鉴发达国家的护理管理新思想、新观念，创新管理思想与理念；②完善临床护理工作、护理管理、护理教育模式与护理研究质量标准，努力与发达国家接轨；③加强护士的国际化培养，进行跨文化管理。

（2）专业化趋势。2011年2月，国务院学位委员会新修订了学科目录，新增护理学为一级学科，为护理学科的发展提供了更广阔的空间，同时，也向护理管理提出了新的挑战。护理管理者应转变思路，在护理学科建制规范、学科体系结构、学科的理论基础、解决实际问题的思路、研究方法等方面进行深入探讨，并以此为契机，善于发现新的护理现象和护理问题，用循证护理方法指导临床实践，加快护理学科发展的进程。随着护理改革的不断深入，护理实践领域进一步扩大，实践形式也日趋多样化，在学科自主的条件下，积极发展专科护士，探索适应社会需求的护理管理模式，满足不断变化的健康护理服务需求。

（3）人性化趋势。随着生物—心理—社会医学模式的确立，"以人为本"逐渐被管理者所重视。从根本上说，管理是以人为中心的管理，只有管理好人，管理活动才能取得成功。随着管理有效性研究的深入，制度管理时代开始进入人本化管理时代。护理管理者应树立人本观念，包括对护理人员的管理和对患者及其家属的管理两方面。一方面，构建多元的护理组织文化，将科学、人性、和谐的思想用于管理之中，努力营造一个和谐、宽松、奋进、向上的工作环境，充分发挥护理人员自主权、参与权，充分调动护理人员的工作积极性，提高护理专业的核心竞争力。另一方面，管理者要坚决落实以"以患者为中心，以质量为核心"的管理理念，在护理工作安排、病区管理、规章制度建设等方面进行适当的调整，促使服务向高质量、人性化方向发展。

2. 护理管理发展的对策

医学的迅速发展，医学模式的转变，护理服务对象、内容、观念的变化，给现代护理管理赋予了新的内涵，也给护理发展带来了新的机遇。面对全球性卫生保健服务的挑战及护理队伍自身中存在的种种困难，护理管理者在进一步完善护理管理的组织体制，提高自身管理水平的同时，应重新调整管理思路，适应时代的需求，抓住机遇，大胆改革，探索护理管理思想现代化，管理方法科学化，管理队伍专业化，管理手段信息化以及经济效益合理化，决策科学化，护理质量完美化，社区护理进一步深化等趋势，以推动护理专业的发展。

（1）管理思想现代化。随着现代医学的发展、医学模式的转变以及健康观念的改变，人们对护理服务需求不断增加，护理管理思想必须紧紧围绕这些变化发展。管理思想的现代化转变主要表现在从过去重视过程管理转向多层次、多元化的目标管理，从一维分散管理转向多维系统管理，从重视硬件管理转向重视软件、信息管理，从监督管理转向激励管理，从定性或定量管理转向定性与定量相结合的管理，从经验决策管理转向科学决策管理，管理人才从技术型的"硬专家"转向"软专家"等。

（2）管理方法科学化。护理管理方法的运用要注意其科学性，管理者除了综合运用行政、经济、法律、教育等管理方法外，还要结合专业特点，学习并掌握先进的管理方法，如全面质量管理、全面经济核算、目标管理、ABC时间管理法、量本利分析、微机辅助管理等，推进护理管理科学化的进程。

（3）管理队伍专业化。随着护理学的发展与进步，发达国家高级护理实践领域的实践与发展，推动了护理学科的专业化进程。在医院护理管理改革中，培养和建设一支政策水平较高、管理能力强、综合素质优的护理管理专业化队伍是未来的趋势。各级医疗服务机构应进一步理顺护理管理职能，按照"统一、精简、高效"的原则，建立完善的责权统一、精简高效、职责明确、领导有力的护理管理体制及运行机制，提高护理管理的科学化、专业化和精细化水平，以适应现代医院和临床工作发展的需要。

（4）管理手段信息化。随着信息技术在护理管理中的广泛运用，加快了护理管理的现代化进程。近年来，全国大型综合医院建立了护理电子病历、床旁护理移动系统、移动查房系统等医疗信息化平台，加速了护理信息的共享和护理技术的优势互补，为护理信息在护理管理中的应用提供了广阔的空间，同时也给医院的发展和护理管理工作带来了新的挑战。如何充分利用护理信息系统的功能，合理设定管理指标，在护理绩效管理、人力资源管理、岗位管理、护理质量管理等方面更好地发挥护理管理的职能，为科学预测和正确决策提供客观依据，促进临床护理的变革，提高护理管理效能，成为护理管理者面临的新课题。

三、学习护理管理的意义

斯旺伯奇（Swansburg）认为，护理管理是有效地使用人和物的资源，促使护理工作人员提供给患者良好服务品质的工作过程。护理管理的目的在于结合个人的力量，使人人都能乐于为组织贡献力量。因为护理管理是一种有组织、有效率的群体活动，为完成某些特定的目标，必须通过他人来完成。如何将组织内容的护理人员有系统地组织起来，让他们遵守组织规则、分工合作、群策群力，完成组织的目标，是护理管理者最重要的课题。

在系统学习管理学的基本理论、方法和技术的前提下，结合护理管理的特点加以研究和学习，目的是使护理管理更趋于专业化、效益化，使"保持生命、减轻痛苦、促进健康"的护理工作达到最佳程度。学习护理管理学，目的是将管理理论应用于护理实践中。

第二节　护理质量管理

随着医疗市场竞争日益激烈及人们生活水平不断提高，如何把握护理质量管理的重点，确保护理质量的稳步提升，提高患者的满意度，是护理管理者的中心任务，也是医院护理工作的主要目标。随着医疗改革的不断深入，在医疗服务模式及服务对象需求不断变化的形势下，国家对医疗机构的管理越来越规范，各项护理质量评价标准也逐渐在与国际接轨，促使护理质量持续改进、不断提升。

一、质量管理的相关概念

（一）质量

质量在管理学中指产品或服务的优劣程度。国际标准化组织对质量的定义是："一组固有特性满足要求的程度。"美国质量管理专家约瑟夫·M．朱兰（Joseph M. Juran）对质量的定义非常简单："质量就是适用性。"他认为，组织应该更多地站在顾客或用户的立场思考问题，任何组织的基本任务就是提供满足顾客要求的产品与服务。质量一般包含3层含义：规定质量、要求质量和魅力质量。规定质量是指产品或服务达到预定标准，要求质量是指产品或服务的特性满足了顾客的要求，魅力质量是指产品或服务的特性超出顾客的期望。

（二）质量管理

质量管理是指在质量方面指挥和控制组织的协调活动。在质量方面的指挥与控制活动主要包括制订质量方针和质量目标，以及实施质量策划、质量控制、质量保证和质量改进。质量管理是一个组织全部管理活动的重要组成部分，其职能是负责质量方针的制订和实施。质量管理的职责应由组织的最高管理者承担，不能推卸给其他的领导者，也不能由质量职能部门负责。质量与组织的每一个成员有关，他们的工作都直接或间接地影响着产品或服务质量。质量管理涉及面很广：从横向来说，质量管理包括战略策划、资源分配和其他相关活动，如质量计划、质量保证、质量控制和质量改进等活动；从纵向来说，质量管理应当包括质量方针和质量目标的制订，以及实现质量方针和目标的质量体系的建立和维持。在质量管理中必须考虑经济因素，即要考虑质量系统的经济效益。

（三）质量体系

质量体系是指为保证产品、过程或服务质量，满足规定（或潜在）的要求，由组织机构、职责、程序、活动、能力和资源等构成的有机整体。按体系目的可分为质量管理体系和质量保证体系两类。

（四）质量方针

质量方针是由组织的最高管理者正式发布的该组织总的质量宗旨的方向。通常质量方针与组织的总方针一致，并为制订质量目标提供框架。

（五）质量控制

质量控制是指为达到质量要求所采取的作业技术和活动。质量控制是为了通过监视质量形成过程，消除质量环上所有阶段引起不合格或不满意效果的因素，以达到质量要求，获取经济效益而采用的各种质量作业技术和活动。

（六）质量策划

质量策划是指确定质量以及采用质量体系要素的目标和要求的活动。通常包括产品策划、过程、产品实现、资源提供和测量分析改进等诸多环节的策划。

（七）质量保证

质量保证是指为使人们确信某一产品、过程或服务的质量所必需的全部有计划和有组织的活动，是为了提供信任，表明实体能够满足质量要求，而在质量体系中实施并根据需要进行证实的全部有计划和有系统的活动。

（八）质量改进

质量改进是指为向本组织及其顾客提供增值效益，在整个组织范围内采取的提高活动和过程的效果与效率的措施。现代管理学将质量改进的对象分为产品质量和工作质量，是全面质量管理中所叙述的"广义质量"概念。

（九）持续质量改进

持续质量改进是指为了增强组织满足服务对象需求的能力开展的质量改进的循环活动。持续质量改进在全面质量管理基础上发展起来，以系统论为理论基础，强调持续的、全程的质量管理。在注重终末质量的同时，更注重过程管理、环节控制的一种新的质量管理理论。它不仅强调提高体系、过程及产品或服务的有效性，还着眼于提高体系、过程及产品或服务的效率。

二、护理质量管理的概述

高质量的护理质量管理，有助于提高患者的生命质量，在提高医疗水平方面有重要地位。由于护理质量管理内涵的多样性和复杂性，要求护理管理者进行全面管理，抓好全过程的质量关。

（一）护理质量管理的概念

护理质量管理是指按照护理质量形成过程和规律，对构成护理质量的各个要素进行计划、组织、协调和控制，以保证护理服务达到规定的标准和满足服务对象需要的活动过程。护理质量管理首先必须确立护理质量标准，有了标准，管理才有依据，才能协调各项护理工作，用现代科学管理方法，以最佳的技术、最低的成本和时间，提供最优质的护理服务。

（二）护理质量管理的目标

在医院形成以全面质量管理为基础，以全面的、整体的高质量护理为内容，以健全的质量保证体系为核心，以信息量化管理为手段的护理质量管理模式。护理质量管理目标将致力于提高患者的生命质量，爱护患者的生命，关心患者的生活，尊重患者的人格，满足患者的愿望，维护患者的权利。

（三）护理质量管理的特点

1. 护理质量管理的特殊性

护理质量管理的特殊性在于护理工作的特殊性，护理工作不同于其他服务行业。护理服务的对象是患者，提供护理服务的护士也是人，不仅存在生理层面的个体差异，在社会背景、受教育程度、性格、人生价值观、个人能力、素质、经历、心理等方面也存在着差异。因此，在护理活动中，患者对护理服务的期望值不同，对护理服务的感觉和评价各异，就是同样的服务也会有不同的感觉和评价。护理质量的好坏在一定程度上直接影响着患者的安危。这些要求护理质量管理应该尽量避免因任何一个环节的疏忽而给患者带来的不可挽回的损失。

2. 护理质量管理的广泛性

护理质量管理具有有效服务工作量、技术质量、心理护理质量、生活服务质量及环境管理、生活管理、协调管理、护理技术质量管理、护理制度管理、护理信息管理等各类管理质量的综合性，涉及病房、门诊、急诊、供应室、手术室等部门，其质量管理的范围相当广泛。在整个医院服务质量管理中，几乎处处都有护理质量问题，事事都离不开护理质量管理。随着医学技术和护理学科的发展，护理质量管理的范围还在拓宽，护理服务从医院已扩展到社区，使护理质量管理的范围更为广泛。此外，随着新技术、新业务的开展，先进仪器的使用，人员培训、医院感染、仪器设备维护保养使用等问题，都直接对护理质量产生影响，护理质量管理的范围也在不断扩展。

3. 护理质量管理的协同性

护理工作与各级医师的诊断、治疗、手术、抢救等医疗工作、各医技科室、后勤服务部门的工作密不可分，有着密切的联系。临床工作中，大量的护理质量问题，都是在护理人员与其他部门的合作中表现出来。与各部门协同好不好，体现在护理质量的优劣程度上。因此，护理质量管理必须加强协同质量管理，加强各部门之间的沟通与协作，发挥每个人的技术专长，又要注意整个群体的协调配合。进一步提升护理质量管理质量。

4. 护理质量管理的程序性

就护理工作而言，是整个医院工作中的一个大环节。在这个大环节中，又有其他工作。任何一个环节工作程序质量的管理特点就是在质量管理中承上启下，其基本要求就是为确保每一道工作程序的质量进行质量把关。因此，在护理部门各道护理工作程序之间或是护理部门与其他部门之间，都有工作程序质量的连续性，都必须加强连续的、全过程的质量管理。

5. 护理质量管理的复杂性

护理质量管理涉及的流程多、环节多、人员多，并且人员分散在各科室，构成了管理的复杂性。在护理质量管理中，各级管理者需要以敏锐的现代管理视角，从纷繁复杂的质量信息中，分析各服务质量环节，遵循全面、系统、细致的质量管理指导思想，建立和实施系统、科学、合理的质量管理体系，保证优质的护理质量。

6. 护理质量管理的技术性

护理工作是操作性、技术性很强的服务。因此，护理技术在护理质量管理中具有非常重要的作用和特征。它要求护士不仅要有高尚的道德情操，更要有精湛的护理技术，才能为患者提供高质量的服务效果。护理质量管理单靠经验管理是远远不够的，必须引进现代质量管理理论和方法，即全面质量管理、目标管理、现代经济管理、现代卫生法规、现代医学模式、现代服务观念、现代人际关系、心理学、护理美学、管理的人本原理等，这些都是护理质量管理的科学体系。

（四）护理质量管理的任务

1. 护理质量管理体系的建立和完善

护理质量管理体系是指实施护理质量管理所需的组织结构、程序、过程和资源，是建立护理质量方针和质量目标并为实现该目标而持续进行的体系，它在护理质量管理中具有指挥和控制的作用。护理质量管理体系是医院质量管理体系的一部分，应与医院质量管理体系同步建立。护理质量是护理管理的核心，健全的质量管理体系是保证护理质量持续提高的关键，使护理服务过程中影响质量的因素都处于受控状态，明确规定每一名护理人员在质量工作中的具体任务、职责和权限，有效地实施护理管理活动，保证服务质量的不断提高。

2. 制订和完善护理质量标准

护理质量标准是护理质量管理的基础，是护理实践的依据，是衡量工作数量、质量的标尺和砝码。护理质量标准应以工作项目、管理要求或管理对象而分别确定，是由各种不同项目、种类及一系列具体标准形成的一个护理质量标准体系。护理管理者的一个重要任务就是建立护理质量标准，结合实际情况不断地更新护理质量标准。建立系统、科学和先进的护理质量标准，有利于提高护理质量和护理管理水平。

3. 定期进行质量教育

质量教育是质量管理重要的一项基础工作。通过质量教育不断增强护理人员的质量意识，并使之掌握和运用质量管理的方法和技术；使护理人员牢固地树立质量第一的观念，明确提高质量对于整个医疗机构的重要作用，认识到自己在提高质量中的责任，自觉地提高管理水平和技术水平以及不断地提高自身的工作质量，最终达到全员参与，全面品质管理的目的。

4. 进行全面质量控制

进行全面质量控制是全面提高医院护理质量、医院形象的保证，也是医院生存和发展的重要基础，是全方位、全员参与的管理。

5. 护理质量持续改进

持续质量改进是组织的一个永恒的目标，是新时期医院管理发展的重点，是护理质量管理的灵魂，其持续改进途径包括：①了解服务质量的现状；②确立改进应达到的目的；③寻求改进的办法并有效实施；④对改进的效果进行评价。

（五）护理质量管理的原则

1. 以患者为关注焦点原则

从患者处了解服务质量的现状，最重要的质量观是"始于患者需要，终于患者满意，以患者为中心，服务从我做起"。提高患者满意度是一项系统工程，工作中应重点抓好以下两点。①全面了解患者需求和期望值，包括当前的和未来的。通过发放满意度调查表，出院患者电话随访，公休座谈会，患者投诉处理反馈等形式进行了解，知晓患者服务需求，才能调整护理服务方向。如患者期望少花钱治好病，住院后得到良好的服务，有安全感和可信赖感。采取的相应措施应在控制医疗费，加强医德医风教育，提高操作技术水平等方面下功夫。②充分体现患者需求和期望。目标是追求的方向，是影响服务质量的关键点，同时高于现实工作现状，具有可追求性，如基础护理、特一级护理合格率、技术操作合格率、抢救成功率、抢救器械、抢救药品处于完好备用状态、无压疮、无坠床等。

2. 领导作用原则

护理管理者建立统一的目标、方向和内部环境，所创造的环境能使护理人员充分参与实现组织的目标。建立质量方针和质量目标，是组织总体方针和目标的组成部分，体现患者及其他受益者的需要和期望。将质量方针和目标贯彻落实到各层次、各职能部门，决定持续改进的方向和措施。定期对护理人员进行培训，激励护理人员的敬业奉献精神，形成可信赖、有明确目标、训练有素和稳定的人才资源。

3. 全员参与原则

各级护理人员都是组织之本，只有充分参与，才能使他们为组织的利益发挥其才干。护理组织管理体系的运行是通过各级护理人员参与相关的所有过程实现的，过程有效性以及体系运行的有效性取决于各层次护理人员的质量意识、工作能力、协作精神和工作积极性。只有当每个人的能力、才干得到充分地发挥时，组织才会获得最大收益。一方面，护理人员本身应具有强烈的参与意识，发挥自己的聪明才智，尽职尽责，在工作实践中不断完善自己；另一方面，需要组织识别其个人发展要求，将个人的愿望和组织的愿望统一起来，为其创造参与的机会，给予其充分的自主权和体现自身价值的环境。应用该原则的优点包括：①全体员工积极参与，努力工作，实现承诺；②护理人员有工作责任感，感到自己的工作与组织业绩息息相关，积极参与持续改进并做出贡献。

4. 过程方法原则

对影响服务质量的关键过程加以管理与控制，以点促面，点面结合，则整个护理服务活动可以更高效地得到期望的结果。

（1）分析履行某一服务活动所需过程。如接收一个患者住院，就分为送患者到病房，换床单，测生命体征，做入院宣教，通知主管大夫，准确执行医嘱，施护治疗，健康宣教，出院宣教，最后康复出院。

（2）确定服务活动的每一个过程需对其控制的关键活动，以达到或超越患者的期望值。如患者期望护士有亲切感，护士就要主动多与患者沟通，做宣教及心理护理等。静脉穿刺时患者期望一针见血，护士要穿刺技术过硬；住院期间患者想了解自己的病情及治疗过程，护士要不厌其烦地做好健康宣教工作；患者想住在清洁整齐的病房里安静养病，护士就要做好晨晚间护理、基础护理等工作。

（3）采取措施对确定的关键活动进行有效控制，确保实施效果。如迎接患者入院时面带微笑，热情接待，规范用语，增加亲切感，重视满足患者的心理需要，在为患者服务时切记，对患者正当提出的任何要求，护理服务人员绝对没有权利说"不"，执行医嘱时确保准确无误，使患者有安全感。

（4）对关键活动实施结果进行分析。采取措施解决存在的问题，持续提高护理质量，形成完善的监督机制，每月对实施情况进行质量检查，效果评价。如发现哪一个过程的哪一个活动做得不够完善，采取针对性强有力的措施实施纠正，不断优化，才能使服务质量与患者期望值的差距缩小或超过期望值。

5. 系统管理原则

要成功地领导和运作一个组织，要求用系统的和透明的方式进行管理，这就是系统管理的原则。把质量管理体系作为一个大系统，对组成质量管理体系的各个过程加以识别、理解和管理，以实现质量方针和质量目标。系统方法和过程方法关系非常密切。它们都以过程为基础，都要求对各个过程之间的相互作用进行识别和管理。但前者着眼于整个系统和实现总目标，使组织所策划的过程之间相互协调和相容。后者着眼于具体过程，对相互关联和相互作用的活动进行连续的控制，以实现每个过程的预期结果。

6. 持续改进原则

持续质量改进要强化各层次护理人员，特别是管理层人员追求卓越的质量意识，以追求更高的过程效率和有效性为目标，主动寻求改进机会，确定改进项目，而不是等出现了问题再考虑改进。

7. 基于事实的决策方法原则

有效的决策基于事实和信息的逻辑分析。护理管理者制订方针和战略，必须在相关信息和数据的基础上，进行合乎逻辑的分析和决策。贯彻"基于事实的决策方法原则"应采取的措施包括：①明确规定收集信息的种类、渠道和职责；②对信息和数据进行科学归类、分析，确保其准确和可靠；③采取措施实现信息资源共享，确保信息充分利用；④依据事实得出正确结论，并以此进行决策，采取行动。确立护理质量管理目标同样也需使用大量的信息和数据。

三、护理质量管理的意义

21世纪是一个质量的世纪，随着经济全球化医学的迅速发展，医疗市场竞争日趋激烈，确保患者安全与医疗护理服务质量持续改进已成为医院竞争的焦点。保证医疗护理质量是医疗界一个永恒的主题。没有医疗护理质量，就没有生命，患者无法生存，医院也无法生存。因此，医疗护理质量是医院生存发展的核心，医疗护理质量是医院生存发展的金标准，医疗护理质量是患者及保险公司选择医院的重要依据，加强医护质量的管理应放在一切工作的首位。

护理质量是医院整体医疗服务质量的重要组成部分，是衡量医院服务质量的重要标志之一。它对医院的服务质量、社会形象和经济效益等方面有着直接的影响，是医院工作的一个重要环节。护理质量不仅取决于护理人员的素质和技术质量，还直接依赖护理管理的水平，尤其是护理质量管理的方法。科学有效、严谨完善的管理方法是保证护理质量的基础，是提高护理质量的重要措施。在医疗竞争激烈的今天，护理质量管理者应不断增强竞争意识，努力提供全面、整体、高质量的护理，满足服务对象的身心各方面的要求。加强护理质量管理，建立科学的管理体系是护理工作现代化和适应医学发展的需要，对促进护理学科发展和提高护理人员素质也具有深远意义。

四、护理质量管理的基本标准

护理质量标准是依据护理工作内容、特点、流程、管理要求、护理人员及服务对象特点、需求而制订的护理人员应遵守的准则、规定、程序和方法。护理质量标准的制订是护理质量管理的关键。护理质量标准由一系列具体标准组成，如在医院工作中，各种条例、制度、岗位职责、医疗护理技术操作常规均属于广义的标准。《护士条例》《三级医院评审标准》《护理分级标准》《静脉治疗护理技术操作标准》等，均是正式颁布的国家标准。

（一）护理质量标准体系

在护理质量标准体系里包括要素质量、环节质量和终末质量3个结构因素。

1. 要素质量

要素质量是指提供护理工作的基础条件质量，是构成护理服务的基本要素，内容包括：人员配备，如编制人数、职称、学历构成等；可开展业务项目及技术质量、仪器设备质量、药品质量、器材配备、环境质量（设施、空间、环境管理）、排班、值班传呼、规章制度等基础管理质量。

2. 环节质量

环节质量是指各种要素通过组织管理形成的工作能力、服务项目、工作程序和工序质量，主要指护理工作活动过程质量，包括管理工作及护理业务技术活动过程，如执行医嘱、观察病情、患者管理、护理文件书写、技术操作、心理护理、健康教育等。

3. 终末质量

终末质量是指患者所得到的护理效果的质量，如皮肤压疮发生率、差错发生率、一级护理合格率、住院满意度、出院满意度等患者对护理服务的满意度调查结果等。

（二）护理质量标准的制订过程

1. 制订计划，调查研究

标准制订部门确定标准项目与计划，组织相关人员进行调查研究，调查内容包括国内外有关护理质量标准资料、相关科研成果、实践经验、技术数据的统计资料及有关方面的意见和要求等。调查方法要实行收集资料与现场考察相结合，典型调查与普查相结合，本单位与外单位相结合。

2. 分析资料，拟定标准

在调查研究的基础上，对各种资料、数据进行统计分析、归纳和总结。编写护理质量管理标准的草案，并将标准草案发给有关单位、人员征求意见，组织讨论，对反馈意见进行整理，修改草案，形成试行方案。将试行方案通过试验验证，得出结论，确保标准的质量。

3. 标准审定，公布执行

对拟定的护理质量标准进行审批，经卫生行政主管部门审查通过后进行公布，在一定范围内执行。

4. 标准修订，逐步完善

经复审后的标准，若标准主要技术内容需要做较大修改才能适应当前护理学科发展需要的，则应作为修订项目。标准修订的程序按制订标准的程序执行。修订后的标准顺序号不变，年号改为重新修订发布时的年号。

五、护理质量管理的方法

在护理质量管理的方法中，有针对现存问题进行质量改进的PDCA循环管理、品管圈（QCC）等方法。下面将重点介绍针对过去已发生的质量问题的质量管理方法。

（一）失效模式和效应分析

1. 概念

失效模式和效应分析是一种用来确定潜在失效模式及其原因的分析方法。通过实行失效模式和效应分析，可在服务完成前发现弱点，确定缺陷。失效模式和效应分析是由美国国家宇航局形成的一套分析模式，失效模式和效应分析是一种实用的解决问题的方法，可适用于许多技术领域。

失效模式和效应分析是人们认识事物本质和发展规律的逆向思维和探索，是变失效为安全的基本环节和关键，也是深化对客观事物认识的源头和途径。护理过程中可出现技术水平、工作责任心、用药及仪器设备等各个环节的失效。

医疗失效模式和效应分析（health failure mode and effect analysis，HFMEA）是由美国退伍军人局及国家患者安全中心共同研发的前瞻性危机分析系统。它通过系统性、前瞻性地检查某个流程可能发生故障的途径，重新设计该流程，以消除故障发生的可能性，使故障的不良结果降到最低。HFMEA在医疗风险管理中的应用主要包括预防技术故障或设备缺损，提高患者治疗的安全性，以及识别患者和医疗服务者存在的潜在危险因素等。HFMEA作为医疗机构全面质量改进过程的一部分，旨在提高医疗安全。

2. 步骤

（1）组建FMEA项目团队。团队包括主要的管理者和员工及流程相关者。制订团队目标、时间框架、期望结果，并确定每名团队成员的角色，明确流程界限。

（2）绘制流程图。针对每个步骤，FMEA团队进行汇总。①在这一步骤中有可能发生的错误是什么（失效模式）？②为什么会发生这种错误（失效原因）？③这种错误的发生将会带来什么影响（失效影响）？列出流程中所有可能的失效模式、原因、影响，记录在FMEA工作表中。

（3）失效模式分析并确认根本原因。

1）确定失效模式的严重度等级，即严重度（severity，S），是指某种潜在失效模式发生时产生影响的严重程度。取值范围在1~10分，1分表示"伤害非常不可能发生"，10分表示"严重伤害非常可能发生"。

2）确定失效模式的发生概率等级，即发生率（occurrence，O），是指某项潜在的失效模式的发生概率。发生概率越高，发生概率数值越大。取值范围在1~10分，1分表示"非常不可能发生"，10分表示"非常可能发生"。

3）确定失效模式的检测度等级，即检测度（likelihood of detection，D），是指当某项潜在失效发生时，根据现有的控制手段及检测方法，能准确检出的概率。失效越难检测，这个流程就越脆弱。取值范围在1~10分，1分表示"非常可能被检测到"，10分表示"非常不可能被检测到"。

4）计算风险优先级别决定每个失效模式的严重度和发生的可能性。采用风险矩阵计算风险指数，并进行风险排序。风险优先数（risk priority number，RPN）是严重度（S）、失效模式发生率（O）和检测度（D）的乘积。失效模式的行动优先次序为：RPN越高，越需立即行动；当严重度指标是9~10时，无论RPN值是多少，都必须立即采取行动。改善行动实施后，须重新计算RPN，持续改善直至RPN可接受为止。

5）列出需要改善的失效模式，确认失效模式的根本原因。

（4）拟订行动计划，进行改进。

（二）根本原因分析法

1. 概念

根本原因分析法是一项结构化的问题处理法，用以逐步找出问题的根本原因并加以解决，而不是仅仅关注问题的表征。根本原因分析是一个系统化的问题处理过程，包括确定和分析问题原因，找出问题解决方法，并制订问题预防措施。在组织管理领域内，根本原因分析能够帮助利益相关者发现组织问题的症结，并找出根本性的解决方案。组织的多数疑难杂症都有不止一种应对之法，这些各不相同的解决之法，对于组织来说亦有不同程度的资源需求。因为这种关联性的存在，就需要有一种最为有利的方案，能够快速妥善地解决问题。只顾解决表面原因，而不管根本原因的解决之法是一种急功近利的问题解决方法，治标不治本，问题免不了要复发，其结果是组织不得不一而再、再而三地重复应对同一个问题。根本原因分析法的目标是：①发现问题（发生了什么）；②原因（为什么发生）；③措施（什么方法能够阻止问题再次发生）。

2. 步骤

（1）提问为什么会发生当前情况，并对可能的答案进行记录。然后，逐一对每个答案问一个为什么，并记录下原因。根本原因分析法的目的就是要努力找出问题的作用因素，并对所有的原因进行分析。这种方法通过反复问一个为什么，能够把问题逐渐引向深入，直到发现根本原因。

（2）评估改变根本原因的最佳方法，从根本上解决问题。一般被称为改正和预防。当寻找根本原因的时候，必须要记住对每一个已找出的原因也要进行评估，给出改正的方法，这有助于整体改善和提高。

六、护理质量评价与持续质量改进

护理质量评价与持续质量改进贯穿护理过程的始终。质量管理和评价要有组织保证，落实到人。护理质量分析和评价可以保证护理工作的高质量和高效益。在我国医院一般是在护理部下设立质量督导科（组）或质量管理委员会。质量督导科（组）是常设机构，配备 1～3 名高年资护理人员；质量管理委员会是临时机构，一般由护理部主任（副主任）领导，各科室护士长参加，分项（如护理理论、临床护理、文件书写等）或分片（如门诊、手术室等）检查评价。多采用定期自查、互查互评或上级检查方式进行。院外评价经常由上级卫生行政部门组成，并联合各医院评价组织对医院工作进行评价，其中护理评审组负责评审护理工作质量。

在护理质量评价与持续质量改进中应加强信息管理，注意获取和利用信息，对各种信息进行集中、比较、筛选、分析，从中找出影响质量因素，再从整体出发，结合客观条件做出指令，然后进行反馈管理。采用数理统计方法发现问题，建立反映护理工作数量、质量的统计指标体系，使质量评价更具有科学性。

护理质量评价与持续质量改进常用的评价方式有同级评价、上级评价、下级评价、服务对象评价（满意度）、随机抽样评价等。评价的时间可以定期或不定期。定期检查可按月、季度、半年或一年进行，由护理部统一组织全面检查评价；不定期检查主要是各级护理人员、质量管理人员深入实际，随时按质量管理的标准进行检查评价。

（一）护理质量评价方法

1. 以要素质量为导向的评价

（1）评价内容。以要素质量为导向的评价主要着眼于评价执行护理工作的基本条件，包括组织机构、设施、仪器设备以及护理人员素质等，是以构成护理服务要素质量基本内容的各个方面为导向所进行的评价。具体内容：①环境，各护理单元是否安全、清洁、整齐、舒适、设施齐全；②护理单元设施，按"综合医院评审标准"

来评价；③仪器，器械设备齐全、性能完好，急救物品完好率应达100%；④护理人员，数量、质量、资格应符合医院分级管理要求；⑤患者情况，护士是否掌握患者的病情，制订的护理计划和采取的护理措施是否有效，患者的生理、心理、社会的健康是否得到照顾；⑥护理文书是否完整，后勤保障工作是否到位等；⑦质量控制组织结构，可根据医院规模，设置二至三级质量管理组织，并能定期进行质量控制活动；⑧各种规章制度制订及执行情况，有无各项工作质量标准及质量控制标准。

（2）评价方法。以要素质量为导向的评价的方法有现场检查、考核、问卷调查、查阅资料等。

2. 以流程优化为导向的评价

（1）评价内容。以流程优化为导向的评价就是以护理流程的设计、实施和改进为导向对护理质量进行评价，针对某一个或多个优化指标进行评价。护理流程优化内容涉及管理优化、服务优化、成本优化、技术优化、质量优化、效率优化等优化指标。护理流程优化是对现有护理工作流程的梳理、完善和改进的一项策略，不仅要求护理人员做正确的事，还包括如何正确地做这些事。医院护理单元通过不断发展、完善、优化流程以提高护理质量。具体内容：①护理管理方面，护理人员配置是否可以发挥最大价值的护理工作效益，排班是否满足患者需求，有利于护理人员健康和护理工作安全有效执行，护理操作流程是否简化且使得患者、护理人员、部门和医院均受益等；②服务方面，接待患者是否热情，患者安置是否妥当及时，入院及出院介绍是否详细，住院过程中是否能做到主动沟通、有问必答等；③技术方面，急救流程、操作流程、药品配置流程、健康教育流程等；④成本方面，病房固定物资耗损情况、水电消耗、一次性物品等护理耗材使用情况等。

（2）评价方法。以护理流程优化为导向的评价方法主要为现场检查、考核和资料分析，包括定性的评价内容和各种用于定量分析的相关经济指标、护理管理过程评测指标及其指标值。在评价时采用5级评价方法：①护理人员护理过程的自我评价；②同科室护理人员护理过程的相互评价；③护士长的检查监督评价；④总护士长的指导评价，⑤护理部组织的综合质量评价。

3. 以患者满意为导向的评价

（1）评价内容。患者作为护理服务的受体，对护理质量的评价是对护理工作最直接且较为客观的评价。以患者满意为导向的护理质量评价是将监测评比重点放在患者满意度方面，将监督、评价护理质量的权利直接交给患者，让患者直接参与评价护士的工作质量，可促使护理质量评价的主体从护士做了什么转向患者实际得到了什么，可促进护理人员树立"以患者为中心"的服务观念。让患者参与质量评价可以充分发挥患者的监督作用，促进科室将患者评价结果纳入科室考核，可督促护理人员主动落实工作职责，如入院至出院过程护理质量、基础护理服务细节质量到位，促进护理人员提高服务态度，增强护患沟通，注重患者需求变化。具体内容包括病区环境管理，护理人员的职业道德、工作态度、服务态度、技术水平、护患沟通、满足患者需求、健康教育，护士长管理水平等。

（2）评价方法。以患者满意为导向的评价方法如下。①与患者沟通。获取患者满意程度的最佳方式。但由于医院难以做到与所有患者直接沟通，通常采用定期邀请患者代表召开座谈会收集意见、设立患者来信来访室、安排专人接待患者、开通患者热线电话等方式。②问卷调查。调查问卷可通过现场发放调查表、信函、传真、电子邮件、网上调查等形式进行。③患者投诉。一般要求医院主动设立公开投诉热线电话，在重要场所设立投诉信箱，方便患者投诉，广泛获取患者意见。此外，还可以通过新闻媒体的报道、权威机构的调查结果、行业协会的调查结果等获取患者满意度信息。

（二）护理质量持续改进

近年来，护理质量持续改进被广泛用于医院各科，使医院内人人参与提高护理质量。护理质量持续改进在全面质量管理基础上进行，更注重过程管理和环节质量控制。护理持续质量改进是依托护理持续质量改进平台，借助四个系统相对独立互有联系的功能，以护理质量数据管理和护理电子病历资料为基础，以网络化电子护士长手册为手段，以电子病历质量控制系统对患者的护理过程进行自动监控，以护理质量管理系统为评价，依据实现护理质量基础数据采集，护理质量自动分析、监控，质量风险前瞻预防，并通过计算机监督、分析，高效率地进行护理质量管理，达到护理管理手段的科学化和护理质量的持续改进。

护理质量持续改进包括寻找机会和对象，确定质量改进项目和方法，制订改进目标、质量计划、质量改进措施，实施改进活动，检查改进效果和不断总结提高。护理质量持续改进机会：一是出现护理质量问题后的改进，是及时针对护理服务过程进行检查，体系审核，收集患者投诉中呈现出来的问题，组织力量分析原因予以改进；二是没有发现质量问题时的改进，主要是指针对护理服务过程主动寻求改进机会，主动识别患者新的期望和要求，在与国内外同行比较中明确方向和目标，寻求改进措施并予以落实。

七、不良事件的管理

（一）不良事件的概念

不良事件是指伤害事件并非由原有疾病所致，而是由于医疗护理行为造成患者死亡、住院时间延长，或离院时仍带有某种程度的失能。

（二）不良事件的分类

不良事件可分为医疗医技不良事件、护理不良事件、院内感染事件、输血不良反应事件、药物不良反应事件、器械设备不良事件、行政后勤不良事件、治安不良事件、其他不良事件。

不良事件按事件的严重程度分4个等级。①Ⅰ级事件（警告事件）：非预期的死亡，或是非疾病自然进展过程中造成永久性功能丧失；②Ⅱ级事件（不良后果事件）：在疾病医疗过程中是因诊疗活动而非疾病本身造成患者机体与功能损害；③Ⅲ级事件（未造成后果事件）：虽发生了错误事实，但未给患者机体与功能造成任何危害，或虽有轻微后果但不需要任何处理可完全康复；④Ⅳ级事件（临界错误事件）：由于及时发现，错误在对患者实施之前被发现并得到纠正，患者最终没有接受错误的医疗护理服务。

（三）护理不良事件的管理

1. 护理不良事件的概念

护理不良事件是指在护理过程中发生的不在计划中、未预计到的或通常不希望发生的事件，包括患者在住院期间发生的跌倒、用药错误、走失、误吸或窒息、烫伤及其他与患者安全相关的、非正常的护理意外事件。护理不良事件是护理管理的重要组成部分，是制订护理防范措施的重要环节。

2. 护理不良事件的分类

护理不良事件包括用药错误、输液外渗、操作错误、标本错误、患者坠床、跌倒、管路滑脱、压疮、烫伤、分娩意外、仪器设备、患者行为等。

3. 护理不良事件的分级

0级：事件在执行前被制止。

Ⅰ级：事件发生并已执行，但未造成伤害。

Ⅱ级：轻微伤害，生命体征无改变，需进行临床观察及轻微处理。

Ⅲ级：中度伤害，部分生命体征有改变，需进一步临床观察及简单处理。

Ⅳ级：重度伤害，生命体征明显改变，需提升护理级别及紧急处理。

Ⅴ级：永久性功能丧失。

Ⅵ级：死亡。

4. 护理不良事件管理

（1）护理不良事件的上报系统。

1）不良事件报告系统的意义。通过报告不良事件，及时发现潜在的不安全因素，可有效避免医疗差错与纠纷，保障患者安全。不良事件的全面报告，有利于发现医院安全系统存在的不足，提高医院系统安全水平，促进医院及时发现事故隐患，不断提高对错误的识别能力。不良事件报告后的信息共享，可以使相关人员能从他人的过失中吸取经验教训，以免重蹈覆辙。

2）不良事件报告原则。坚持非惩罚性、主动报告的原则。医院鼓励医务人员主动、自愿报告不良事件，包括报告本人的或本科室的，也可以报告他人的或其他科室的，可以实名报告，也可以匿名报告。对主动报告的科室和个人的有关信息，医院将严格保密。

3）不良事件报告系统的时限。早发现早报告，一般不良事件报告时间为48小时以内；严重不良事件或情况紧急者应在处理事件的同时先口头上报相关部门，事后在48小时内补填不良事件报告表。

4）不良事件报告系统。初期的不良事件报告，均采用纸质材料上报，或者电话直报等方式上报和采集，由相关职能部门专人来整理汇总，然后组织相关人员进行事件原因分析、研究改进对策。

随着国内医院JCI认证以及由中华人民共和国卫生行政部门主导的等级评审（复审）的进一步推开，其中也有医院内部质控管理的迫切要求，国内一些领先的医院在报告发生的原因以及事件暴露问题的改进上，进行了深入的探讨和尝试。一些医院由信息部门和质控部门主导，把不良事件的分类、不良事件的原因分解等做了深入的定义，形成了完整的要素库，并通过软件，完成了事件发生原因的分析，事件发生各要素的汇总统计，能自动汇总出各类统计报表。

建立全国统一的，具有非惩罚性、保密性、时效性、专家分析、针对系统和机构独立等特点的不良事件报告系统平台将是不良事件报告系统的发展方向。

（2）护理不良事件的处理。

1）及时报告。凡发生护理不良事件，当事人或者知情人应立即向科室领导或护士长报告，护理部向医院领导逐级上报。对主动报告、认真查处、明显改进的科室或者当事人，应当鼓励，对隐瞒不报的，应严肃处理。

2）及时补救。对护理不良事件应采取积极有效的补救措施，将问题及对患者造成的后果降到最低，如输错血或输错液体时应立即停止输入，并立即报告医师及时抢救、对症处理。对现场的血液、液体、药品及物品进行保留，以备检验，为抢救提供依据。

3）调查分析。发生护理不良事件时，护理部应立即组织有关人员到现场了解情况，及时进行调查、核对事实、封存病历及有关原始材料，并对当事人及有关人员进行调查，同时应指导科室确定差错性质及等级，总结原因，帮助改进工作，最后形成文字材料上报。

4）按规定的处理。对护理不良事件的处理，应根据《医疗事故处理条例》的有关规定进行处理，以事实为依据，客观、实事求是地公正处理。对护理不良事件性质和等级的判定，当事人与科室领导或者护士长意见不一致时，由护理部仲裁；科室意见与护理部意见有分歧时，由医院医疗事故技术鉴定委员会或小组仲裁。

5）吸取教训。护理不良事件的处理不是目的，关键在于吸取教训，将防范重点放在预防同类问题，召开有关会议，对事故及差错的原因与性质进行分析讨论，提出处理和改进意见。

6）建立、健全登记和统计制度。建立各级护理不良事件记录本，护理部应当指定专人负责护理不良事件的登记、统计，详细记录护理不良事件发生的原因、性质、当事人的态度、处理结果及改进措施。

（3）护理不良事件的防范措施。

1）严格执行护理三查七对制度、消毒隔离制度和护理分级制度等核心制度，密切观察病情变化，对老、幼、昏迷患者按需要加防护栏，躁动患者应用安全约束带防止坠床，精神异常和有自杀倾向患者应密切观察动态，防止发生意外。

2）加强药品管理，注射药与口服药、内用药与外用药分开放置，药品瓶标签与内装药品相符，药品定时检查，使用时做好时间标记，剧毒药物、麻醉药专柜上锁。定时检查各种急救药品、物品、急救设备，严格交接，保证功能良好齐全，使抢救顺利进行。

3）各项护理措施实施到位，健康教育达到预期效果，防止烫伤、冻伤和压疮的发生，降低护理风险。

4）定期检查科室的用电、用氧情况，做好防火、防盗宣传，氧气应有"烟火勿近"字样，保证患者安全。

5）严格执行护理不良事件报告制度，护士在工作中出现不良事件，应立即通知医生和护士长，并逐级上报，讨论后制订整改措施，防止类似事件再次发生。

6）提高护士综合素质，包括医德、专业、技术、身体和心理等各方面素质。护理人员积极调整心态，合理安排作息时间，减轻紧张和焦虑，提高承受压力的能力，以积极乐观的心态做好护理工作。

7）学习相关护理法规，了解护理工作中潜在的法律问题，如疏忽大意、侵权行为、渎职行为等。了解患者和自己的权利，有据可依，有法可循。

护士在医学发展和促进疾病康复中起着重要作用，护士面对的是生命的延续和生存的质量,因此,保证护理安全、预防护理不良事件的发生应成为每一名护士的自觉行为,护士应不断加强护理理论学习,善于观察分析和总结护理经验,消除护理不良事件的隐患,全面提高整体素质,促进人类健康事业的发展。

第三节　护理经济管理

市场经济的建立和发展,医药卫生体制改革的不断深化,给医疗保健和护理学科带来了巨大的影响。医院如何在高速发展的经济时代实现快速有效发展,其经济管理工作尤为重要,占医院总预算 1/3 的护理经济管理,直接影响着医院的经济管理水平乃至医院的可持续发展。本节主要讨论护理管理领域中面临的经济问题、预算管理、护理成本管理。

一、护理管理领域中面临的经济问题

护理经济学是伴随卫生经济学的发展和分支学科的形成而渐渐兴起的,是研究护理资源配置及其行为的一门学科,即有效利用护理资源,系统核算护理成本,合理制订护理价格,综合分析护理效益,全面评价护理价值等。如何结合我国国情,不断吸取国外护理经济学研究的精华,积极探索和实践适合我国国情的护理经济管理新思路,是对护理管理者的挑战。加强护理人力成本管理、设施设备管理和护理耗材的管理,强化护理经济管理,发挥医院各种资源最大效益,是体现护理服务价值和提高护理工作质量的关键。

(一)护理人力成本管理

1. 基本概念

(1)人力成本。人力成本是指组织在一定时期内,在生产、经营和提供劳务活动中,因使用劳动者而支付的所有直接费用与间接费用的总和,主要是指薪酬和人事费用。

(2)护理人力成本。护理人力成本是指在护理服务活动过程中消耗的人力资源价值。护理人力成本=(月平均工资/月平均工时)×操作耗用工时。

2. 护理人力成本的分类

护理人力成本的构成,按照不同维度,可以进行不同的细分。

(1)按内容分类。护理人力成本可分为招聘成本、培训成本、人员配置成本、

绩效管理成本、薪酬成本、劳动关系成本、职业发展成本等。

（2）按功能分类。护理人力成本由人力资源的获取成本、开发成本、使用成本、维持成本、离职成本等构成。

（3）按变动性分类。护理人力成本可分为固定人力成本与可变人力成本。固定人力成本是不随护理人员工作时间、业绩等变化而变化的人力成本，包括基础工资、福利、社会保险等费用；可变人力成本是随着护理人员的工作时间、业绩等变化而变化的人力成本，包括奖金、分红等支出。

3. 护理人力成本管理的意义

医院是人力资本密集型组织，人力资本的有效性直接决定了医院的生存和发展。面对竞争日趋激烈医疗市场。医院的竞争主要表现在设备、医疗技术和人才竞争3个方面，而设备、资金等资源容易被竞争对手模仿，难以形成竞争优势，只有凝结在人身上的知识、技能、体能等人力资本是竞争对手难以复制的，是医院核心竞争力的源泉，因此，医院的最终竞争还是人力资本的竞争，谁拥有高质量的不断增值的人力资本，谁就能在激烈的市场竞争中获得优势。护理人员是医院内最大的工作群体，护理人员的人力成本在医院人力资源投入中占较大比例，而人力成本其实是医院成本管理中相对容易控制的部分，因此，护理成本管理已成为评价护理绩效、提高护理管理水平的重要标志。护理管理者通过降低人力成本，合理利用人力资源，最大限度调动护士的主观能动性，从而提高医院效益及护理服务质量。

（二）医疗护理设备管理

1. 基本概念

（1）医疗设备。医疗设备是指用以诊断、预防、治疗疾病，监控或减轻病况的设备，以及为患者、医护人员营造一个舒适、安全、便捷、优质工作环境的设备。

（2）护理设备。在诊疗护理服务活动中由护理人员直接操作和管理的医疗设备。

2. 医疗护理设备的分类

医疗护理设备按照用途分为诊断、治疗及辅助3类，名目繁多，主要包括医用电子仪器设备、医用光学仪器及内窥镜设备、医用超声仪器及设备、医用激光仪器设备、医用高频仪器设备、物理治疗及康复设备、中医器械、医用磁共振设备、医用X线设备、医用X线附属设备及部分医用高能射线设备、医用核素设备、医用射线防护用设具、临床检验分析仪器、医疗化验和基础设备、器具药房设备及器具、体外循环与血液处理设备、假肢装置、手术室/急救室/诊疗室设备及器具、口腔科设备及器具、病房护理设备及器具、消毒灭菌设备及器具、医用冷疗/低温/冷藏设备及器具、防疫/防护卫生装备及器具、各种诊断/治疗处理软件等。

3. 医疗护理设备管理的意义

医疗护理设备是医院医疗、科研、教学的重要物质基础，是提高医院价值，实现医院社会、经济效益的重要条件，也是医院经济管理的主要方面。设备管理优劣直接关系经济效益的好坏，一般医院的医疗仪器约占医院固定资产的1/2，而经济效益约占门诊和住院患者资金收入的2/3，也是医院产生医疗信息的主要来源。因此，如何加强医疗设备的管理，提高医疗设备使用率，充分发挥医疗设备使用价值，安全有效地为患者服务，减少设备资金占用率，为医院创造更高的社会效益和经济效益，成为现代医疗设备管理中的重要内容。护理管理人员在设备的合理购置、维护保养工作中的重要性已日益凸显。只有对仪器设备进行科学、规范化管理，积极培训相关技术人才，合理购置、保养以及维修设备等措施，构建适合我国国情的新医疗形势下的医疗护理设备管理新模式，才能保障设备的完好率、使用率以及操作正确率，从而降低临床护理风险发生率，真正发挥现代化护理设备的综合效益。

（三）医用护理耗材管理

1. 基本概念

（1）耗材。耗材即消耗品，损耗的材料，泛指消耗很频繁的配件类产品，通常指办公室OA办公设备，IT和数码设备日常运作、维修、维护所需要的材料。

（2）医用耗材。医用耗材是指医疗器械中除大型的医疗仪器设备外所有的医疗器械。

（3）护理耗材。护理耗材是指医院在开展护理服务过程中经常使用的一次性卫生材料、人体植入物和消毒后可重复使用且易损耗的医疗器械，其品种、型号繁多，应用量大，是医院开展日常医疗、护理工作的物质基础。

2. 医用护理耗材的分类

（1）根据耗材的医学特性可以分为植入性耗材、介入类耗材、手术用耗材、护理用耗材等。

（2）根据耗材一般的价格水平可以分为高值医用耗材和低值医用耗材。

（3）根据耗材使用的频率可以分为一次性使用医用耗材和可消毒后反复使用医用耗材。

（4）医用护理耗材属于医疗器械。为了保证医疗器械的安全、有效，保障人体健康和生命安全，促进医疗器械产业发展制定了《医疗器械监督管理条例》，现行的《医疗器械监督管理条例》（2024年修订）进一步明确了我国境内从事医疗器械的研制、生产、经营、使用活动及其监督管理，应当遵守原则和制度。国家对医疗器械按照风险程度实行分类管理：第一类是风险程度低，实行常规管理可以保证其安全、有效的医疗器械；

第二类是具有中度风险,需要严格控制管理以保证其安全、有效的医疗器械;第三类是具有较高风险,需要采取特别措施严格控制管理以保证其安全、有效的医疗器械。

3. 医用护理耗材管理的意义

医疗费用的快速增长已成为我国社会关注的焦点,同时也是目前大部分国家共同面临的一大社会问题。作为医疗的一项必不可少的医用耗材支出,转嫁到患者的医疗费用中最直接的是那些一次性使用的医用耗材,尤其是高值耗材作为单独收费的医用耗材,直接影响医疗费用水平,影响人们对医疗费用的承受程度和医疗服务的可及性,进而影响人们享受基本医疗服务的权利和社会的稳定。因此,加强医用耗材的管理控制,对患者所有医疗服务、收费项目及医用材料消耗情况进行全过程监控,避免耗材在各环节的浪费、流失,努力降低医疗成本,才能切实保证患者利益,减轻患者负担,使医院在竞争日益激烈的大环境下健康持续发展。

二、预算管理

(一)基本概念

1. 预算

西方经济发达国家对预算的认识和应用较早,对"预算"一词有较多的理解,其中典型的解释是克里斯·阿吉里斯(Chris Argyris)把预算定义为一种由人来控制成本的会计技术。弗雷姆根(Fremgen)认为预算是一种广泛而协调的计划,以财务条件表达。查尔斯·托马斯·亨格瑞(Charles Thomas Horngren)认为预算是行动计划的数量表达。我国《会计辞典》将预算解释为:将来经营的准绳,并用以控制将来营运进行的一种会计计划。任何未来成本的估计,任何有关人力、物力及其资源运用的、有系统的计划。

基于以上认识,预算就是在一定科学预测的基础上,为了实现特定的目标,提前将未来一定时间内某一组织的具体经营活动用数量来说明,以此来调整这一组织内部各部门和其整体行为的一种管理方法。对于医院来说,预算是医院未来一定时期内经营计划的数量表现形式,是经营和管理计划正式的、量化的、货币化的表现。预算能对医院的医疗收入、成本费用、收支结余、现金流量、固定资产购置、库存材料、物资设备、药品等进行全面预测,从而达到对医院未来经营状况的全面掌控。预算既是计划的工作成果,又是控制经营活动的依据,但是预算有别于预测,也不等于财务计划,预算是一种基于战略的管理工具和行为。

2. 医院预算管理

医院预算管理是以货币及其他数量形式反映的有关医院未来一段时间内,全部经营活动的目标计划与相应措施的数量说明,将医院的目标及其资源配置以预算形式加以量化,并使之得以实现的医院内部控制活动或过程的总称。

3. 全面预算管理

全面预算是一种全方位、全过程、全员参与编制与实施的预算管理模式,而且需要凭借其计划、协调、控制、激励、评价等综合管理功能,整合和优化配置单位的各种资源,提升单位的运行效率,促进单位的事业发展计划和目标的实现。医院全面预算管理是医院内部控制的一种方法,是兼具控制、激励、评价等功能于一体的综合贯彻医院经营战略的管理机制。

(二) 预算管理的任务与目的

1. 预算管理的任务

医院财务管理的主要任务是科学合理编制预算,真实反映财务状况;依法组织收入,努力节约支出,实行成本核算,强化成本控制,实施绩效考评,提高资金使用效益。合理编制预算被摆在了医院财务管理的首要位置。《医院财务制度》《医院会计制度》明确了国家对医院实行"核定收支、定项补助、超支不补、结余按规定使用"的预算管理办法;规范了收支核算管理,强化成本核算与控制;提出了医院要夯实资产负债信息,加强资产管理与财务风险防范,全面真实反映医院资产负债情况。

2. 预算管理的目的

医院预算管理是医院进行各项财务活动的前提和依据,其目的是通过加强预算控制与分析,规范医院的经济行为,有效地调配医疗资源,提高医院资金的使用效果,扩大医院的影响力和核心竞争力,使医院管理得到持续性改进,长期稳定发展。

(三) 预算管理的方法

预算管理的方法很多,包括固定预算法、弹性预算法、零基预算法、增量预算法、滚动预算法、绩效预算法等,医院在选择预算编制方法时,应坚持方便、实用的原则,结合医院的组织结构、预算编制的组织形式等灵活采用。

1. 固定预算法

固定预算法又称静态预算法,是根据预算期内正常、可实现的某一业务量(如门急诊人次、住院床日、出院人数)水平,为唯一基础来编制的预算。传统预算大多采用固定预算的方法。固定预算的特点是不考虑预算期内业务量水平可能发生的变动,只以某一确定的业务量水平为基础制订有关的预算。优点是简便易行、直观明了。缺点是不具有可比性,适应性较差。一般适用于经济业务稳定、能够准确预测成本的固定费用,是预算编制最基本的方法。

2. 弹性预算法

弹性预算法又称变动预算法或滑动预算法,相对于固定预算的缺点而设计,是在按照成本习性分类的基础上，根据量、本、利之间的依存关系编制的能够适应多种情况的预算，是根据业务量和费用标准来编制或者调整收入和支出预算的一种方法。对于变动成本的预算管理等一般采用弹性预算，更能真实地反映在实际工作量的基础上应该消耗多少成本（如药品、卫生材料）。弹性预算能够反映预算期内与一定相关范围内的可预见的多种业务量水平相对应的不同预算额，增加了可比性，从而扩大了预算的适用范围，便于预算指标的调整。

3. 零基预算法

零基预算法是对预算收支以零为起点，不考虑以往会计期间发生的数额，只从实际情况考虑，对预算期内各项收入的可行性或者各项支出的必要性、合理性以及预算数额的大小，逐项审议决策，从而予以确定收支水平的预算。一般适用于不经常发生的或者预算编制基础变化较大的预算项目，也可用于产出较难辨认的服务性部门费用预算的编制。零基预算强调一切从零开始，摒弃了工作中不合理部分，从而能促进医院加强内部经济核算，为医院增收节支。编制这种预算，要耗费大量时间，不容易突出重点，而且需要高层决策者的参与。

4. 增量预算法

增量预算法又称调整预算法，是相对于基期预算而言的，根据预算编制的基础不同，增量预算是在基期收入或费用均合理可行的基础上，综合考虑预算期业务水平及预期影响收入费用变动的因素，通过调整变动系数来编制预算的一种方法，适用于影响因素简单和以前年度基本合理的预算指标编制。这种预算的编制前提和基础容易受基期水平的影响，必须防止过于依赖基期指标，使预算过于简单或教条化，导致平均主义，不利于医院未来发展。

5. 滚动预算法

滚动预算法又称连续预算法，是指在编制预算时，将预算期与会计年度脱离开，随着预算的执行不断延伸补充预算，逐期向后滚动，使预算期永远保持为12个月的一种方法，其实质是动态地不断连续更新调整的弹性预算。优点是连续性、完整性和稳定性突出，透明度高，能及时调整和修正，使预算更加切合实际，充分发挥预算的指导和控制作用。在医院预算编制中，可用于业务量预算、业务收入预算的编制。

6. 绩效预算法

绩效预算法是以预算项目的绩效为基础编制预算。通过支出计划与效益之间的关系反映预期达到的效果。绩效预算的最大特点是强调"效"的地位，突出投入与产出的理财观念，建立起与绩效考核挂钩的机制。绩效预算法的优点是在预算编制、执行及终了阶段始终注重绩效衡量，对每个项目都经过科学的可行性论证和评价。对于监督和控制预算目标的实现有积极作用。实行绩效预算分配符合按劳分配的公平性，它能有效地鞭策各部门提高工作效率，减少损失与浪费，是一种行之有效的较为理想的预算管理方法。

三、护理成本概念及管理

护理成本管理是医院整体成本的重要组成，对医院整理的成本管理有着至关重要的影响，对于促进医院增产节支、加强经济核算，提高医院整体成本管理水平具有重大意义。

（一）护理成本的概念

1. 成本

成本是指生产过程中的生产资料和劳动消耗，是在生产、销售或经营管理过程中发生的费用，属于经济学范畴。它包括3个方面的含义：①成本是指消耗的物质资料、人力、时间及其他的服务量；②成本须以货币单位来衡量；③成本以衡量资源的使用量为目的。在医疗卫生领域，成本是服务过程中所消耗的直接成本（材料费、人工费和设备费）和间接成本（管理费、教育培训经费和其他护理费用）的总和。

2. 护理成本

护理成本是指在为患者提供护理服务过程中所消耗的物化劳动和活劳动的货币价值，其中物化劳动是指物质资料的消耗；活劳动是指护士脑力和体力劳动的消耗；货币价值是指用货币表示产出的劳动成果价值。

3. 成本管理

成本管理是以降低成本，提高经济效益，增加社会财富为目标而进行各项管理工作的总称。成本管理包括对医疗服务成本投入的计划、实施、反馈、评价、调整和控制等各环节和全过程。成本管理对医院经济效益起着决定性的作用。

4. 护理成本管理

护理成本管理是运用一系列的管理方法，对护理服务过程中发生的费用进行预测、核算、分析、控制等科学管理工作，从而降低成本，增加效益，提高护理服务质量。它贯穿护理服务活动的全过程，包括成本预测、成本计划、成本核算、成本控制、成本分析和成本考核。

（1）成本预测。成本预测是指医院为了达到降低成本费用消耗的目的，根据医院历史情况及预测期内的有关因素，采用一定的方法，对预测期内的成本费用做出预计或推测。是确定合理的目标成本的手段和开展成本决策及编制成本计划的前提。

（2）成本计划。成本计划是通过成本预测，对多种方案进行比较分析，从中选择最佳方案，确定目标成本后，编写成本计划，规定各种消耗的控制标准和成本水平，提出保证计划完成的可靠措施。

（3）成本核算。成本核算是指对生产经营过程中实际发生的耗费进行汇集、计算、分配和控制的过程。护理成本核算是指医疗机构对一定时间内发生的护理服务费用进行审核、记录、汇总、归集和分配并计算护理服务总成本和单位成本的管理活动。

（4）成本控制。成本控制是指医院在经济管理活动中，根据成本计划，制订各项消耗定额、费用定额、标准成本等执行标准，在执行过程中不断反馈其执行情况，当实际执行结果和计划的执行标准有重大偏差时，采取措施予以纠正。

（5）成本分析。成本分析是指根据成本核算所提供的信息和其他有关资料，分析成本水平及其构成的变动情况，分析成本是超支还是节约，分析影响成本的各种因素的变动对成本升降所造成的影响。

（6）成本考核。成本考核是指定期对成本计划的完成情况或执行结果进行总结与评价，并按成本责任的归属来考核成本指标的完成情况，据此进行奖惩，以利于客观评价工作业绩和明确责任，激励员工改进工作，提高医院整体管理水平和经济效益。

（二）护理成本的分类

1. 劳务费

劳务费包括护士的工资、奖金、福利、津贴等。

2. 卫生业务费

卫生业务费指维持护理业务所消耗的费用，包括水、电、煤、一般设备维修费、科研费、培训费及职工医疗费等。

3. 固定资产折旧费

固定资产折旧费包括房屋、大型医疗仪器与设备、家具费等。

4. 公务费

公务费包括办公费、书报费、差旅费、公杂费等。

5. 卫生材料费

卫生材料费包括消毒用品、化学试剂、敷料及各种检查材料消耗的费用。

6. 低值易消耗品费

低值易消耗品费指能多次使用的消耗品包括医用推车、轮椅、医用柜、治疗盘等小型医疗器械的费用。

（三）护理成本的核算

护理成本核算方法包括以下几种。

1. 项目法

项目法以护理项目为对象，对其人力投入和材料耗费进行详细的综合评估，核算出护理项目所消耗成本的方法。它是我国护理成本核算常用的方法，如对患者静脉输液治疗、口腔护理等护理项目成本进行分析。

2. 床日成本核算法

床日成本核算法指将护理费用的核算包含在平均的床日成本中，护理成本与住院时间直接相关的一种成本核算方法。

3. 患者分类法

患者分类法指以患者分类系统为基础测算护理需求或工作量的成本核算方法，如我国医院采用的分级护理收费。

4. 病种分类法

病种分类法指以病种为成本计算对象，归集与分配费用，计算出每一病种所需护理照顾成本的方法，如DRGs收费方法。

5. 相对严重度测算法

相对严重度测算法指将患者的严重程度与利用护理资源的情况相联系计算所提供护理服务的成本，如应用治疗干预计分系统（TISS）评定、分析ICU的护理成本。

当前，我国护理成本核算管理中存在着护理成本意识淡薄、护理成本回收低于成本支出、护理人力资源配置不当、计算机网络自动化程序不完备等问题，制约护理成本核算。

（四）护理成本控制

护理成本控制是指按照既定的护理成本目标，对构成成本的一切耗费进行严格的计算、考核和监督，及时揭示偏差，并采取有效措施纠正不利差异，发展有利差异，使护理成本被限制在目标范围内的管理方法，包括以下程序。

1. 根据定额制订成本标准

护理成本标准是各项费用开支和资源消耗的定量指标，是护理成本控制和护理成本考核的依据。没有制订这个标准，就无法实施护理成本控制。

2. 执行标准

对护理成本的形成过程进行计算和监督。根据护理成本指标，审核护理工作中各项费用的开支和各种护理资源的消耗，并执行各项降低护理成本的技术措施，用以保证顺利实现护理成本计划。

3. 确定差异

核算护理工作中实际消耗脱离护理成本指标的差异，分析发生护理成本差异的程度与性质，确定造成差异的原因和责任归属。

4. 消除差异

组织护理人员挖掘护理工作中增产节能的潜力，提出降低护理成本的新措施或修订护理成本标准的建议。

（五）护理成本管理的策略

1. 加强护理成本管理

建立护理成本管理体系有利于增强护理人员管理意识和降低护理成本。护理人员是成本核算的直接参与者。护理人员通过进行成本管理的培训及成本管理的学习，可以明确成本核算的目的和意义，掌握成本核算的方法和原则，增强护理成本的意识。

2. 构建新型护理经济管理模式

加强护理服务管理，将护理经济活动纳入法制管理轨道，为确保有序的护理市场和护理服务提供一个公平、合理稳定的市场环境。

3. 完善护理成本定价

通过项目内容来制订项目执行人并确定护理时间，从而确定护理价格。长期以来，我国护理服务收费远低于成本，医院盈利主要靠的是药品和检查。合理调整科技量、风险责任含量、体力消耗含量的劳务消耗价格，应根据护理技术难度、劳动强度和所消耗的时间来共同制订护理服务价格。

4. 合理配置护理人力资源

现代管理理念强调以人为本，强调以人为中心，注重人事、职能效益最大化。合理安排工作，调动人员的积极性，使个人潜能得以充分发挥。减少护士缺勤、离职、病假，尽力缩短工作流程。同时，人力成本是医院成本管理中最易控制的。通过护理成本核算了解到护理在为患者提供的服务过程中实际消耗的人力、财力和物力，从而合理地配置人力资源，使护理人员认识到自身服务的价值，增强主动服务意识，有效地降低成本，提高工作效率。

5. 计算机网络化推广应用

为了有利于成本核算工作快速、准确、高效，科室应与院领导、财务科协调沟通，积极说明成本管理在护理工作中应用的现状。在医院领导和财务科共同努力下，建立一套完善的计算机收费系统，为了实现成本核算数据的自动收集、存储、分析和信息共享，规范进行收费，保证成本核算网络化系统有效运转，将各种成本和收入数据进行分类与编码标准化，加强检查审核，保证原始数据的准确性。

我国护理经济学研究工作开展较晚，还没有形成一套系统的、规范的经济管理方法，更缺少按护理成本分类核算的管理系统。为适应我国卫生体制的改革及护理学科的发展，应不断强化护理经济管理意识，注重经济学研究的探索实践，真正体现护理服务价值，推动护理经济管理现代化、科学化、规范化。

第二章 手术室护理

第一节 手术室规章制度

随着科技的不断发展,外科手术也日益更新、不断完善,新技术、新设备不断投入临床使用,对手术室提出了更高的要求,手术室必须建立一套科学的管理体系和严密的组织分工,健全的规章制度和严格的无菌技术操作常规,创造一个安静、清洁、严肃的良好工作环境。由于手术室承担着繁重而复杂的手术医疗和抢救患者的工作,具有工作量大、各类工作人员流动性大等特点,造成手术室工作困难。因此,要求各类工作人员务必严格贯彻、遵守手术室各项规章制度。

一、手术室管理制度

(一)手术室基本制度

(1)为严格执行无菌技术操作,除参加手术的医疗人员和有关工作人员外,其他人员(包括直系家属)一律不准进入手术室。患有呼吸道感染,以及面部、颈部、手部有创口或炎症者,不可进入手术室,更不能参加手术。

(2)手术室内不可随意跑动或嬉闹,不可高声谈笑、喊叫,严禁吸烟,保持肃静。

(3)凡进入手术室人员,必须按规定更换手术室专用的手术衣裤、口罩、帽子、鞋等。穿戴时头发、衣袖不得外露,口罩遮住口鼻;外出时更换指定的外出鞋。

(4)手术室工作人员,应坚守工作岗位,不得擅离,不得接私人电话和会客,遇有特殊情况必须和护士长联系后,把工作妥善安排,方准离开。

(二)手术室参观制度

如无教学参观室,必须进入手术室者,应执行以下制度。

(1)外院来参观手术者必须经医务科同意;院内来参观者征得手术室护士长同意后,方可进入手术室。

(2)学员见习手术必须按计划进行,由负责教师联系安排。

(3)参观及见习手术者,先到指定地点,更换参观衣裤、帽子、口罩及拖鞋。

（4）参观及见习手术者，手术开始前在更衣室等候，手术开始时方可进入手术间。

（5）参观及见习手术者，严格遵守无菌原则，接受医护人员指导，不得任意走动和出入。

（6）每一手术间参观人员不得超过2人，术前1日手术通知单上注明参观人员姓名。

（7）对指定参观手术人员发放参观卡，持卡进入，用后交回。

（三）更衣管理制度

（1）手术人员包括进修医师进入手术室前，必须先办理登记手续，如科室、姓名及性别等，由手术室安排指定更衣柜和鞋柜，并发给钥匙。

（2）进入手术室先换拖鞋，然后取出手术衣裤、帽子和口罩到更衣室更换，穿戴整齐进入手术间。

（3）手术完毕，交回手术衣裤、口罩和帽子，放入指定衣袋内，将钥匙退还。

（4）管理员必须严格根据每日手术通知单、手术者名单，发给手术衣裤和更衣柜钥匙，事先未通知或未写入通知单内的人员，一律不准进入手术室。

（四）更衣室管理制度

（1）更衣室设专人管理，保持室内清洁、整齐。

（2）脱下的衣裤、口罩和帽子等放入指定的袋内，不得随便乱扔。

（3）保持淋浴间、便池清洁，便后立即冲净，并将手纸丢入筐内，防止下水道阻塞。

（4）除参加手术人员在工作时间使用淋浴外，任何人不得随意使用淋浴。

（5）参加手术人员应保持更衣室清洁、整齐，严禁吸烟，谨防失火，随时关紧水龙头和电源开关，爱护一切公物。

二、手术室工作制度

（一）手术间清洁消毒制度

（1）保持手术间内医疗物品清洁整齐，每日手术前后，用固定抹布擦拭桌面、窗台、无影灯及托盘等，擦净血迹，擦净地面，通风消毒。

（2）手术间每周扫除1次，每月彻底大扫除1次，扫除后空气消毒并做空气细菌培养。手术间拖把、敷料桶等应固定使用。

（3）每周室内空气培养1次，细菌数不得超过每立方米500个。如不合格，必须重新关闭消毒，再做培养，合格后方可使用。

（4）污染手术后，根据不同类型分别按消毒隔离制度处理。

（二）每日手术安排制度

（1）每日施行的常规手术，由手术科负责医师详细填写手术通知单，一式三份，于手术前1日按规定时间送交手术室指定位置。

（2）无菌手术与污染手术应分室进行，若无条件，应先做无菌手术，后做污染手术。手术间术后必须按消毒隔离制度处理后方可再使用。

（3）临时急诊手术，由值班负责医师写好急诊手术通知单送交手术室。如紧急抢救危重手术，可先打电话通知，手术室应优先安排，以免延误抢救时间，危及患者生命。

（4）夜间及节假日应有专人值班，随时进行各种急诊手术配合。

（5）每日施行的手术应分科详细登记，按月统计上报。同时经常和手术科室联系，了解征求工作中存在的问题，研究后及时纠正。

（三）接送患者制度

（1）接送患者一律用平车，注意安全，防止坠床。危重患者应有负责医师陪送。

（2）接患者时，遵守严格查对制度，对床号、住院号、姓名、性别和年龄，同时检查患者皮肤准备情况及术前医嘱执行情况，衣裤整洁，嘱解便后携带患者病历和输液器等，随时推入手术室。患者贵重物品，如首饰、项链、手表等不得携入手术室内。

（3）患者进入手术室后必须戴手术帽，送到指定手术间，并与巡回护士当面交接，严格做好交接手续。

（4）患者进入手术间后，卧于手术台上，防止坠床。核对手术名称和部位，防止差错。

（5）患者步行入手术室者，更换指定的鞋、帽后护送到手术间，交巡回护士做好病历、物品等交接手续。

（6）危重和全身麻醉患者，术后由麻醉医师和手术医师送回病房。

（7）护送途中，注意保持输液通畅。到病房后详细交代患者术后注意事项，交清病历和输液、输血情况及随带的物品，做好交接手续并签名。

（四）送标本制度

（1）负责保存和送检手术采集标本，放入10%甲醛溶液标本容器内固定保存，以免丢失。

（2）对病理申请单填写不全、污染、医师未签字的，通知医师更正，2日内不改者，按不要处理。

（3）负责医师详细登记患者姓名、床号、住院号、科室、日期，在登记本上签名，由手术室专人核对，每日按时与病理科交接，查对后互相签名。

（五）借物制度

（1）凡手术室物品、器械，除抢救外一律不准外借。特殊情况需经医务科批准方可外借。

（2）严格执行借物登记手续，凡经批准或经护士长同意者，应登记签字。外借物品器械如有损坏或遗失，及时追查，照价赔偿。

（3）外借物品器械，消毒处理后方可使用。

（六）安全制度

（1）手术室电源和蒸气设备应定期检查，手术后应拔去所有电源插头，检查各种冷热管道是否漏水漏气。

（2）剧毒药品应标签明确，专柜存放，专人保管，建立登记簿，经仔细验查对后方能取用。

（3）各种易燃药品及氧气筒等，应放置指定通风、阴暗地点，专人领取保管。

（4）各手术间无影灯、手术床、接送患者平车等应定期检查其性能；检查各种零件、螺丝、开关等是否松解脱落，使用时是否正常运转。

（5）消防设备、灭火器等，应定期检查。

（6）夜班和节假日值班人员交班后，应检查全手术室水电、门窗是否关紧，手术室大门随时加锁。非值班人员不得任意进入手术室。

（7）发生意外情况，应立即向有关部门及院领导汇报。

第二节　手术室护士的职责

一方面，现代科学技术的发展，对护理职业提出了更高的要求；另一方面，创新的许多科学仪器和新设备，扩大了手术配合工作范围，同时也增加工作难度，因此手术室护士必须热爱本职工作，具有广泛的知识和娴熟的技术，才能高标准地完成各科日益复杂的手术配合任务。

一、手术室护士应具备的素质

护士在工作中应不断提高个人素质，加强对护理职业重要意义的认识，把护理工作看作光荣的神圣的职业。因此，要努力做到以下几点。

（一）具有崇高的医德和奉献精神

护士的形象通过精神面貌和行动表现出内在的事业品德素质，可能给患者带来希望、光明和再生。所以，护士要具备高尚的医德和崇高的思想，具有承受压力、吃苦耐劳、献身的精神并有自尊、自爱、自强的思想品质，为护理科学事业的发展作出自己的贡献，无愧于"白衣天使"的光荣称号。

（二）树立全心全意为患者服务的高尚品德

手术室的工作和专业技术操作都具有独特性。要求手术室护士必须忠于职守、任劳任怨，无论工作忙闲、白班夜班，都要把准备工作、无菌技术操作、各种规章制度等认真负责地做好。对患者要亲切、和蔼、诚恳，不怕脏、不怕累、不厌烦，使患者解除各种顾虑，树立信心，主动与医护人员配合，争取早日康复。

（三）要有熟练的技能和知识更新

随着医学科学的发展，特别是外科领域手术学的不断发展，新的仪器设备不断出现，护理工作范围也日益扩大，要求也越来越高。护士如无广泛的有关学科的基本知识，对今天护理的工作复杂技能就不能理解和担当。所以，今天作为一名有远大眼光的护士，必须熟悉各种有关护理技能的基本知识，才能达到最高的职业成就。护理学亦成为一门专业学科，因此作为一名手术室护士，除了伦理道德修养，还应有基础医学、临床医学和医学心理学等知识。努力学习解剖学、生理学、微生物学、化学、物理学，以及各种疾病的诊断和治疗等知识，特别是外科学更应深入学习。此外，还要了解各种仪器的基本结构、使用方法，熟练掌握操作技能。只有这样，才能高质量地完成护理任务。

二、手术室护士长应具备的条件

护理工作范围极广，有些工作简单、容易，有些工作却很复杂，需要有高度的判断力和精细的技术、熟练的技巧。今天的护理工作，一个人已不能独当重任，而需要通过分工、协作来共同完成。因此，必须有一名护士长，把每名护士的思想和行为统一起来，才能充分地发挥护士的积极性、主动性和创造性，团结互助，共同完成任务。护士长应具备的条件如下。

（一）有一定的领导能力及管理意识

有一整套工作方法和决策能力。善于出主意想办法，提出方案，作出决定，推动下级共同完成，并具有发现问题、分析问题的能力，了解存在问题的因素，掌握本质，抓住关键，分清轻重缓急，提出中肯意见。出现无法协商的问题时能当机立断，勇于负责。有创新的能力，对新事物敏感，思路开阔，能提出新的设想。要善于做思想工作。能否适时地掌握护士的心理动向，并进行有针对性的思想教育，使之正确对待个人利益和整体利益的关系，不断提高思想水平，是提高积极性和加强凝聚力最根本的问题。

(二) 有一定组织能力和领导艺术

管理是一门艺术，也是一门学科。护士长要处理好群体间的人际关系，需要具有丰富的才智和领导艺术，才能胜任手术室护士护理管理任务。具体要求如下：

（1）首先，护士长应把自己置身于工作人员之中，经常想到自己与护士之间只是分工的不同，而无地位高低之分。其次，要有民主作风，虚心听取护士的意见，甚至批评意见，认真分析，不埋怨、不沮丧、不迁怒于人，有助于建立自己的威信。

（2）护士长首先想到的是人，是护士和工作人员，而不是自己。不管是关心任务完成情况，还是关心她们的生活、健康、思想活动及学习情况等，都会使每名护士和工作人员亲身感到群体的温暖，对护士长产生亲切感。

（3）护士长要善于调动护士的积极性，培养集体荣誉感，善于抓典型、树标兵，运用先进榜样推动各项手术室工作，充分调动护士群体的积极性。

(三) 有较高的素质修养

手术室护士长应较护士具备更高的觉悟和更多的奉献精神。出现问题时，应主动承担责任，实事求是地向上级反映，不责怪下级。凡要求护士做到的，首先自己要做到，严格要求自己，树立模范行为，才能指挥别人。要注意廉洁，不要利用工作之便谋私，更不能要患者的礼物，注意自身形象。此外，要做到知识不断更新，关注护理方面的学术动态，接受新事物，使护士感到护士长是名副其实的护理业务带头人。

三、手术室护士的分工和职责

(一) 洗手护士职责

（1）洗手护士必须有高度的责任心，对无菌技术有正确的认识。如发现违反无菌操作要求者，应及时提出纠正。

（2）术前了解患者病情，具体手术配合，充分估计术中可能发生的意外，术中与术者密切配合，保证手术顺利完成。

（3）洗手护士应提前30分钟洗手，整理并检查无菌器械台上所用的器械、敷料、物品是否完备，并与巡回护士共同准确清点器械、纱布、脱脂棉、缝针，核对数字后登记于手术记录单上。

（4）手术开始时，传递器械要主动、敏捷、准确。器械用过后，迅速收回，擦净血迹。保持手术野、器械台的整洁、干燥。器械及用物按次序排列整齐。术中可能有污染的器械和用物，按无菌技术及时更换处理，防止污染扩散。

（5）随时注意手术进行情况，术中若发生大出血、心脏骤停等意外情况，应沉着、果断、及时地联系巡回护士，尽早备好抢救器械及物品。

（6）切下的病理组织标本防止丢失，术后将标本放入10%甲醛溶液中固定保存。

（7）关闭胸腹腔前，再次与巡回护士共同清点纱布及器械数，防止遗留在体腔中。

（8）手术完毕后协助擦净伤口及引流管周围的血迹，协助包扎伤口。

（二）巡回护士职责

（1）在指定手术间配合手术，对患者的病情和手术名称应事先了解，做到心中有数，有计划地主动配合。

（2）检查手术间各种物品是否齐全、适用。根据当日手术需要，补充、完善一切物品。

（3）患者接来后，按手术通知单核对姓名、性别、床号、年龄、住院号和所施麻醉等，特别注意核对手术部位（左侧或右侧），不发生差错。

（4）安慰患者，解除其思想顾虑。检查手术区皮肤准备是否合乎要求，患者的义齿、发卡和贵重物品是否取下，将患者头发包好或戴帽子。

（5）全身麻醉及意识不清的患者或儿童，应适当束缚在手术台上或由专人看护，防止发生坠床。根据手术需要固定好体位，使手术野暴露良好。注意患者舒适，避免受压部位损伤。用电刀时，负极板要放于臀部肌肉丰富的部位，防止烧伤。

（6）帮助手术人员穿好手术衣，安排各类手术人员就位，随时调整灯光，注意患者输液是否通畅。输血和用药时，根据医嘱仔细核对，避免差错。补充室内手术缺少的各种物品。

（7）手术开始前，与洗手护士共同清点器械、纱布、缝针及线卷等，准确地登记于专用登记本上并签名。在关闭体腔和手术结束前，和洗手护士共同清点上述登记物品，以防遗留在体腔或组织内。

（8）手术中要坚守工作岗位，不可擅自离开手术间，随时供给手术中所需一切物品，经常注意病情变化。重大手术充分估计术中可能发生的意外，做好应急准备工作，及时配合抢救。监督手术人员无菌技术操作，如有违犯，立即纠正。随时注意手术台一切情况，以免污染。保持室内清洁、整齐、安静，注意室温调节。

（9）手术完毕后，协助术者包扎伤口，向护送人员清点患者携带物品。整理清洁手术间，一切物品归还原处，进行空气消毒，切断一切电源。

（10）若遇手术中途调换巡回护士，须做到现场详细交代，讲清患者病情、医嘱执行情况、输液是否通畅，查对物品，在登记本上互相签名，必要时通知术者。

（三）夜班护士职责

（1）要独立处理夜间一切患者的抢救手术配合工作，必须沉着、果断、敏捷、细心地配合各种手术。

（2）要坚守工作岗位，负责手术室的安全，不得随意外出和会客。大门随时加锁，出入使用电铃。

（3）白班交接班时，如有手术必须现场交接患者手术进行情况和各种急症器械、物品、药品等。认真写好交接班本，当面和白班值班护士互相签名。

（4）接班后认真检查门窗、水电、氧气，注意安全。

（5）严格执行急症手术工作人员更衣制度和无菌技术操作规则。

（6）督促夜班工友的清洁工作，保持室内清洁、整齐，包括手术间、走廊、更衣室、值班室和办公室。

（7）凡本班职责范围内的工作一律在本班完成，未完不宜交班，特殊情况例外。

（8）早晨下班前，巡视各手术间、辅助间的清洁、整齐、安全情况。详细写好交接班报告，当面交班后签字方可离去。

（四）器械室护士职责

（1）负责手术科室常规和急症手术器械准备和料理工作，包括每日各科手术通知单上手术的准备供应，准确无误。

（2）保证各种急症抢救手术器械物品的供应。

（3）定期检查各类手术器械的性能是否良好，注意器械的关节是否灵活、有无锈蚀等，随时保养、补充、更新，做好管理工作，保证顺利使用。特殊精密仪器应专人保管，损坏或丢失时，及时督促寻找并和护士长联系。

（4）严格执行借物制度，特殊精密仪器须取得护士长同意后，两人当面核对并签名后方能外借。

（5）保持室内清洁、整齐，包括器械柜内外整齐排列，各科器械柜应贴有明显的标签。定期通风消毒。

（五）敷料室护士职责

（1）指定专人负责管理。严格按高压蒸汽消毒操作规程使用。定期监测灭菌效果。

（2）每日上午检查敷料柜1次，补充缺少的各种敷料。

（3）负责一切布类敷料的打包，按要求保证供应。

（六）技师职责

（1）负责对各种仪器使用前检查、使用时巡查、使用后再次检查其运转情况，以保证各种电器、精密仪器的正常运转。

（2）定期检查各种器械台、接送患者平车的零件和车轮是否运转正常，负责各种仪器的修理或送交技工室修理。

（3）坚守工作岗位，手术过程中主动巡视各手术间，了解电器使用情况。有问题时做到随叫随到随维修，协助器械组检查维修各种医疗器械。

（4）帮助护士学习掌握电的基本知识和各种精密仪器的基本性能、使用方法与注意事项等。

第三节 手术患者的心理护理

外科治疗是疾病的有效治疗方法之一。它是一种有创的治疗方法，因此它既能为患者解除病痛的折磨，也会给患者带来躯体痛苦和强烈的心理反应。大多数患者对手术缺乏充足的心理准备，担心难以承受由于手术带来痛苦，害怕出现术后严重并发症，危及生命安全，对疾病的预后、康复，以及是否会影响日后的生活和工作表示担忧。研究证实，外科患者及其家属在手术的整个过程中，都会出现不同程度的不良心理反应，对患者手术耐受力、手术效果和术后康复带来影响。因此，护理人员应高度重视心理护理在外科治疗和护理中的作用。正确评估外科患者的心理特点，确定其心理问题，采取相应的护理措施，减轻或消除患者的消极心理反应，以利于患者尽快康复出院。

一、心理护理的原则、基本程序

心理护理是指在护理工作中应用心理学的理论及技术，为患者创造良好的心理环境，帮助患者消除或缓解由疾病或其他问题引起的心理压力及心理反应，使患者心情愉快地接受治疗及护理，以保证患者的身心康复。

随着医学模式的转变和现代护理学的发展，"以人为中心"的整体护理已在临床中广泛开展，心理护理已成为护理工作的重要内容之一。心理护理的实施能促进护患关系的发展，帮助患者接受患者角色，适应医院环境及人际关系，以良好的心态对待疾病，安心住院，积极参与治疗护理，学会自我护理，促进疾病的早日康复。

（一）心理护理的原则

为了保证心理护理实施的效果，护理人员必须遵循以下原则。

1. 个体化原则

每个人都是生理、心理、社会、文化的统一体。个体的认知、情绪、人格特征、社会阶层、经济水平、文化背景等各不相同，对躯体疾病的心理反应也同样表现各异。护理人员应根据每例患者在不同疾病阶段所表现的不同心理状态，提供个体化的、有针对性的护理措施。

2. 服务原则

心理护理是在"以人为中心"的整体护理思想指导下，按照人道主义道德原则，为患者提供全方位的、综合性的服务。

3. 人际交往原则

心理护理的过程也是促进护患沟通、改善护患关系的过程，必须遵循人际交往的原则。通过交流情感，协调双方关系，满足患者的心理需要。

4. 启迪原则

针对患者的心理问题，运用启迪的方法，激发患者心理内在动力，积极采取措施，通过自我护理，改变对疾病的认知和不良行为，解决心理问题，恢复心理健康状态。

5. 保密原则

在心理护理过程中，必须尊重患者的权利，为患者保守隐私和秘密，取得患者的信任。

（二）心理护理的基本程序

按照护理程序的科学工作方法开展心理护理，具体包括评估、诊断、计划、实施和评价。

1. 心理、社会评估

全面收集患者的有关资料，寻找护理问题。评估内容包括患者的心理状态、社会状态、生物遗传因素、行为方式、自我感知、意识状态、情绪及感情、智力状态、心理社会发展史等，也可参照戈登（Gorden）的功能性健康模式来进行评估，主要内容包括健康感知及健康管理、营养及代谢、排泄、活动与锻炼、睡眠与休息、认知、感知、角色关系、性及生殖、应激及应对、价值与信仰等。

资料的收集必须客观、全面、准确，以科学、系统的方式收集，资料尽可能量化。

2. 心理护理诊断

确定患者心理反应的原因、性质、强度，形成恰当的护理诊断。北美护理诊断协会（NANDA）提出的与心理有关的护理诊断如下。

（1）关系方面。沟通障碍、社交孤立、有人际交往孤立的危险、角色紊乱、父母不称职、有父母不称职的危险、有亲子依附关系改变的危险、家庭功能障碍、家庭照顾者角色障碍、父母角色冲突。

（2）价值观方面。精神困扰、特定性寻求健康的行为。

（3）选择方面。个人应对无效、防卫性应对、防卫性否认、破坏性家庭应对无效、妥协性家庭应对无效、不合作、特定的抉择冲突。

(4) 感知方面。自我形象紊乱、自尊紊乱、慢性自我贬低、情境性自我贬低、自我认同障碍、感知改变、无助感、绝望。

(5) 认识方面。定向力障碍、思维过程改变。

(6) 感觉方面。功能障碍性悲哀、焦虑、恐惧、预感性悲哀、有暴力性行为的危险、性生活形态改变、性功能障碍、强奸创伤综合征、睡眠形态的改变、疼痛、有自伤的危险。

3. 心理护理计划

以护理诊断为基础，确定合理的、可衡量的心理护理目标，选择恰当的、个体化的、可行的护理措施。在计划制订的过程中，鼓励患者参与，和护理人员共同协商，以使护患双方达成共识，保证计划的顺利实施。

4. 心理护理实施

将护理计划赋予行动。在实施过程中注意发挥患者主观能动性，利用各种应对资源，引导患者找出符合自己实际的解决问题方式。不要给患者过多的心理支持，否则容易造成患者过分依赖的心理，影响患者心理恢复及心理成熟，阻碍患者积极应对，延缓患者康复。要真正地关心及体贴患者，但不要过度热情。根据患者实际情况，可对计划进行必要的调整。对自己不能单独解决或不属于自己专业范围内的患者社会心理问题，应寻求其他专业人士帮助。

5. 心理护理效果评价

将患者的实际情况与预期目标进行比较，评价护理目标是否达到，心理问题是否得到解决。如果目标未达到，应寻找原因，重新对患者进行评估。

二、住院患者常见的心理反应及护理

患者患病后躯体遭受痛苦，精神受到打击，加上住院、诊断、治疗的影响及对原有的家庭、生活、工作秩序的破坏，产生一系列心理反应。常见的心理反应如下。

（一）焦虑

焦虑是一种原因不明的内心紧张不安、难于应对的不愉快情绪。按焦虑的来源不同，可分为3类。①期待性焦虑，对即将面临的而又尚未确定的重大事件出现的不安反应，如患者感觉到患病，但诊断尚未明确，期待了解病情，但又害怕诊断结果出现异常。②分离性焦虑，由于生病住院，与自己原来熟悉的家人、朋友、环境等分离，产生分离感。儿童和老年人由于依赖性较强，分离性焦虑更为明显。③阉割性焦虑，面临自我完整性受到威胁和破坏时所产生的心理反应，如手术患者。

常见的引起焦虑的原因：陌生的医院环境，对疾病的诊断、治疗、预后、护理问题过分担忧，身体的疼痛或不适，经济负担重，疾病带来的家庭及工作问题，人际关系的改变等。适度的焦虑可提高机体的应对能力，增强工作和学习的动力，有利于疾病的治疗和康复。严重的、无端的焦虑会导致心理失衡、行为失控，妨碍疾病的治疗和康复。

焦虑不仅有内心不安和痛苦的体验，严重的焦虑还表现为精神运动性不安，如坐立不安、来回走动、肌肉不自主地震颤或发抖并伴随自主神经功能障碍，如出汗、口渴、呼吸急促、恶心、呕吐、尿急、尿频、头晕、疲乏无力甚至晕厥。

对于焦虑患者，首先应帮助其认识焦虑，鼓励患者谈论自己的不安及感受，宣泄自己的焦虑感，寻找焦虑的根源。为患者提供一个安静、不受干扰的环境，并尽量减少其他的刺激。向患者提供具体、客观的资料，使患者做好心理准备。注意不要在患者能听到的范围内谈论他的治疗方案。尽量让患者及其家属参与治疗与护理。减轻患者的焦虑可应用治疗性触摸和教会患者进行渐进性放松训练。对严重焦虑者，可应用抗焦虑药物治疗。

（二）无效否认

否认是一种潜意识的心理防卫，即拒绝接受易引起伤害或心理上无法接受的事实、感情、愿望或需要，如否认疾病的存在。短时间内应用否认是一种心理适应性反应，而长时间否认会延误疾病的治疗，产生消极作用和不良后果。

临床中常见的无效否认情况：诊断结果显示病情严重，如癌症、心肌梗死、艾滋病；大手术前，如开胸手术、截肢手术；亲人突然去世；等等。无效否认表现为患者怀疑和否认自己的患病事实。对疾病的诊断难以接受，不承认自己患病、残障，否认自己的真实感受，认为医护人员夸大病情，不服从医疗及护理措施，不采用良好的应对方式应对疾病等。

对于无效否认的患者，从没有侵犯性的问题入手，如"你对这次患病的感觉如何？""你的医师告诉你有关疾病的事情了吗？"鼓励患者谈论自己的感受和想法。鼓励家属陪伴患者，接受患者的心理感受，解除患者的现实分离感。向患者提供准确的、详细的疾病信息，使其尽快了解自己的疾病，决定自己的治疗及护理方案。若否认心理严重影响了患者的康复，需要心理专家对患者及其家属进行心理咨询。

（三）冷漠、抑郁

抑郁是一种持续时间较长，使心理功能下降，社会功能受损的消极情绪状态。它的显著特点是情绪低落。

引起抑郁的原因如下。①疾病：引起永久性身体功能丧失的慢性疾病，如癌症、中风等；恢复时间长的疾病，如脊髓损伤；导致身体形象改变的疾病，如严重烧伤、乳腺癌。②面临重大应激事件，如离婚、丧偶、家庭成员去世。③有抑郁人格倾向或有抑郁家族史。④应用某种药物、酗酒。

抑郁常表现为冷漠、绝望、悲哀、无助、依赖、悲观、茫然等消极情绪反应；自我评价降低，表现为自尊下降、自责、内疚、自怜、自我无价值感，严重者会产生自杀倾向。抑郁时常伴随自主神经功能的改变，表现为食欲减退或增强、睡眠紊乱、性功能障碍等。

抑郁的心理护理措施如下。①采用治疗性的护患沟通方式与患者沟通，注意倾听，鼓励患者自己提出解决问题的方法。②评估患者的抑郁状态及严重程度，包括情绪、自我感知、自杀倾向、身体状况。③为患者提供安全的环境，采取单独陪护，提供发泄机会等心理支持方式，防止患者自杀。④帮助患者减轻无效应对的症状及体征，为患者设置现实的恢复目标。恢复及增加患者的功能水平，用角色榜样、角色扮演、预习、反馈、强化等方式增加患者的社交功能。⑤鼓励及增加患者的自理活动，并帮助患者注意外表及修饰，尽可能提高患者的自信心及生活质量。鼓励患者的家属、朋友及其他与患者有重要关系的人多来医院探视，为患者提供心理支持，使患者有恢复健康的愿望。⑥对严重抑郁者，要请心理医师应用认知疗法及精神疗法等进行心理治疗，以防止患者的抑郁进一步恶化。必要时遵医嘱应用抗抑郁药，注意观察药物的不良反应。

（四）不合作及要求过分

有些长时间住院、人格特征突出或具有较强依赖性的患者会提出过分的要求，采取不合作的态度对待护理人员。其主要表现为不了解诊断治疗，认为自己没有得到足够的重视，认为别人应该为自己的疾病负责；或要求太高、不合作、自怜、说谎、挑拨医务人员之间的关系、敌意；一般人格障碍的患者容易产生这些行为。

对此类患者的心理护理措施如下。①关心患者，及时满足患者的合理要求。②鼓励患者说出自己的想法，了解患者不合作的原因。③采用有针对性的限定界限的护理措施，限制患者的不合理要求。解释限制的原因和对患者的好处。④与患者一起探讨护理计划，使其易于接受，如果计划有改变，随时告知患者。⑤为患者提供参与护理及决策的机会，增加患者的控制感。⑥尊重患者的价值观及人格，尊重患者的自由选择权。

三、术前患者的心理问题及护理

（一）心理反应

手术是一种有创的治疗方法，麻醉、手术效果、并发症、术后恢复均有很大的不确定性。大多数患者在手术前会产生不同程度的心理反应，常见的有焦虑、恐惧等。这些消极的情绪反应可影响机体内分泌系统改变，大量释放促肾上腺皮质激素和肾上腺素，影响机体免疫功能，降低机体对外界有害因子的抵抗力，减弱患者对手术耐受力，增加术后发生并发症的机会。因此，护士应运用心理学知识，评估术前患者的心理问题，采取有效的措施，稳定患者的情绪，这是术前准备的重要环节之一。

1. 焦虑

焦虑是术前患者最常见的心理反应。根据焦虑程度不同，可分为轻度、中度和重度焦虑。术前焦虑的原因是多方面的，主要与以下因素有关。

（1）对手术缺乏了解。由于缺乏医学知识，对麻醉效果持怀疑态度，害怕疼痛，意识丧失，担心术中出现意外，对手术所带来的痛苦和危险性过分夸大。对手术的效果担忧，害怕出现并发症，影响术后康复。以往有不良手术经验的患者，则会对本次手术影响更大，担心类似情况发生。

（2）医院陌生环境的影响。患者离开自己熟悉的生活或工作环境，进入陌生的医院环境，接触陌生的人，会缺乏安全感。若环境中存在不良刺激，如周围有术后危重患者，或同病房患者去世，更会加重患者的焦虑程度。

（3）对医护人员的信任度。绝大多数患者在术前会设法了解主刀医师的医术，主管护士的工作态度和水平，为此忧心忡忡。若医师、护士举止轻率、对患者漠不关心，患者对医护人员缺乏信任，则会感到焦虑。

（4）其他。患者的家庭关系、社会支持状况、经济状况、今后的工作和生活改变等，也是引起焦虑的原因。

2. 恐惧

患者表现为害怕、受惊、有回避、哭泣、颤抖、警惕、易激动等行为反应，可伴随自主神经功能的改变，如血压升高、心率加快、呼吸急促、尿频、食欲不振等。主要原因是患者面临具体的威胁，如有创性的检查治疗、危险性大的手术，身体形象的改变、日常生活规律被打乱、缺乏应有的知识、对未来不确定等，而患者缺乏应对的能力，会产生恐惧心理。

（二）心理护理措施

1. 建立良好的护患关系

对待患者应积极热情。介绍医院、病房环境、有关规章制度，使患者尽快适应医院环境，并取得患者的信任。

2. 鼓励其表达焦虑的体验

与患者交谈，并仔细观察患者的非语言表现，了解焦虑的真正原因，尊重患者、理解患者，并表示理解与接纳、同情和关心。

3. 满足患者需求

与患者讨论其病情及手术情况，了解患者的需要，给予有效的保证和支持，使患者产生安全感。保持病房环境整洁，满足患者的合理要求。

4. 术前访视

安排麻醉师和手术室护士术前访视患者，对术中患者所关心的问题作出解释，使患者安心接受手术。

5. 术前教育

提供有关手术治疗护理的必要信息，有针对性地进行术前教育。介绍患者关心的有关手术知识，如手术方式、麻醉方式、可能出现的问题和处理措施，如何配合治疗及术后功能锻炼方法、术后缓解疼痛的方法等，使患者有充分的心理准备。

6. 家属的术前教育

一些不便对患者讲明的问题，可向家属交代清楚，以取得家属的配合和信任。对于病情危重者，交代家属不要流露出悲观的情绪，以免增加患者的忧虑。鼓励家属给予关怀和支持。对于手术后会有身体形象改变者，可与家属协商，选择合适的方式将这一情况告知患者，做好解释工作，尽量减轻患者心理障碍，但不能因为患者的不良心理反应而隐瞒真实情况，致使术后患者缺乏充分的心理准备，无法面对现实，而产生更为严重的心理应激。

7. 行为控制

应用行为控制技术，减轻患者的焦虑。常用的方法有深呼吸、有效咳嗽、放松训练、示范法。示范法是向患者介绍类似疾病获得成功治疗的病例，与术后患者交流经验，或观看克服术前焦虑的录像片，学习克服焦虑的方法，树立信心和勇气。

8. 适当应用镇静剂

术前一晚可给予适当的镇静催眠药，保证患者充足的睡眠。

四、术中患者的心理问题及护理

（一）心理反应

术中患者将注意力全部集中在与手术有关的问题上。在进入手术室时，有一种与亲人生离死别的感受。手术室陌生的环境和紧张的气氛、医护人员繁忙的工作、严肃的态度对患者是一种刺激。患者希望手术越早开始越好，以便尽快摆脱精神压力。多数患者表面看来非常平静，但实际是一种过分紧张后的心理抑制。手术过程中主要表现为仔细聆听手术室的各种响声，对任何有关自己疾病和手术的谈话都比较敏感，努力体验手术部位的感觉，抑制自己的紧张情绪，盼望手术尽早结束。

（二）心理护理措施

（1）手术室环境应保持整洁、肃静，手术器械隐蔽，医护人员谈话要轻柔。发生意外时要保持冷静，切忌大声呼叫，以免产生消极暗示作用，造成患者精神紧张。

（2）认真核对患者的姓名、年龄、疾病状况、手术部位等，以聊天的方式与患者沟通，消除患者的担心、恐惧，稳定患者的情绪。

（3）介绍手术室的环境、设备、麻醉医师、护士及麻醉方法，描述手术过程，告知患者将经历的感受，术中配合的方法和注意事项，使患者有充分的思想准备。

（4）患者在意识清醒时，切不可谈论患者的病情及预后，手术失误，不谈与手术无关的事情，可与患者进行语言交流，或让患者用耳机听轻松的音乐，减轻其紧张情绪。

（5）如患者表情紧张，呼吸加快，可指导患者做深呼吸运动和全身肌肉放松训练，调节呼吸，放松肌肉，缓解紧张情绪。

（6）运用治疗性的护患沟通交流技巧，如言语安慰、目光接触、适当的触摸等，缓解患者的紧张、焦虑。

（7）手术结束前，满足意识清醒患者迫切希望了解手术情况的心理需求，告知患者手术即将完成并且十分顺利，让患者放心。

五、术后患者的心理问题及护理

（一）心理反应

许多心理因素可直接或间接影响手术的预后。这些心理因素包括对手术全过程缺乏了解，智力水平低，与他人交流障碍，应用消极无效的应对方式，焦虑程度过高或过低，治疗或康复的动机不足，对手术结果期望过高等。

术后患者常见的心理反应有焦虑、抑郁、愤怒、自卑、人际交往障碍等。部分患者由于术后恢复延迟、生活难以自理、家庭或工作出现问题，而出现严重的心理障碍，如意识障碍、精神病复发、抑郁状态等。

术后心理反应主要表现如下。①迫切希望了解手术效果，患者一旦从麻醉清醒过来，首先询问自己的手术效果如何。②术后疼痛加重，时间延长。引起术后疼痛的原因很多，其中心理改变是重要的原因之一，如患者抑郁、食欲不振、不愿活动、睡眠欠佳等，这些都会加重对疼痛的感受。③抑郁：引起术后抑郁的原因包括由失去身体的一部分而产生严重的心理缺失感；担心今后的工作、生活能力缺乏；对术后正常机体反应认识不足，不敢翻身、咳嗽、进食；对手术恢复缺乏信心；切口疼痛；出现并发症，等等。

（二）心理护理措施

术后根据患者的具体病情和心理反应，采取适当的心理护理措施。

1. 及时反馈手术情况

术后患者回到病房或麻醉清醒后，护理人员应立即告知患者手术已顺利完成，让患者放心。多向患者提供有关疾病恢复的有利信息，给予鼓励和支持，增强战胜疾病的信心。患者的自信对疾病的恢复十分有利。

2. 正确处理术后疼痛

保持环境安静、舒适，避免不良刺激加重患者疼痛。手术后及早告知患者疼痛的时间和规律，让患者有心理准备。一般情况下，麻醉作用消失后，疼痛于手术后24小时内最剧烈，2日后明显减轻。有些患者能用言语表达自己的疼痛，而另一些患者则不愿或不能表达，强忍疼痛。护士应注意患者的非语言表现，客观评价患者的疼痛反应和程度。鼓励患者应用放松技术或转移注意力等方法缓解疼痛。教会患者在翻身、咳嗽、活动时保护切口、减轻疼痛的方法。必要时及时给予镇痛剂减轻疼痛，有条件者可使用患者自控镇痛仪减轻疼痛。

3. 经常巡视患者

了解患者的病情变化，对患者的主诉，应认真对待，耐心解释，对患者进行心理疏导。鼓励患者表达内心感受，并以积极的态度和措施帮助患者寻找解决方法。

4. 帮助患者克服消极情绪

观察患者的非语言行为，了解其有无不安、烦躁、焦虑、抑郁等消极情绪反应。与患者交谈，寻求引起消极情绪的原因，有针对性地对患者进行心理疏导。对严重病例，有自杀倾向者，应注意及早预防。保证24小时看护，不能让患者单独处于一室。不可将刀子、剪刀等锐器放于床旁。应看着患者服下催眠药。必要时，请心理咨询专家帮助解决。

5. 帮助患者尽快接受现实

手术后身体部分生理功能丧失或残缺的患者，心理打击较大，应同情和理解患者，给予心理支持，使患者接受现实，帮助患者克服困难，提供适应新生活的指导意见。

6. 术后健康指导

向患者说明术后康复训练的意义，积极配合治疗、康复，一旦发生病情变化，应尽早向患者及其家属解释，同时积极采取措施，防止病情恶化，使患者及其家属能感到巨大的心理支持。

第三章 神经内科疾病护理

第一节 周围神经疾病

周围神经系统由除嗅神经、视神经以外的脑神经和31对脊神经及周围自主神经系统组成。周围神经不仅控制、支配节段范围的骨骼肌运动、深感觉、浅感觉，还调节各神经支配范围皮肤、肌肉的营养功能。因此，一旦周围神经受损，即可产生相应区域的运动、感觉和自主神经功能的缺失、减退或异常等症状。周围神经再生能力较强，保持神经元完好，可经再生而修复，但再生速度缓慢。周围神经疾病是指原发于周围神经系统结构或功能损害的疾病。

一、概述

（一）病因

引起周围神经疾病的原因很多，主要包括代谢、炎症、变性、外伤、中毒、肿瘤等原因。

（二）发病机制及病理

周围神经疾病的发病机制包括沃勒（Wallerian）变性、压迫受损、自身免疫、轴索或髓鞘受损、遗传代谢等。其病理改变有4种主要类型：沃勒变性、轴突变性、神经元变性和节段性脱髓鞘。

（三）临床表现

1. 运动障碍

（1）刺激性症状。①肌束震颤：在骨骼肌放松状态下，肌束出现不自主地抽动。②肌痉挛：可能为神经干的刺激症状，多见于面神经。

（2）麻痹性症状。①肌力减弱或消失：即瘫痪，可为完全性或不完全性。②肌张力降低：周围神经的传导障碍使维持肌张力的牵张反射弧中断，表现为肌张力降低或消失。③肌萎缩：轴突变性或神经节段损伤后，肌肉失去神经营养而萎缩。

④腱反射减弱或消失：周围神经病变让感觉纤维和运动纤维同时受损，腱反射弧的向心径路与离心径路同时受损，所以表现为腱反射减弱或消失。

2. 感觉障碍

（1）刺激性症状。①感觉异常：常见于四肢远端，是多发性神经病常见表现。②感觉过敏：常始于双下肢远端，常见于中毒和代谢性疾病引起的周围神经病。③自发痛：不同部位神经病变时，疼痛特点不同。④刺激性疼痛：牵拉压迫病变的神经干时产生的疼痛。

（2）感觉缺失症状。感觉减退或消失。多发性神经病时可表现为末梢型感觉缺失，即手套、袜套样感觉缺失。遗传性感觉神经病可表现为分离性感觉缺失。

（3）自主神经功能障碍。主要表现为血管舒缩功能受损引起的无汗、多汗、皮肤干燥、水肿、发绀、毛发增多、皮肤温度降低等。

（4）其他。可有周围神经增粗、变形，严重的可致手、足和脊柱的畸形，皮肤的营养性溃疡等。

二、三叉神经痛的护理

三叉神经痛指三叉神经分布区的一种反复发作的、短暂的、难以忍受的阵发性剧痛。三叉神经痛归属于神经病理性疼痛。

（一）病因

三叉神经痛分为原发性和继发性两种类型。原发性三叉神经痛无确切病因；继发性三叉神经痛有明确病因，多为脑桥小脑角占位病变压迫三叉神经及多发性硬化等所致。

（二）发病机制及病理

三叉神经感觉根切断术活检可见：神经节细胞消失，神经纤维脱髓鞘或髓鞘增厚，轴索变细或消失。部分患者颅后窝有异常小血管团，压迫三叉神经根或延髓外侧。

（三）临床表现

1. 年龄、性别

70%~80%发生于40岁以上人群，女性略多，男女比例约为3∶2。

2. 疼痛部位

严格限于三叉神经分布区内，以第二、第三支受累最为常见，95%以上为单侧发病。

3. 疼痛发作

多为突发性剧痛,发作持续时间数秒到 2 分钟不等,间歇期完全正常。发作可数日一次至每日数百次。大多有随病程延长而发作频率增加的趋势,很少自愈。

4. 疼痛性质

常为电灼样、刀割样、撕裂样或针刺样疼痛,严重者可伴同侧面肌反射性抽搐,称为痛性抽搐。

5. 症状表现

发作时患者表情痛苦,可伴有面部潮红、皮温增高、球结膜充血、流泪等,常用手掌或毛巾紧按或揉搓疼痛部位。患者多出现面部皮肤粗糙、色素沉着、眉毛脱落等现象。

6. 扳机点

在疼痛发作的范围内常有一些特别敏感的区域,稍受触动即引起发作,称为"扳机点",多分布于口角、鼻翼、颊部或舌面,致使患者不敢进食、说话、洗脸、刷牙,故面部和口腔卫生差,情绪低落,面色憔悴,言谈举止小心翼翼。

此外,原发性三叉神经痛患者神经系统检查常无阳性体征,继发性三叉神经痛患者则多伴有其他脑神经及脑干受损的症状和体征。

(四)护理

1. 主要护理问题

(1)疼痛。与三叉神经病变有关。

(2)营养失调:低于机体需要量。与三叉神经分布区疼痛有关。

(3)焦虑。与疼痛困扰、担心疾病预后有关。

(4)知识缺乏。缺乏疾病、药物及护理等相关知识。

(5)家庭运作异常。与调整的需要、角色紊乱,以及不确定的愈合有关。

2. 护理目标

(1)疼痛缓解或消失。

(2)营养平衡。

(3)情绪稳定,配合治疗。

(4)患者及其家属了解疾病相关知识。

(5)人际关系良好,家庭和谐。

3. 护理措施

常规护理内容见表 3-1。

表 3-1　常规护理内容

项目	护理内容
标准化的床旁评估	包括以下组成部分：对触、压、针刺、冷、热、振动刺激的反应及时间总和效应，并以正常、降低、增高记录
心理护理	向患者介绍与本病有关的知识，帮助患者认识疾病的本质。尤其对久治不愈的患者，应使其认识到目前对他所患疾病还没有一种特定的最好方法，只能试用各种疗法。使患者心中既充满希望，又不至于对某种治疗期望过高
	安排患者到有相似病种并恢复较好的患者病室，促进患者之间的交流，使其受到良好的影响
	指导家属如何照顾、关心患者，使患者感到家庭的支持
	主动接近因害怕疼痛而不愿讲话的患者，理解、承认患者的痛苦，鼓励患者表达自身感受
	转移注意力，引导患者将注意力放在工作上，培养兴趣爱好，让其忘记病痛，在工作成绩和兴趣爱好上找到安慰和满足
	针对个体情况进行针对性心理护理
饮食	在间歇期鼓励患者进食，给予营养丰富的流质或半流质等，防止营养不良。饮食勿辛辣、油腻，避免用力咀嚼诱发疼痛
	对担心进食会引起疼痛的患者，耐心讲解饮食的重要性，鼓励进食
	对食欲不佳的患者，尽量调整食物的色、香、味，以增进食欲
休息	保证休息和睡眠对疼痛患者来说至关重要。应合理安排镇痛药和镇静药的服用时间，为患者提供安静、舒适的睡眠环境，必要时提供单间
基础护理	不能洗脸和刷牙的患者应给予口腔护理，每日 1～2 次，保持口腔清洁，预防感染
健康教育	向患者及其家属讲解疾病相关知识，介绍缓解疼痛的方法
用药指导	合理使用缓解疼痛的药物，注意用药时间、剂量，以及药物的不良反应，防止药物依赖或毒麻药成瘾
	在饮水、吃饭、剃须、洗脸、漱口等动作时不要触及患者的"触发区"而加重疼痛
	做好患者的疼痛评估，了解患者疼痛程度
疼痛发作时的护理	提供起居方面的方便
	指导患者用盐水漱口或湿毛巾轻轻擦拭面部，切记避开"疼痛触发区"
	当疼痛发作或加剧时，可暂停各种活动，置患者于舒适位置
	疼痛缓解时可使用吸管饮水，减少唾液分泌，帮助吞咽
	疼痛无法缓解的患者必要时到疼痛科由专科医生给予外周神经阻滞治疗缓解疼痛。效果不佳的患者可在 CT 引导下做三叉神经单支毁损术

4. 并发症的处理及护理

三叉神经痛最常出现的并发症是微血管减压术后头晕、恶心、口角疱疹、脑脊液漏、面瘫、肺部感染等。具体护理措施如下。

（1）头晕、头痛、恶心、呕吐。予以止痛、止吐、护胃等药物对症护理，提高口腔卫生，以免引起呼吸困难和口腔感染，保证病房环境卫生，提高舒适度。头痛和呕吐严重者要及时通知医生，进行 CT 检查。

（2）口角疱疹。予以抗生素药物治疗，并做好口腔护理。

（3）脑脊液漏。术后体征检测若发现脑脊液漏应及时通知医生，进行切口二次缝合处理，对切口处进行加压包扎，腰椎穿刺排空脑脊液，避免二次感染。

（4）面瘫、面部麻木、耳鸣、听力下降。密切关注患者面部五官对称性及面部颜色，眼闭合不严注意保护患者眼角膜，予以解痉药物治疗，保证机体健康。

（5）高热。予以激素类药物治疗，辅助冰敷等物理降温，降温护理可持续3日左右。

（6）肺部感染。给予抗生素药物治疗，感染严重的患者行体位引流，可配合拍背、纤维支气管镜下吸痰等方法。

（7）颅后窝硬膜下血肿。及时清除血肿，给予抗生素治疗，加强常规护理，提高并发症中的舒适度。

三、特发性面神经麻痹的护理

特发性面神经麻痹是茎乳孔（面神经管）内面神经的非特异性炎症引起的周围性面肌瘫痪，又称为面神经炎或Bell麻痹。

（一）病因

病因尚不完全清楚，多数认为是病毒感染、风寒、自主神经功能障碍，导致面神经局部的营养血管痉挛、缺血、水肿，压迫面神经而发病。研究结果表明，受损面神经存在单纯疱疹病毒感染。

（二）发病机制及病理

发病机制尚未完全阐明，病理变化主要是神经水肿，严重者并发髓鞘脱失、轴索变性。

（三）临床表现

（1）任何年龄和季节均可发病，男性略多于女性。

（2）发病前多有受凉史，发病前后患病一侧的耳后乳突区可有轻度疼痛。

（3）起病迅速，症状在数小时或3日内达到高峰。

（4）典型表现：一侧面部表情肌瘫痪。病侧面部额纹消失，不能皱额蹙眉，睑裂变大，眼睑闭合无力或闭合不全，鼻唇沟变浅。示齿时口角歪向健侧，鼓腮和吹口哨动作时，患侧漏气。颊肌瘫痪使食物常滞留于齿颊之间。下眼睑松弛、外翻，使泪点外转，泪液不能正常引流而表现出流泪。

（5）Bell征。通常闭目时眼球向上外方转动，患侧因无法闭目而露出巩膜。

（6）面神经病变在中耳鼓室段者可出现说话时回响过度和病侧舌前2/3味觉缺

失。影响膝状神经节者，除上述表现外，还出现病侧乳突部疼痛，耳郭与外耳道感觉减退，外耳道或鼓膜出现疱疹，称为 Hunt 综合征。

（四）护理

1. 主要护理问题

（1）焦虑、恐惧。与突然起病、担心预后有关。

（2）自我形象紊乱。与面部表情肌瘫痪有关。

（3）营养失调：低于机体需要量。与颊肌瘫痪、咀嚼困难有关。

（4）舒适的改变。与口角歪斜、眼睑闭合不全等有关。

2. 护理目标

（1）患者焦虑、恐惧程度减轻，情绪稳定，治疗信心提高。

（2）患者及其家属能接受其形象改变。

（3）患者营养状况得到维持。

（4）患者主诉不适感减轻或消失。

3. 护理措施

（1）常规护理内容见表 3-2。

表 3-2　常规护理内容

项目	护理内容
心理护理	向患者介绍与本病有关的知识，使其了解其病程及预后
	安排患者到有相似病种并恢复较好的患者房间，促进患者间的交流，以获得对治疗的信心
	鼓励患者表达自身感受
	指导家属对患者照顾，使患者能感到来自家庭的支持
	针对个体情况进行针对性心理护理
饮食	给予营养丰富的半流质或普食，以增强机体抵抗力
休息	保证充足睡眠以增强机体抵抗力，利于疾病恢复
基础护理	协助患者做好口腔护理，保持口腔清洁
健康教育	向患者及其家属讲解相关疾病知识，并进行用药指导

（2）特别指导。

1）注意保暖，防受风寒；温水洗脸，刷牙。

2）进食时食物放在患侧颊部，细嚼慢咽，促进患侧肌群被动训练。

3）注意保护角膜、结膜，预防感染。必要时使用滴眼液和眼罩。

四、急性炎症性脱髓鞘性多发性神经病的护理

急性炎症性脱髓鞘性多发性神经病（acute inflammatory demyelinating polyneuropathy,

AIDP）又称吉兰-巴雷综合征，是一组急性或亚急性起病，由自身免疫介导的周围神经病，常累及脑神经。病理改变为周围神经广泛炎症性节段性脱髓鞘和小血管周围淋巴细胞及巨噬细胞的炎性反应。临床表现为迅速出现双下肢或四肢弛缓性瘫痪，急性严重病例可很快出现四肢瘫痪及呼吸肌麻痹，继而危及生命。

（一）病因

病因尚未确定，大多数认为是多因素的，可概括为内因和外因两方面。

1．内因

免疫遗传学因素，与不同个体对疾病的易患性有差别。但目前尚无公认的 AIDP 易感基因被发现。

2．外因

2/3 以上的患者发病前 4 周内有呼吸道或消化道感染症状。临床及流行病学资料显示，AIDP 可能与空肠弯曲菌感染有关。此外，文献报道，AIDP 还与单纯疱疹病毒、带状疱疹病毒、流感 A 和 B 病毒、流行性腮腺炎、麻疹、柯萨奇病毒、甲型和乙型肝炎病毒、天花和人类免疫缺陷病毒等感染有关。

（二）发病机制及病理

发病机制仍不是很明确，但是多数认为是由细胞免疫和体液免疫共同介导的自身免疫性疾病。

AIDP 的病理改变：周围神经组织中小血管周围淋巴细胞与巨噬细胞浸润及神经纤维的节段性脱髓鞘，严重病例出现继发轴突变性（图 3-1）。

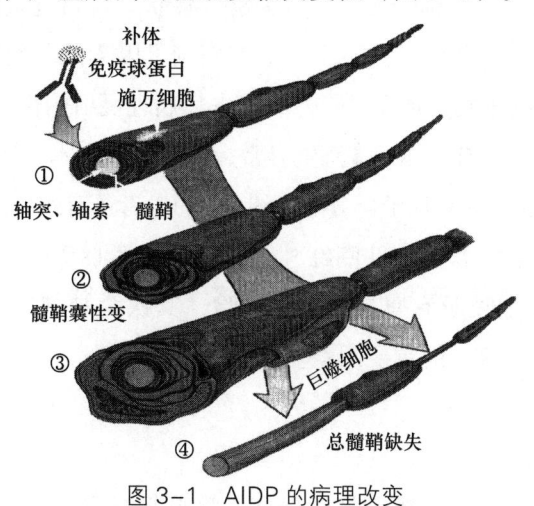

图 3-1 AIDP 的病理改变

急性运动轴索型神经病（acute motor axonal neuropathy，AMAN）型 AIDP：脊神经前根和周围神经运动纤维的轴突变性及继发的髓鞘崩解（图 3-2）。

急性运动感觉轴索型神经病（acute motor sensory axonal neuropathy，AMSAN）

型 AIDP：病理特点与 AMAN 相似，脊神经前根、后根及周围神经纤维的轴突均可受累（图 3-2）。

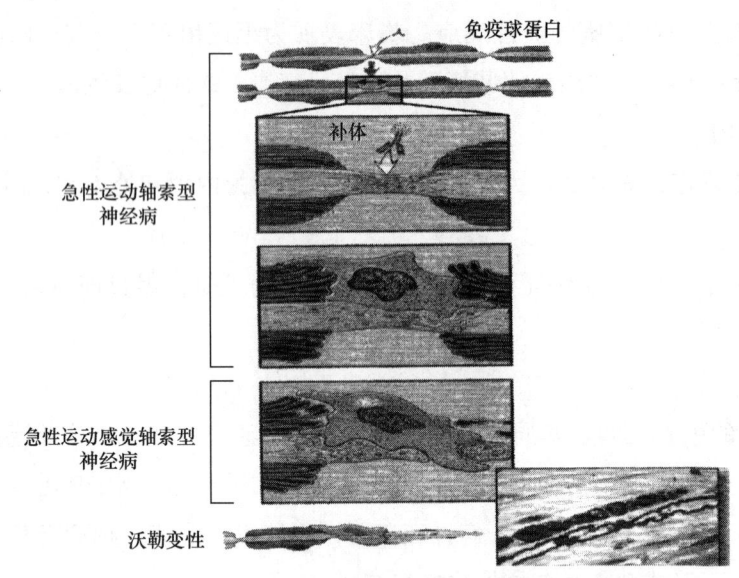

图 3-2 轴索型 AIDP 的病理改变

（三）临床表现

（1）各组年龄均可发病，男性略多于女性，一年四季均可发病。

（2）发病前 4 周内有呼吸道、消化道感染症状，少数有疫苗接种史。

（3）急性或亚急性起病，3～15 日达高峰。

（4）运动障碍。肢体对称性无力，多为首发症状。可自远端向近端发展或相反，亦可远、近端同时受累，并可累及躯干，严重病例可因累及肋间肌及膈肌而致呼吸麻痹。瘫痪特征为弛缓性瘫痪，腱反射降低或消失，病理反射阴性。常伴脑神经损害。

（5）感觉障碍。多数有肢体远端感觉异常，如刺痛、麻木、烧灼感，特征性的感觉障碍为感觉缺失或减退呈手套袜子样分布。约 1/3 的患者还有颈后部或四肢肌肉疼痛。

（6）自主神经症状。常见皮肤潮红、出汗多，窦性心动过速，暂时性尿潴留。

（7）主要危险。呼吸肌麻痹是其主要危险，其次为肺部感染。严重心律失常及心力衰竭等并发症也是致死的重要因素。

（四）护理

1. 主要护理问题

（1）低效型呼吸形态。与周围神经损害、呼吸肌麻痹有关。

（2）清理呼吸道低效或无效。与呼吸肌麻痹相关

（3）不舒适。与感觉异常有关。

（4）营养失调：低于机体需要量。与消化道感染有关。

(5) 自理能力缺陷。与肢体瘫痪有关。

(6) 躯体活动障碍。与四肢肌肉进行性瘫痪有关。

(7) 潜在并发症。肺部感染、深静脉血栓形成、便秘、尿潴留等。

(8) 焦虑、恐惧。与呼吸困难、濒死感,害怕气管切开、担心疾病的进展及预后相关。

(9) 知识缺乏。缺乏疾病、药物及护理等相关知识。

(10) 家庭运作异常。与调整的需要、角色紊乱及不确定的预后有关。

2. 护理目标

(1) 患者恢复正常的呼吸形态,无缺氧体征,血氧饱和度正常。

(2) 保证有效清除呼吸道分泌物,保持呼吸道通畅。

(3) 患者主诉不适感减轻或消失。

(4) 营养供给保证疾病需求,营养指标符合要求。

(5) 患者卧床期间感到清洁舒适,生活需得到满足。

(6) 能在外界帮助下活动,无压疮发生。

(7) 并发症得到有效预防或及时妥当的处理。

(8) 患者焦虑、恐惧程度减轻,配合治疗及护理。

(9) 患者及其家属对疾病相关知识有较好的了解。

(10) 患者及其家属能配合采取预防并发症的措施,并发症的发生率降到最低。

3. 护理措施

(1) 常规护理内容见表3-3。

表3-3 常规护理内容

项目	护理内容
心理护理	向患者介绍与本病有关的知识,使其了解其病程及预后
	针对个体情况进行针对性心理护理
	鼓励患者表达自身感受,激发患者的能动性
	指导家属对患者照顾,使患者感到来自家庭的支持
饮食	供给高蛋白、高维生素及高热量饮食,以增强机体抵抗力
	观察患者有无吞咽困难,必要时安置胃管,管喂流质饮食
休息	卧床休息,保证充足的睡眠,适时进行床上活动,参与主动、被动训练
各管道的观察及护理	输液管保持通畅,留置针妥善固定,注意观察穿刺部位皮肤
	胃管按照胃管护理常规进行(表3-4)
	尿管按照尿管护理常规进行(表3-5)
	气管切开按照气管切开护理常规进行(表3-6)
基础护理	做好口腔护理、胃管护理、尿管护理,定时翻身,向患者及其家属讲明翻身的重要性,使患者能2~3小时翻身1次,保持床单平整、干燥,帮助患者建立舒适卧位

表 3-4　胃管护理内容

项目	胃管护理内容
通畅	定时挤捏管道，使之保持通畅
	勿折叠、扭曲、压迫管道
	每次管喂流质后注射温开水冲管
固定	每班检查尿管安置的长度
	每日更换固定胃管的胶布
	胶布注意正确粘贴，确保牢固
	告知患者胃管重要性，切勿自行拔管
	若胃管不慎脱出，切勿自行安置胃管，应立即通知医护人员，由医护人员重新安置
观察并记录	每次管喂前先检查胃管是否在胃内，回抽胃液，观察是否有出血、潴留
	观察安置胃管处鼻黏膜情况，调整胃管角度，避免鼻黏膜受压
	观察患者腹部体征，有无腹胀
	观察患者鼻饲后的营养状况，是否有便秘、腹泻
拔管	吞咽功能恢复，自行进食后即可拔管

表 3-5　尿管护理内容

项目	尿管护理内容
安置	严格无菌操作
通畅	定时挤捏管道，使之保持通畅
	勿折叠、扭曲、压迫管道
固定	每班检查尿管安置的长度
	告知患者尿管重要性，切勿自行拔管
	若尿管不慎脱出，切勿自行安置，应立即通知医护人员
	尿袋勿高于尿道口平面
清洁	保持外阴清洁
	每日用艾力克洗液清洁消毒外阴
密闭引流	全封闭式尿液引流
	定时放尿
	鼓励患者多饮水，每日至少 2 000mL
观察并记录	尿液的颜色、量及性状
	定期做小便常规检查，必要时做尿培养
	出现排尿功能恢复时，应及时拔除留置尿管并观察

表 3-6　气管切开护理内容

项目	气管切开护理内容
清洁	保持局部清洁干燥
	每日行气管切开护理，有内导管的需消毒处理
通畅	必要时吸痰，保持呼吸道通畅
	注意气道的温化、湿化，防止痰栓堵管
观察并记录	切开周围的观察：有无出血、红肿，有无脓性分泌物等
	观察导管固定的系带是否过松、过紧，应定期更换。固定的系带与颈部皮肤接触部分是否干燥、有无破损
	做好观察记录，注意交接班
拔管	试堵管 72 小时后，患者可以从口腔主动排出分泌物，可请耳鼻喉科会诊，考虑拔管
	拔管后用蝶形胶布固定，并观察局部情况

（2）病情观察。密切观察生命体征变化，特别注意呼吸情况，如呼吸的频率节律、呼吸动度，有无缺氧表现，血气分析 SaO_2 等，并做好记录。如患者出现呼吸无力、吞咽困难，应及时通知医生，做好相应处理。

（3）保持呼吸道通畅。这是抢救呼吸肌麻痹的关键，应抬高床头，吸氧时氧流量根据病情的需要给予。鼓励患者咳嗽、深呼吸，帮助患者翻身、拍背或体位引流，及时排出呼吸道分泌物，必要时吸痰。

（4）辅助呼吸。如患者出现明显的呼吸困难、烦躁、出汗、指（趾）甲及口唇发绀，肺活量降至每千克体重 25 mL 以下，血氧饱和度降低，动脉血氧分压低于 9.3 kPa 等，应立即准备抢救用物并协助气管插管或气管切开术，安置人工呼吸机辅助呼吸，根据患者的临床情况及血气分析资料，适当调节呼吸机的通气量、压力等参数。做好气管切开术后护理和气道护理。

（5）用药护理。护士应熟悉患者所用的药物，告知患者药物的使用时间、方法及不良反应。根据患者的血、痰培养结果合理使用抗生素。

第二节　重症肌无力

重症肌无力（myasthenia gravis，MG）是一种神经肌肉接头（NMJ）部位因乙酰胆碱（ACh）受体减少而出现传递障碍的自身免疫性疾病。病变主要累及 NMJ 突触后膜上的 ACh 受体。本病具有缓解与复发的倾向，可发生于任何年龄，但多发于儿童及青少年，女性比男性多，晚年发病者又以男性多。临床表现为受累横纹肌易于疲劳，这种无力现象是可逆的，呈波动性肌无力，经过休息或给予抗胆碱酯酶药物即可恢复，但易于复发。

一、病因

重症肌无力的病因还不十分明确，可能与遗传因素的背景下，某些因素如病毒感染等触发了机体的异常免疫应答反应有关。重症肌无力是神经肌肉接头突触后膜上的 ACh 受体受累，由 ACh 受体抗体介导的体液免疫、T 细胞介导的细胞免疫依赖性、补体参与的自身性疾病，胸腺是激活和维持重症肌无力自身免疫反应的重要因素，某些遗传及环境因素也与重症肌无力的发病机制密切相关。

（一）外因：环境因素

临床发现，某些环境因素如环境污染造成免疫力下降，过度劳累造成免疫功能紊乱，病毒感染或使用氨基糖苷类抗生素或 D-青霉素胺等药物诱发某些基因缺陷等，均可能与发病有关。

（二）内因：遗传因素

近年来许多自身免疫疾病研究发现，它们不仅与主要组织相容性抗原复合物基因有关，还与非相容性抗原复合物基因，如 T 细胞受体、免疫球蛋白、细胞因子、凋亡等基因有关。

（三）重症肌无力患者自身免疫系统异常

临床研究发现，本病患者体内许多免疫指标异常，经治疗后临床症状消失但异常的免疫指标却没有改变，这可能是本病病情不稳定、容易复发的一个重要因素。

二、发病机制

正常疲劳是由于肌肉连续收缩释放出 ACh 数量递减。而 MG 的肌无力是因 NMJ 处 ACh 受体数目减少及抗体竞争作用，使终板电位不能有效扩大为肌纤维动作电位，运动终板传递受阻，使肌肉收缩力减弱所致。

动物实验证明，MG 主要由 ACh 抗体介导。在 80%～90% MG 患者外周血中可检测到 ACh 受体特异性抗体，在其他肌无力中一般不易检出，因此对 MG 的诊断有重要意义。MG 患者常见胸腺异常，其中 10%～15% MG 患者合并胸腺瘤，约 79% 的 MG 患者有胸腺肥大及淋巴滤泡增生，胸腺切除后病情改善，认为 ACh 抗体在增生的胸腺中产生。MG 患者通常合并其他自身免疫性疾病如甲状腺功能亢进、系统性红斑狼疮、类风湿关节炎、恶性贫血和天疱疮等，也提示 MG 是一种自身免疫疾病。

MG 患者人类白细胞抗原（HLA）（B8、DR3、DQB1）基因型的频率较高，提示发病可能与遗传因素有关。

三、临床表现

（一）流行病学特点

本病的发病率约为 5/10 万，男女比例约为 2∶3，我国南方发病率较高。任何年龄均可发病，成人女性 20~40 岁为发病高峰期，成人男性 40~60 岁为发病高峰，且多伴胸腺瘤。感染、精神创伤、过度疲劳、妊娠等因素均可诱发本病或使病情加重，甚至诱发 MG 危象。

（二）典型症状

起病隐匿，眼外一侧或双侧眼外肌麻痹常为首发症状，表现为非对称性眼睑下垂、斜视、复视。10 岁以下小儿眼肌受损较为常见。瞳孔括约肌一般不受累，因而瞳孔对光反射不受影响。严重者眼球运动明显受限，甚至眼球固定。随着病情进展逐渐累及其他脑神经支配的肌群，如面肌受累时皱纹减少，表情动作无力；咀嚼和咽喉肌受累时吞咽困难、饮水呛咳、构音不清。颈肌和四肢近端肌群亦常受累，表现为屈颈抬头无力、四肢乏力。

（三）临床特征

本病典型特征为症状的波动性，受累肌肉呈病态疲劳，早晨症状较轻，下午或晚上加重，活动后肌肉无力明显加重，经短暂休息后可减轻，呈规律的晨轻暮重波动性变化。整个病程也常有波动，疾病可自发缓解和复发，晚期肌无力比较严重，虽经休息也不能完全缓解。呼吸机、膈肌受累可出现咳嗽无力，呼吸困难，重症可因呼吸肌麻痹或继发吸入性肺炎而死亡。心肌偶可受累，常引起突然死亡。一般平滑肌和膀胱括约肌不受累。

（四）临床分型

成人 MG 与儿童 MG 分型有所不同，目前国内外成人 MG 广泛使用的分型为改良的 Osserman 分型。1958 年 Osserman 提出重症肌无力分型，在临床上得到了广泛应用，并经过多次修订。按改良 Osserman 分型分为 5 型。①Ⅰ型：眼肌型，病变仅局限于眼外肌，无其他肌群受累和电生理检查的证据。②Ⅱ型：全身型，有一组以上肌群受累，包括ⅡA 型和ⅡB 型两种。ⅡA 型，轻度全身型，四肢肌群轻度受累，伴或不伴眼外肌受累，通常无咀嚼、吞咽和构音障碍，生活能自理。ⅡB 型，中度全身型，四肢肌群中度受累，伴或不伴眼外肌受累，通常有咀嚼、吞咽和构音困难，自理生活困难。③Ⅲ型：重度激进型，起病急，进展快，发病数周或数个月内累及咽喉肌，半年内累及呼吸肌，伴或不伴眼外肌受累，生活不能自理。④Ⅳ型：迟发重度型，隐匿起病，缓慢进展，2年内逐渐由Ⅰ、ⅡA、ⅡB型累及呼吸肌。⑤Ⅴ型：肌萎缩型，起病半年内可出现骨骼肌萎缩。

（五）临床检查

可证实受累肌肉无力和易疲劳，肌无力不符合任何单一神经、神经根或中枢神经系统病变的分布。受累肌肉持续活动导致暂时性肌无力加重，短期休息后好转是本病特征性表现。

（六）重症肌无力危象

患者如急骤发生延髓肌和呼吸肌严重无力，以致不能维持换气功能为危象。发生危象后须及时抢救患者，否则危及患者生命导致死亡。

四、护理

（一）主要护理问题

1. 生活自理缺陷

与眼外肌麻痹、眼睑下垂或四肢无力、运动障碍有关。

2. 营养失调：低于机体需要量

与咀嚼无力、吞咽困难致摄入减少有关。

3. 潜在并发症

重症肌无力危象、呼吸衰竭、吸入性肺炎、压疮。

4. 语言沟通障碍

与咽喉、软腭及舌肌受累或气管切开等所致构音障碍有关。

5. 恐惧

与呼吸肌无力、呼吸肌麻痹、濒死感或害怕气管切开有关。

6. 清理呼吸道无效

与咳嗽无力及气管分泌物增多有关。

（二）护理目标

（1）患者能进行自理活动。

（2）患者营养均衡。

（3）患者未出现重症肌无力危象。

（4）患者能进行有效交流。

（5）患者无恐惧心理。

（6）患者能有效清理呼吸道分泌物。

（7）患者及其家属能配合采取预防并发症的措施。

（三）护理措施

1. 常规护理

常规护理内容见表3-7。

表3-7 常规护理内容

项目	护理内容
生活护理	肌无力症状明显时，协助患者做好洗漱、进食、个人卫生等生活护理
	保持口腔清洁，防止外伤和感染等并发症发生
心理护理	病程较长，症状时好时坏，反复发作，患者容易出现焦虑心理，情绪比较消沉，应充分同理解患者，用通俗易懂的方式介绍病因、临床表现、治疗方法及预后等。增强患者的信心，使其积极配合治疗
	做好生活护理，仔细倾听意见，尽量满足患者的合理需求，使其在心理上得到最大程度的安慰
	护理工作中密切观察患者情绪变化，开导患者，树立信心，使其保持最佳状态
	对于气管插管或使用呼吸机的患者，消除患者的恐惧和疑虑，取得其信任和合作
活动与休息指导	指导患者充分休息，避免疲劳
	活动可选择清晨、休息后或肌无力症状较轻时
	根据自身情况调节活动量，以不感到疲劳为原则
饮食护理	指导患者进食高蛋白、高维生素、高热量的半流质或软食
	选择易于吞咽的食物，避免粗糙、易引起呛咳的食物
	进餐时间：在餐前15~30分钟服药，进餐过程中如患者因咀嚼无力感到疲劳时，可让患者适当休息后再继续进食
	营养供给方式：如果患者咽喉、软腭和舌肌肌群受累出现进食呛咳、难以吞咽，可遵医嘱安置保留胃管行鼻饲高热量、高蛋白、高维生素、易消化的流质，每2~4小时鼻饲1次，每次量不超过200 mL；流质食物应新鲜配制，鼻饲前应先抽胃液以确保胃管在胃内，防止胃管脱出造成窒息，鼻饲后以温开水冲管，以防止食物积在胃管中变质
	了解、关心患者每日进食情况，评估营养摄入情况，必要时遵医嘱静脉补充营养

2. 机械通气的护理

（1）保持环境整洁，空气清新湿润，限制探视人员，出入换鞋、更衣。

（2）口腔、气管套管处应保持清洁干燥。

（3）保持呼吸道通畅，及时吸出口咽部分泌物，每2小时翻身叩背1次，从下至上，使终末小气管分泌物脱落到较大支气管，以利吸出，定时听诊肺呼吸音，有痰鸣音或呼吸机压力指数升高则应吸痰，以免痰液阻塞导管、呼吸机进行无效通气，引起窒息死亡，或呼吸机将痰液吹入肺内而引起肺部感染。

（4）鼓励患者在床上做肢体活动，增加全身肌肉力量，促进血液循环，改善肺通气，缩短待机时间。

3. 语言交流障碍的护理

对于有语言沟通障碍如言语不清或安置呼吸机的患者，护士应教会患者及其家属运用简单的手语，如握拳、眨眼、皱眉头、努嘴、动手指头等小动作进行一些简单交流，使用纸、笔及一些生活小卡片，让患者能利用这些工具来表达意愿，并和医生及家人进行沟通。

4. 用药指导

告知患者常用药物的治疗方法、不良反应与服药注意事项。

（1）服用抗胆碱酯酶药物时，应从小剂量开始，按时服用，剂量不足可缓慢增加，避免出现胆碱能危象；如患者有感染或处于月经前和应激状态时，可遵医嘱增加剂量。应严格遵医嘱服药，不要随便更改药物用量或停药。同时应观察分泌物、血压、脉搏、呼吸情况。如抗胆碱酯酶药物用量不足或对药物已产生耐受性，可致骨骼肌收缩无力，加重呼吸困难，必要时立即报告医生。如抗胆碱酯酶药用量过大，可导致肌肉震颤，过度兴奋而收缩无力，应立即停药，肌内注射阿托品可缓解。

（2）使用糖皮质激素药物期间，大部分患者在用药早期会出现病情加重，甚至发生危象，要严密观察呼吸变化；长期服用者，护士注意观察有无消化道出血、骨质疏松、股骨头坏死等并发症发生。

（3）使用免疫抑制剂时应定期检查血常规和肝肾功能的变化。

（4）禁用和慎用药物：加重神经肌肉接头传递或抑制呼吸肌作用的药物如奎宁、氯仿、吗啡、链霉素、卡那霉素、新霉素、黏菌素A和B、普萘洛尔等应禁用和慎用，以免加重病情，使肌无力加剧。

5. 健康教育

（1）嘱患者保持乐观情绪，避免情绪紧张、情绪抑郁。

（2）遵医嘱按时、正确服药，避免自行停药和更改剂量。

（3）避免受凉、感冒、感染。

（4）进食高蛋白、高维生素、高热量饮食，保证足够的营养供给。

（5）强调复诊重要性，安排复诊时间，嘱患者按时复诊。

6. 并发症的处理及护理

（1）感染的预防及护理。

1）保持病房适宜的温湿度，严格执行消毒隔离制度。室温保持在20～22℃，湿度保持在60%～70%，床单元和地面每日用500 mg/L的含氯消毒剂擦拭2次。严格探视制度，每日开窗通风3～4次，每次30分钟。

2）正确管理人工气道。正确有效的湿化，及时更换敷料，气管导管严格清洗消毒。

3）正确排痰，确保痰液有效引流，保持呼吸道通畅。当听到患者咽喉部有痰鸣音、出现咳嗽或发现患者血氧饱和度突然降低到95%以下、安置呼吸机的患者出现气道高压报警时要及时吸痰。吸痰前先拍背使痰液松动，选择合适的吸痰管，严格无菌操作，吸痰前先调好负压。

4）鼻饲方法正确。鼻饲前吸尽痰液，抬高床头30°～45°，并保持此位置30～60分钟，利用重力作用预防胃内食物反流和有利于食物的排空。

5）严格执行口腔护理，防止局部炎性反应。每日用生理盐水棉球清洗口鼻腔，根据患者口腔pH选用合适的口腔清洗液。

6）呼吸机管理。严格无菌操作，及时倾倒冷凝水，呼吸机管路应每周更换1次。

（2）疾病诱发因素的预防及护理。指导患者避免加重病情的诱发因素，如劳累、情绪波动及各种感染等；紧张、过劳、感冒、女性月经来潮均可诱发MG。注意保暖，在流感发生的季节，要远离公共场所，如感冒要及时治疗；指导患者学会控制自己的情绪，将疾病复发和发生危象的可能性降至最低。育龄妇女应避免妊娠、人工流产。

第四章 妇产科疾病护理

第一节 阴道炎

阴道炎是妇科常见病,各年龄女性均可发病。主要包括滴虫阴道炎(trichomonal vaginitis,TV)、外阴阴道假丝酵母菌病(vulvovaginal candidiasis,VVC)、萎缩性阴道炎(atrophic vaginitis,AV)和细菌性阴道病(bacterial vaginosis,BR)等。

一、滴虫阴道炎

滴虫阴道炎是由阴道毛滴虫引起的最常见的阴道炎症。

(一)病因

阴道毛滴虫外观呈梨形,其顶端有4根鞭毛,体部有波动膜,后端有轴柱凸出(图4-1)。活的阴道毛滴虫透明无色,呈水滴状,鞭毛随波动膜的波动而活动。温度25~40℃、pH 5.2~6.6的潮湿环境最适宜其生长繁殖。

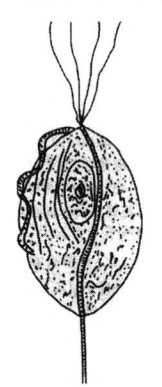

图4-1 阴道毛滴虫

月经前、后阴道pH发生变化,月经后接近中性,故隐藏在腺体及阴道皱襞中的滴虫于月经前、后常得以繁殖,引起炎症的发作。另外,妊娠期、产后等阴道环境也发生改变,适于滴虫生长繁殖而发生滴虫阴道炎。滴虫能消耗或吞噬阴道上皮细胞内的糖原，阻碍乳酸生成，以降低阴道酸度而有利于繁殖。滴虫阴道炎患者的阴道 pH 一般在 5.0~6.5，多数 > 6.0。滴虫不仅寄生于阴道，还常侵入尿道或尿道旁腺，甚至膀胱、肾盂以及男方的包皮皱褶、尿道或前列腺中。滴虫能消耗氧，使阴道成为厌氧环境，利于厌氧菌繁殖，约 60% 患者合并有细菌性阴道病。

（二）传播途径

1. 直接传播

经过性交途径传播。

2. 间接传播

经游泳池、浴盆、浴巾、坐便器、衣物等传播，还可经过被污染的器械及敷料传播。

（三）临床表现

1. 症状

滴虫性阴道炎潜伏期为 4~28 日。典型症状是阴道分泌物增加伴瘙痒。典型的分泌物呈稀薄泡沫状，如有其他细菌混合感染白带可呈黄绿色、血性、脓性且有臭味。瘙痒部位在阴道口和外阴，局部灼热、疼痛、性交痛，如有尿道口感染可有尿频、尿痛，甚至血尿。阴道毛滴虫能吞噬精子并能阻碍乳酸生成，影响精子在阴道内生存造成不孕。少数滴虫感染者无症状称带虫者。

2. 体征

阴道检查时可见阴道黏膜充血，严重时有散在出血点，甚至宫颈有出血点，形成宫颈"草莓样"外观，后穹隆白带较多，呈泡沫状、稀薄脓性。少数患者阴道内有滴虫但无炎症反应，称为带虫者。

（四）护理

1. 指导患者自我护理

保持外阴清洁、干燥，勿与他人共用浴盆、浴巾等，内裤及清洁会阴用小毛巾应煮沸 5~10 分钟以杀灭病原体，清洁外阴所用器具应消毒，避免重复和交叉感染。

2. 指导患者正确用药

服用甲硝唑可有胃肠道反应，如恶心、呕吐等，勿空腹服用；甲硝唑可通过胎盘屏障到达胎儿体内，也可从乳汁中排泄，故妊娠 20 周前及哺乳期不宜用药。如采用局部用药，月经期间应停用。

3. 向患者讲明坚持治疗及随访的重要性

滴虫阴道炎可于月经后复发，治疗时应坚持按疗程用药，连续 3 次检查滴虫阴性者方为治愈。性行为是阴道滴虫传播的主要传播方式，故性伴侣应同时治疗。

二、外阴阴道假丝酵母菌病

外阴阴道假丝酵母菌病由假丝酵母菌引起，最常见的病原体为白假丝酵母菌，发病率较高。有资料显示，约75%妇女一生中至少患过1次外阴阴道假丝酵母菌病，其中40%～50%的妇女每年经历过2次或更多次外阴阴道假丝酵母菌病。外阴阴道假丝酵母菌病发病率仅次于滴虫阴道炎。

（一）病因

假丝酵母菌呈卵圆形，有芽生孢子及假菌丝，此菌不耐热，加热至60℃持续1小时即死亡，但对干燥、日光、紫外线及化学试剂等抵抗力较强。当阴道内糖原增多、酸度增加、局部免疫力下降时，最适合假丝酵母菌繁殖；孕妇，糖尿病患者，以及接受大量雌激素治疗、长期应用抗生素、服用皮质类固醇激素或免疫缺陷综合征者易发此症，穿紧身化纤内裤、肥胖者也会因局部湿度增加引起假丝酵母菌繁殖而致阴道炎。

（二）传播途径

（1）内源性传播是主要的传播方式，假丝酵母菌作为条件致病菌寄生于阴道、口腔及肠道内，且这3个部位的假丝酵母菌可相互传染。

（2）通过性交直接传染。

（3）少数患者可通过接触感染的衣物间接传染。

（三）临床表现

1. 症状

外阴瘙痒难忍、灼痛，严重时坐卧不安，还可伴尿痛及性交痛，部分患者阴道分泌物增多。分泌物由酵母菌和假菌丝及脱落的上皮细胞组成，分泌物特征为白色稠厚豆渣样或凝乳样。

2. 体征

妇科检查可见外阴水肿，阴道黏膜红肿，常伴有抓痕，严重时皮肤皲裂。小阴唇内侧及阴道黏膜可附着有白色凝乳状物，擦除后露出红肿黏膜面，急性期还可见黏膜糜烂或浅表溃疡。根据本病临床表现、流行病学特点、致病菌种类等可分为单纯性外阴阴道假丝酵母菌病和复杂性外阴阴道假丝酵母菌病。

（四）护理

（1）指导患者局部用药的方法，需阴道用药的患者应洗手后，用示指戴手套将药置入阴道深处。

（2）指导患者自我护理，注意个人卫生，养成健康的卫生习惯，保持外阴清洁，感染的内裤及毛巾等应煮沸消毒。治疗期间应尽量减少性生活。

（3）妊娠合并假丝酵母菌病，以局部用药为主，如克霉唑栓剂，禁用口服唑类药物。

（4）健康教育，向患者讲明发病的原因及治疗方法，鼓励其积极治疗糖尿病，去除诱因。严格按照医嘱正确使用抗生素、皮质类固醇激素及雌激素等药物，如病情许可应及时停药。为预防女性重复感染，对有症状的性伴侣应进行假丝酵母菌病的检查和治疗。

三、细菌性阴道病

细菌性阴道病是阴道内正常细菌（菌群）生态平衡失调所致。

（一）病因

生理情况下，阴道内有各种厌氧菌及需氧菌，其中以产生过氧化氢的乳杆菌占优势。细菌性阴道病时，阴道内乳杆菌减少而其他细菌大量繁殖，主要有加德纳菌、动弯杆菌及其他厌氧菌，厌氧菌的浓度可以是正常妇女的100～1 000倍，部分患者合并支原体感染。厌氧菌繁殖的同时可产生胺类物质，碱化阴道，使阴道分泌物增多并有臭味。细菌性阴道病是阴道内正常菌群失调引起的一种混合感染，但临床及病理特征无炎症改变。该病曾被命名为嗜血杆菌阴道炎、非特异性阴道炎。

（二）临床表现

1. 症状

主要为阴道内分泌物增多，有鱼腥味，可伴有外阴瘙痒及灼热感。

2. 体征

阴道分泌物为灰白色、稀薄、黏度低，易于从阴道壁拭去。

（三）护理

1. 用药指导

向患者讲明正确的用药方法，配合治疗。

2. 健康教育

指导患者保持会阴局部清洁干燥，勤换内裤。

四、萎缩性阴道炎

萎缩性阴道炎是常见于妇女绝经后。妇女绝经后、手术切除卵巢或盆腔放疗后，雌激素水平降低，阴道上皮萎缩，黏膜变薄，上皮细胞糖原减少，阴道自净作用减弱，致使病菌易入侵并繁殖，引起炎症。

（一）临床表现

1. 症状

多数为绝经后女性出现外阴瘙痒、灼热感及阴道分泌物增多。阴道分泌物多呈淡黄色稀薄样外观，感染严重者为脓血性白带，伴性交痛。

2. 体征

妇科查体可见阴道呈萎缩性改变，皱襞消失，阴道黏膜充血，有散在小出血点或出血斑，有时可见浅表溃疡。

（二）治疗原则

抑制致病菌生长，补充适量雌激素，增加局部抵抗力。

1. 抑制致病菌生长

阴道内使用甲硝唑 200 mg 或诺氟沙星 100 mg，每晚睡前置入阴道，7～10 日为 1 个疗程。

2. 增强阴道局部抵抗力

针对病因可给予雌激素治疗（乳腺癌或子宫内膜癌患者应慎用）。局部用药时，0.5% 己烯雌酚软膏阴道局部涂抹，14 日为 1 个疗程。也可全身用药，口服尼尔雌醇，首次剂量 4 mg，以后每 2～4 周 1 次，每晚 2 mg，用药 2～3 个月。

（三）护理

1. 用药指导

向患者讲明用药的目的和方法，配合治疗，用药过程中，如出现异常的阴道出血等症状，应及时就诊。

2. 健康教育

指导患者勤换内裤，保持会阴清洁。

第二节　外阴炎

外阴炎主要指外阴部的皮肤和黏膜的炎症。因外阴部暴露在外，与尿道、肛门、阴道邻近，因此易发生炎症，尤以大、小阴唇炎症多见。

一、病因

阴道分泌物、经血、尿液、粪便等的刺激均可引起外阴的炎症；粪瘘患者的粪便、尿瘘患者的尿液、糖尿病患者糖尿的长期刺激可引起外阴炎症；另外，卫生巾过敏、长期穿紧身化纤内裤等可引起外阴炎。

二、护理

（一）护理评估

1. 健康史

注意了解有无诱发因素，有无白带增多，有无粪便、尿液刺激皮肤；了解病程，包括病史、分娩史、手术史，治疗、用药情况及效果等。

2. 身体状况

（1）症状。外阴瘙痒、疼痛、灼热，于活动、性交、排尿及排便时加重。

（2）体征。检查可见外阴局部充血、肿胀、糜烂，有抓痕，局部红肿、湿疹，偶见溃疡，慢性炎症可使皮肤黏膜粗糙、皲裂，甚至苔藓样变。

3. 心理—社会状况

了解患者对症状的反应，有无烦躁、不安等心理。了解患者及其家属对疾病的看法，有无社交障碍及对疾病的担忧。

（二）主要护理问题

（1）组织完整性受损。与外阴瘙痒有关。

（2）舒适度减弱。与外阴肿胀、灼痛及瘙痒有关。

（三）护理目标

（1）患者外阴皮肤完整性受到保护。

（2）患者自述舒适感增强。

（四）护理措施

1. 心理护理

鼓励患者诉说心中感受，消除患者错误的疾病认识，积极规范接受治疗。

2. 坐浴

坐浴溶液的浓度应严格按比例配制，可用 1∶5 000 高锰酸钾液坐浴，水温为 41～43 ℃，每日 2 次，每次 15～30 分钟。坐浴时要将会阴部完全浸没于溶液中，月经期、阴道流血时应停止坐浴。

3. 局部用药

坐浴后外阴部立即涂抹适量抗生素软膏，也可用微波或红外线照射以增强疗效。

4. 健康教育

向患者宣传相关知识，指导患者注意个人卫生，每日清洗外阴、更换内裤，尤其是月经期、产褥期等特殊时期，保持外阴部清洁；内裤应通透性好；外阴局部勿用肥皂或刺激性药物擦洗；治疗期间尽量勿搔抓外阴，以免局部破溃继发感染。

第三节　宫颈炎

宫颈炎是常见的下生殖道炎症。正常情况下，宫颈具有多种防御功能，包括黏膜免疫、体液免疫及细胞免疫，是阻止下生殖道的病原体进入上生殖道的重要防线，但宫颈也容易受性交、分娩及宫腔操作的损伤，且宫颈管单层柱状上皮抗感染能力较差，容易发生感染。宫颈炎症包括宫颈阴道部及宫颈管黏膜炎症。临床多见的宫颈炎是宫颈管黏膜炎。宫颈炎分为急性宫颈炎和慢性宫颈炎，而慢性宫颈炎是最常见的妇科疾病，一般由急性宫颈炎迁延不愈转变而来，也可为病原体持续感染所致。

一、病因及病原体

宫颈炎的病因有性交、月经、宫腔手术、游泳、阴道灌洗等。宫颈炎的病原体：①性传播疾病病原体，如沙眼衣原体、淋病奈瑟菌、人乳头瘤病毒、支原体、生殖器疱疹、滴虫等引起；②内源性病原体，如与细菌性阴道病、生殖支原体感染有关。但也有部分患者的病原体不清楚。

二、护理

（一）护理评估

1. 健康史

了解婚育史、阴道分娩史、流产史、宫颈损伤、有无产褥感染等情况，评估患者日常卫生习惯及性生活史。

2. 临床表现

（1）症状。大多数急性宫颈炎患者无症状，有症状者主要表现为阴道分泌物增多，呈黄色脓性。阴道分泌物刺激可引起外阴瘙痒、灼热感。此外，可出现经量增多、经间期出血、性交后出血等症状。可伴有腰酸及下腹部坠痛，若合并尿路感染，可出现尿急、尿频、尿痛。

慢性宫颈炎多无症状，少数患者可有阴道分泌物增多，淡黄色或脓性，性交后出血，月经间期出血，偶有分泌物刺激引起外阴瘙痒或不适。

（2）体征。急性宫颈炎妇科检查见宫颈充血、水肿、黏膜外翻或黏膜脓性分泌物从宫颈管流出；容易诱发出血。慢性宫颈炎妇科检查可见子宫颈呈糜烂样改变，或有黄色分泌物覆盖子宫颈口或从子宫颈口流出，也可表现为子宫颈息肉或子宫颈肥大。子宫颈糜烂样改变是一个临床征象，可由生理性原因引起，即子宫颈的生理性柱状上皮异位，多见于青春期、生育年龄妇女雌激素分泌旺盛者、口服避孕药或妊娠期，由于雌激素的作用，鳞—柱交接部外移，宫颈局部呈糜烂样改变。也可为病理性改变，除慢性宫颈炎外，宫颈上皮内瘤变，甚至早期宫颈癌也可呈现宫颈糜烂样改变。因此，对于宫颈糜烂样改变者需进行宫颈细胞学检查和（或）HPV检测，必要时行阴道镜及活组织检查以除外宫颈上皮内瘤变或宫颈癌。

3. 心理—社会状况

患者若因不洁性生活史，出现典型的临床症状而产生恐惧心理，但又不敢及时就医或去医院治疗，思想负担较重。

（二）主要护理问题

1. 组织完整性受损

与炎性刺激有关。

2. 舒适度减弱

与阴道分泌物增多、泌尿道系统症状有关。

3. 自尊紊乱

与社会对性传播疾病的不认同有关。

（三）护理目标

（1）患者皮肤完整。

（2）患者舒适度增加。

（3）患者自尊恢复。

（四）护理措施

1. 一般护理

给予高蛋白、高热量、高维生素饮食，适当卧床休息。做好会阴护理，及时更换会阴垫，并保持床单及衣物清洁。

2. 心理护理

耐心倾听患者诉说，讲解疾病相关知识，消除其思想顾虑，建立积极治疗的信心。

3. 病情观察

监测生命体征，发现体温异常或感染性休克的症状及时报告医生、及时处理。

此症常合并子宫内膜炎、阴道炎，注意观察有无相关症状出现。

4. 用药护理

按医嘱规范使用抗生素，观察药物的不良反应。

5. 物理治疗

对于慢性宫颈炎，临床常用的物理治疗方法有激光治疗、冷冻治疗、红外线凝结疗法及微波疗法等。其原理是将宫颈糜烂面的单层柱状上皮破坏，结痂脱落后新的鳞状上皮覆盖创面，为期3~4周，病变较深者，需6~8周，宫颈恢复光滑外观。物理治疗的注意事项：①治疗前应常规行宫颈癌筛查；②有急性生殖器炎症者列为禁忌；③治疗时间选择在月经干净后3~7日内进行；④物理治疗后应每日清洗外阴2次，保持外阴清洁，在创面尚未愈合期间（4~8周）禁盆浴、性交和阴道冲洗；⑤患者治疗后均有阴道分泌物增多，在宫颈创面痂皮脱落前，阴道有大量黄水流出，在术后1~2周脱痂时可有少量血水或少许流血，如出血量多者需急诊处理，局部用止血粉或压迫止血，必要时加用抗生素；⑥一般于两次月经干净后3~7日复查，了解创面愈合情况，同时注意观察有无宫颈管狭窄。未痊愈者可择期再进行第二次治疗。

6. 健康教育

（1）传授防病知识，注意个人卫生，每日清洗外阴、更换内裤，穿棉质内裤，定期做妇科检查，发现宫颈炎予以积极治疗。

（2）产后、流产后严密观察恶露、出血、分泌物性状，发现异常及时处理。

（3）积极查找相关原因，必要时夫妻双方规范治疗。

第四节 子宫肌瘤

子宫肌瘤是女性生殖器最常见的良性肿瘤，由平滑肌及结缔组织组成。多见于30~50岁妇女，20岁以下少见。因子宫肌瘤多无或很少有症状，临床报道的发病率远低于实际发病率。

一、病因及发病机制

子宫肌瘤确切的病因尚不清楚。肌瘤好发于生育年龄妇女，青春期前少见，绝经后萎缩或消退，故提示其发生和生长与女性性激素长期刺激有关。雌激素促使子宫肌细胞增生肥大，肌层变厚，子宫增大。生物化学检测证实，子宫肌瘤中雌二醇转化明显低于正常肌组织，且肌瘤组织中雌激素受体明显高于周边正常肌组织，故认为肌瘤组织对雌激素的高度敏感性是肌瘤形成的重要原因之一。此外，研究还证实，孕激素有促进肌瘤有丝分裂、刺激肌瘤生长的作用。

二、分类

根据肌瘤生长部位可分为子宫体肌瘤和子宫颈肌瘤。前者约占90%。根据肌瘤与子宫肌壁关系不同，可分为以下3类（图4-2）。

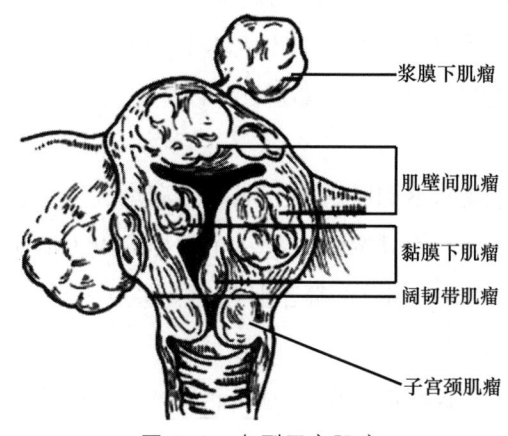

图4-2 各型子宫肌瘤

（一）肌壁间肌瘤

肌瘤位于子宫肌壁间，周围均被肌层包绕，为最常见的类型，占总数的60%～70%。

（二）浆膜下肌瘤

肌瘤突出于子宫表面，由浆膜层覆盖，约占总数的20%。浆膜下肌瘤继续向腹腔内生长，基底部形成细蒂与子宫相连时称为带蒂的浆膜下肌瘤，供血不足肌瘤可变性坏死；如蒂扭转断裂，肌瘤脱落可致游离性肌瘤；若肌瘤位于宫体侧壁向宫旁生长突向于阔韧带两叶之间，则称为阔韧带肌瘤。

（三）黏膜下肌瘤

肌瘤向宫腔方向生长，表面由子宫黏膜层覆盖，称为黏膜下肌瘤，占总数的10%～15%。黏膜下肌瘤易形成蒂，在宫腔内生长如同异物，可致子宫收缩，使肌瘤被挤出宫颈外口而突入阴道。

子宫肌瘤常为多个，各种类型的肌瘤可同时发生在同一子宫，称为多发性子宫肌瘤。

三、临床表现

（一）症状

多数患者无明显症状，仅在体检时发现。子宫肌瘤的症状主要与肌瘤的部位、大小、有无变性相关，而与肌瘤数目关系不大。常见症状如下。

1. 月经改变

月经改变为最常见症状，浆膜下肌瘤、肌壁间小肌瘤常无明显月经改变；黏膜下肌瘤和大的肌壁间肌瘤可使宫腔及子宫内膜面积增大，并影响子宫收缩；此外，肌瘤可致肿瘤附近的静脉受到挤压，导致子宫内膜静脉丛充血与扩张，致使经期延长、经量增多、不规则阴道流血等。黏膜下肌瘤一旦发生坏死、感染，可有不规则阴道流血或脓血性阴道排液等。长时间的经量增多、经期延长可致贫血，出现乏力、心悸等症状。

2. 下腹部肿块

肌瘤较小时在腹部触摸不到肿块，当肌瘤逐渐增大至子宫超过妊娠3个月大小时可于下腹部扪及块状物，尤其膀胱充盈将子宫推向上方时更容易扪及。黏膜下肌瘤一旦脱出于阴道外，患者可因外阴脱出肿物而就医。

3. 白带增多

肌壁间肌瘤和黏膜下肌瘤使宫腔及内膜面积增大，内膜腺体分泌增加，并伴盆腔充血致使白带增多；脱出于阴道内的黏膜下肌瘤表面极易感染、坏死，产生大量脓性或脓血性排液，或有腐肉样组织排出，伴臭味。

4. 腹痛、腰酸、下腹坠胀

通常无腹痛，常为腰酸、下腹坠胀，月经期加重。当浆膜下肌瘤发生蒂扭转时，可出现急性腹痛；肌瘤红色样变时可有急性下腹剧烈疼痛，并伴发热、恶心及肿瘤局部压痛。黏膜下肌瘤由子宫腔向外排出时也可引起腹痛。

5. 压迫症状

肌瘤增大时可压迫邻近器官，子宫前壁下段肌瘤可压迫膀胱引起尿频、尿急，子宫颈肌瘤可引起排尿困难；子宫后壁肌瘤可引起下腹坠胀不适、便秘；阔韧带肌瘤或子宫颈巨型肌瘤向侧方发展，可压迫输尿管，造成输尿管扩张，甚至发生肾盂积水。

6. 不孕或流产

子宫黏膜下肌瘤和肌壁间肌瘤致宫腔变形、子宫内膜充血等，可妨碍受精、孕卵着床，造成不孕或流产。

（二）体征

子宫肌瘤的体征主要与肌瘤位置、大小、数目及有无变性相关。肌瘤较大时可于下腹部扪及实质性不规则肿块；妇科检查可扪及子宫不规则或均匀增大，表面可有单个或多个结节状突起，质硬，无压痛。浆膜下肌瘤可于子宫表面扪及单个或多个实质性球状肿块；黏膜下肌瘤位于子宫腔内者子宫均匀增大，脱出子宫颈外口者，阴道窥器检查即可见到宫颈口处有红色肿物，表面光滑，宫颈边缘清楚，如伴有感染时可有组织坏死、出血及脓性分泌物。

四、护理

（一）护理评估

1. 健康史

追溯病史时应注意月经史、婚育史及是否有（因子宫肌瘤所致的）不孕或自然流产史。评估并记录是否长期使用女性性激素；发病后月经变化情况及伴随症状；曾接受的治疗方法、所用药物的名称、剂量、用法及用药后机体反应。注意排除因妊娠、内分泌失调及恶性肿瘤所致的子宫出血。尽管子宫肌瘤恶变的机会极少，但当肌瘤短时间内迅速增大或停经后仍有症状出现者应排除其他可能。此外，还要注意询问患者家族中有无子宫肌瘤病史。

2. 身体状况

详细评估患者月经情况，包括月经发生改变的时间，周期、经期、经量的变化，对于长期经量增多者还要评估有无乏力、嗜睡、心悸等症状的发生及发生时间，了解阴道分泌物的量、颜色、性状，评估患者有无压迫症状及并发症的出现。腹部是否可扪及块状物，并评估其大小和质地；妇科检查时应注意观察阴道是否通畅，有无肿物堵塞；并注意子宫大小及质地。

3. 心理—社会状况

由于经量增多，经期延长，心悸乏力，且治疗经久不愈，患者多担心病情加重或肌瘤变性，易出现烦躁、焦虑的情绪，故需要评估患者对疾病的反应及月经改变等症状对患者造成的心理影响。

4. 相关检查

体积较小、症状不明显，或诊断有困难者，可借助B超、子宫输卵管造影及内镜等检查，协助明确诊断。血常规检查评估有无贫血和感染。

（二）护理措施

1. 一般护理

（1）为患者提供清洁舒适的环境，以保证其充足休息。

（2）根据患者实际情况，提供疾病的治疗信息，允许患者参与制订自己的护理和治疗方案过程，并帮助其接受现实的健康状况，充分利用既往解决困难的有效方法，由本人评价自己的行为，认识自己的能力。

2. 饮食护理

给予高蛋白、高热量、高维生素、富含铁的饮食，禁止进食含有雌激素的食品、药品或补品。

3. 病情监测

出血多、需住院治疗者，应严密观察并记录其生命体征变化情况。除协助医生完成血常规及凝血功能检查外，需测血型、交叉配血，以备急用。注意收集会阴垫，正确评估出血量。遵医嘱给予止血药和子宫收缩剂，必要时给予输血、补液、抗感染治疗或协助刮宫止血；维持正常血压并纠正贫血状态。巨大肌瘤患者出现局部压迫致二便不畅时，应予导尿，或用缓泻剂软化粪便，或番泻叶 2～4 g 冲饮，以缓解尿潴留、便秘症状。需接受手术治疗者，按腹部及阴道手术常规护理。肌瘤脱出阴道内者，应保持局部清洁，防止感染。注意阴道分泌物的情况，有异常者及时报告医生，并协助处理。

4. 用药护理

向接受药物治疗者讲明药物名称、用药目的、剂量、方法、可能出现的不良反应及应对措施：①使用雄激素治疗者，每月总剂量应控制在 300 mg 以内，以免男性化；②使用三苯氧胺者，遵医嘱用药后月经量可明显减少，肌瘤也能萎缩变小，但停药后又可逐渐增大，并且可出现潮热、出汗、急躁、阴道干燥等不良反应；③使用米非司酮者，可增加子宫内膜增生的风险，需定期随访。

5. 心理护理

帮助患者正确认识疾病，详细评估患者所了解的子宫肌瘤相关知识及错误概念，通过连续性护理活动与患者建立良好的护患关系，讲解有关疾病知识，纠正错误认识。为患者提供表达内心恐惧、顾虑、感受和期望的机会，帮助患者分析住院期间及出院后可被利用的资源及支持系统，减轻无助感。使患者确信子宫肌瘤属于良性肿瘤，并非恶性肿瘤的先兆；同时，还应让患者了解随访、药物治疗、手术治疗的方法，使其消除不必要的顾虑，增强信心，积极配合治疗和护理。

6. 健康教育

（1）使接受保守治疗者明确随访的时间、目的及联系方式，按时接受随访指导，以便根据病情需要修正治疗方案，并强调定期随访的重要性。

（2）药物治疗者，指导其遵医嘱按时用药。

（3）嘱手术治疗患者出院 1 个月后来医院门诊复查，以了解恢复情况。为此，应使患者了解术后返院检查的内容、具体时间、地点及联系人等。患者的性生活、日常活动恢复均需通过术后复查全面评估身心状况后确定。出院后出现任何不适或异常症状，需及时就诊。手术治疗者，术后3个月内禁止性生活和重体力劳动。行子宫肌瘤剔除术者，术后应避孕2年以上。

（4）对生育期女性做好月经相关知识宣传，使其能区分正常与异常月经；普及妇科普查工作，增强女性自我保护意识。

7. 子宫肌瘤合并妊娠患者的护理

肌瘤对妊娠及分娩的影响主要与肌瘤类型及大小有关。黏膜下肌瘤可影响受精卵着床致早期流产；肌壁间肌瘤过大者可致宫腔变形或子宫内膜供血不足引起流产；位置较低的子宫肌瘤可妨碍胎先露下降致胎位异常、产道梗阻等；分娩过程中可因子宫收缩乏力致产后出血。妊娠期及产褥期子宫肌瘤易发生红色样变。子宫肌瘤合并妊娠者应定期产前检查，多能自然分娩，不需急于干预，但要预防产后出血；若肌瘤阻碍胎先露下降或致产程异常发生难产，应遵医嘱做好剖宫产术前准备及术后护理。

第五节 功能失调性子宫出血

功能失调性子宫出血（dysfunctional uterine bleeding，DUB）是由于调节生殖功能的神经内分泌机制失常引起的异常子宫出血，而全身及内、外生殖器官无明显器质性病变。患者常表现为月经周期紊乱，经期长短不一，经量不定或增多。DUB可分为无排卵性和排卵性两类，约85%为无排卵性DUB。DUB可发生于月经初潮至绝经间的任何年龄，多见于绝经前期，其次是育龄期和青春期。

一、无排卵性功能失调性子宫出血

（一）病因及发病机制

正常月经的产生是由于排卵后黄体生命期结束，雌、孕激素撤退，子宫内膜功能层坏死剥脱而出血，此过程受到下丘脑—垂体—卵巢轴的调控。机体受到体内、外各种因素，如精神紧张、环境改变、营养不良、饮食紊乱、过度运动、慢性疾病及药物等影响，可引起丘脑—垂体—卵巢轴功能调节异常，卵巢不能规律排卵，即可形成无排卵性功血。各种原因引起的无排卵均可导致子宫内膜受单一雌激素刺激而无孕酮对抗，引起雌激素突破性出血或撤退性出血。无排卵性 DUB 多见于青春期和绝经过渡期，但也可发生于育龄期。

1. 青春期

青春期女性丘脑—垂体—卵巢轴间的反馈调节尚未成熟，大脑中枢对雌激素的正反馈作用存在缺陷，导致卵泡刺激素（FSH）持续低水平，无促排卵性黄体生成素（LH）陡直高峰形成而不能排卵。

2. 绝经过渡期

此期卵巢功能衰退，对垂体促性腺激素的反应低下，卵泡发育受阻而不能规律排卵。

3. 育龄期

育龄期女性可因内、外环境如劳累、精神紧张、过度运动等引起卵巢短暂无排卵；或因肥胖、多囊卵巢综合征、高催乳素血症等疾病导致内分泌环境紊乱而引起卵巢无排卵。

（二）临床表现

1. 症状

主要表现为子宫不规则异常出血，月经周期紊乱，经期长短不一，经量不恒定，甚至出现大量出血。根据出血特点，子宫异常出血可以分为：①月经过多，月经周期规律，但经期延长（＞7日）或经量过多（＞80 mL）；②子宫不规则出血，月经周期不规律，经期延长而经量正常；③子宫不规则出血过多，月经周期不规律，经期延长，经量过多；④月经过频，月经频发，周期缩短（＜21日）。

2. 体征

患者一般无腹痛或其他不适，出血时间长或出血量大的患者可表现为贫血貌，大量出血还可导致休克，盆腔检查子宫大小及其他生殖器官均正常。

（三）护理

1. 护理评估

（1）健康史。询问患者的年龄、月经史、婚育史、避孕措施、激素类药物使用史、慢性病史（如肝病、糖尿病、血液病、代谢性疾病等）；了解患者发病前有无精神过度紧张、过于劳累及环境改变等导致月经紊乱的诱因；回顾本次发病经过，包括发病时间、诊治经过、所用药物（如激素）的名称、剂量、效果、不良反应、诊疗的病理结果，以及目前流血情况等。

（2）身体状况。检查患者有无贫血、甲状腺功能亢进症、甲状腺功能减退症、多囊卵巢综合征等的阳性体征；注意通过妇科检查排除阴道、子宫的器质性病变。

进行全身体格检查，以排除全身性疾病导致的生殖器官出血。

（3）心理—社会状况。年轻患者常因害羞或其他顾虑而迟迟不就诊，若病程较长、合并感染或止血效果不显著，容易使患者产生恐惧和焦虑情绪，影响工作、生活和学习；育龄期女性常担心疾病的严重程度及对生育的影响；绝经过渡期患者则常因担心是否患有肿瘤等而焦虑不安、恐惧。

（4）相关检查。

1）妊娠试验。有性生活史者应行此检查，以排除妊娠及与妊娠相关的疾病。

2）血常规检查。通过评估红细胞计数及血细胞比容了解患者有无贫血。

3）凝血功能检查。排除凝血功能障碍性疾病。

4）盆腔 B 超检查。通过超声检查了解子宫的大小、形状，宫腔内有无赘生物，子宫内膜厚度，有无其他生殖道器质性病变等。DUB 患者常无异常发现。

5）诊断性刮宫。简称诊刮。适用于育龄期或绝经过渡期妇女异常子宫出血病程长、出血量多者；对于无性生活史者，若激素治疗失败或疑有器质性病变，在征得患者和家属知情同意后也可考虑诊刮。诊刮的目的是止血和明确子宫内膜病理诊断。为确定卵巢排卵和黄体功能，应于月经前 3~7 日或月经来潮 6 小时内刮宫；不规则流血或大量出血时可随时进行刮宫；疑有子宫内膜癌时，应行分段诊刮。

6）宫腔镜检查。可直视子宫内膜是否光滑，初步判断有无子宫内膜息肉、子宫黏膜下肌瘤、子宫内膜癌等，并可选择病变区进行活检。

7）基础体温测定（BBT）。基础体温测定是了解卵巢排卵功能最简单、操作性较强的方法。无排卵性 DUB 患者基础体温呈单相曲线（图 4-3）。

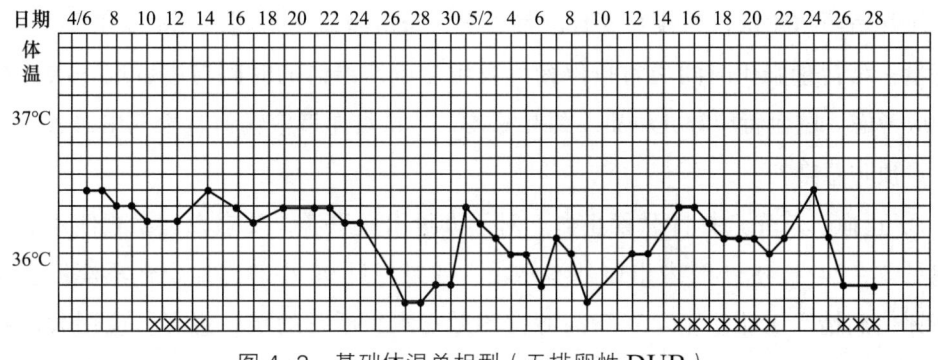

图 4-3 基础体温单相型（无排卵性 DUB）

8）宫颈黏液结晶检查。经前进行宫颈黏液涂片检查，若出现羊齿植物叶状结晶提示卵巢无排卵。

9）宫颈细胞学检查。宫颈 TCT 及 TBS 检查，可帮助排除宫颈癌及其癌前病变。

10）激素测定。经前 1 周测定血清孕酮水平可确定有无排卵及黄体功能，测定血睾酮、催乳素水平及甲状腺功能可排除其他内分泌疾病。

2. 主要护理问题

（1）疲乏。与子宫长期出血导致贫血有关。

（2）焦虑。与担心影响学习、能否治愈有关。

（3）有感染的危险。与子宫不规则出血、经量多导致严重贫血，机体抵抗力下降有关。

3. 护理措施

（1）一般护理。改善全身状况、增强抵抗力、预防感染：①保持会阴部的清洁，每日温开水清洁外阴 1~2 次，及时更换会阴垫，预防生殖器官感染；②多卧床休息，保证足够睡眠，避免过度劳累和剧烈运动。

（2）饮食护理。指导加强营养，尤其注意补充富含铁、钙、维生素 C、蛋白质等的食物，少食辛辣、油腻之品。成人大约每 100 mL 血中含铁 50 mg，经量多者应额外补充铁。多食推荐含铁较多的食物，如猪肝、蛋黄、胡萝卜、葡萄干等。可根据患者的饮食习惯制订营养计划。

（3）病情监测。观察并记录患者的生命体征、出血量，嘱患者保留出血期间使用的会阴垫及内裤，以便更准确地估计出血量。

（4）用药护理。药物治疗是 DUB 的首选方法。出血期间应使用止血药，使用止血药应遵循相关原则制订相应的治疗方案，及时控制病情发展。止血后，必须调整月经周期，有生育要求的患者，可促排卵。用性激素治疗者需指导其按时按量服用，保持药物在血中的稳定程度，不得随意停服和漏服；必须遵医嘱按规定在血止后才能开始药物减量，通常每 3 日减量 1 次，每次减量不得超过原剂量的 1/3，直至维持量；维持量服用时间通常按停药后发生撤退性出血的时间与患者上一次行经时间相应考虑。贫血者应补充铁剂、维生素 C；严重贫血者应输血，长期出血者应使用抗生素预防感染。

1）止血。首先选择性激素止血。对于大量出血患者，要求在性激素使用后 8 小时内见效，24~48 小时内出血基本停止，如果超过 96 小时出血仍然不能停止则应重新评估病情。①雌激素：对于内源性雌激素水平低下的年轻患者，应用大剂量雌激素可弥补体内雌激素水平的不足，促进子宫内膜生长，在短期内修复创面，达到止血的目的。常用药物有结合雌激素、苯甲酸雌二醇等。疑有血液高凝状态或血栓性疾病病史者禁用大剂量雌激素止血。②孕激素：对于体内已有一定雌激素水平的无排卵性 DUB 患者，应用孕激素可使在雌激素作用下持续增生的子宫内膜转化为分泌期，达到止血效果。停药后内膜脱落完全，出现撤药性出血，常称"药物性刮宫"。常用药物有醋酸甲羟孕酮、甲地孕酮、炔诺酮等。③雄激素：雄激素止血主要适用于绝经过渡期女性，因其可拮抗雌激素、增强子宫平滑肌及子宫血管张力，减轻盆腔充血而减少出血量。但大出血时单独使用雄激素止血效果常不满意，需配合其他治疗方法。常用药物有丙酸睾酮等。④性激素联合用药：性激素联合用药的效果优于单一药物。青春期、育龄期无排卵性DUB常使用复方短效口服避孕药如去氧孕烯炔雌醇片、复方孕二烯酮片等，用法为每次1~2片，每8~12小时1次，血止3日后逐渐减量至每日1片，维持至21日结束。⑤其他止血药物：出血期间使用酚磺乙胺、氨甲环酸、维生素K等止血药，可减少子宫内膜剥脱时的出血量，但只起辅助作用，须与激素类药物同时使用。

2）调整月经周期。使用性激素止血后必须调整月经周期。常用方法如下。①雌、孕激素序贯疗法：即人工周期。原理是通过模拟自然月经周期中卵巢的内分泌变化，将雌、孕激素序贯应用，使子宫内膜发生相应变化并周期性地脱落。此法适用于青春期或育龄期功血内源性雌激素水平较低患者。从撤药性出血第5日开始，应用结合雌激素1.25 mg或戊酸雌二醇2 mg，每日1次，连服21日，第11日起加用醋酸甲羟孕酮10 mg，每日1次，连用10日，此为1个周期。连续3个周期为1个疗程。若患者体内有一定雌激素水平，雌激素可采用半量或1/4量。②雌、孕激素联合应用：此法开始即用孕激素，限制雌激素的促内膜增生作用，使撤药性出血逐步减少。常用口服避孕药，从止血周期撤药性出血第5日开始，每日1片，连用21日，1周为撤药性出血间隔。连用3个周期为1个疗程。③孕激素疗法：适用于青春期或活组织检查为增生期子宫内膜的功血患者，于月经周期后半期（撤药性出血的第16~25日）服用醋酸甲羟孕酮或肌注黄体酮，每日1次，使增生期子宫内膜转化为分泌期，模拟排卵后的内膜变化，连用10~14日，酌情应用3~6个周期。

3）促进排卵。无排卵性DUB患者经过调整周期药物治疗后，部分患者可恢复自发排卵。若未恢复排卵功能且有生育要求者可应用促排卵药物。常用的药物有氯米芬（CC）、人绒毛膜促性腺激素（HCG）、人绝经期促性腺激素（HMG）和促性腺激素释放激素激动剂（GnRHa）。

4）矫正贫血。对中、重度贫血患者，可给予铁剂和叶酸治疗，必要时可输血。

5）抗感染治疗。出血时间长，贫血严重、抵抗力差或已有感染征象时应遵医嘱使用抗生素。

（5）手术护理。无排卵性DUB患者的治疗性手术包括诊断性刮宫术、子宫内膜切除术、子宫切除术等。应严格掌握手术适应证和禁忌证。对需要手术的患者要向其讲明手术方法及目的；配合医生做好术前准备，确保手术顺利完成；做好术后相应护理；术中所取标本可送病检，以进一步明确诊断。

（6）心理护理。鼓励患者表达内心感受，耐心倾听患者的诉说，了解其担心和焦虑的原因；向患者解释病情及提供相关信息，帮助患者澄清问题，解除其思想顾虑；教会患者交替使用放松技术，如看电视、听音乐、看书等分散注意力。

（7）健康教育。平时应加强锻炼以增强体质，注意经期卫生保健。出血期间应注意休息和保暖，消除紧张焦虑情绪。出血多者，坐卧起立时，动作要缓慢，切忌过快过猛；不宜单独外出，以防止眩晕跌倒；发病日久，宜卧床休息。

二、排卵性功能失调性子宫出血

（一）病因及发病机制

排卵性DUB较无排卵性DUB少见，多见于育龄期妇女。患者有周期性排卵，其类型可分为月经过多和月经周期间出血。

1. 月经过多

其发病可能与子宫内膜纤溶酶活性过高或前列腺素等血管舒缩因子分泌失调有关。

2. 月经周期间出血

又可分为黄体功能异常和围排卵期出血。

（1）黄体功能异常。

1）黄体功能不足。黄体发育不全，孕激素分泌减少或黄体分泌功能正常但维持时间短。

2）黄体萎缩不全。下丘脑—垂体—卵巢轴功能紊乱，引起黄体萎缩不全，内膜持续受孕激素影响，因此不能如期完整脱落。正常月经第3～4日时，分泌期子宫内膜已全部脱落，如黄体萎缩不全，则经期第5～6日仍可见到呈分泌反应的子宫内膜。

（2）围排卵期出血。在排卵期，由于雌激素水平短暂下降，子宫内膜失去激素的支持而出现部分内膜脱落导致有规律的阴道流血，称为围排卵期出血。

（二）临床表现

1. 症状

（1）月经过多，表现为月经周期规律、经期正常，但经量增多＞80 mL。

（2）月经周期间出血，黄体功能异常。①黄体功能不足，常表现为月经频发，即月经周期缩短，常＜21日，但经期、经量一般正常；有时月经周期虽然正常，但卵泡期延长，黄体期缩短，以致患者常不易受孕或易造成流产；②黄体萎缩不全，常表现为月经周期正常，但经期延长，长达9～10日，且出血量多。

（3）围排卵期出血：出血期≤7日，多数持续1～3日，血停数日后又再出血，量少，时有时无。

2. 体征

盆腔检查可排除器质性病灶，常无异常发现。

（三）**护理**

1. 护理评估

（1）健康史。评估内容同无排卵性DUB。

（2）身体状况。患者常表现为月经频发，经期延长、经量增多或围排卵期出血，应注意通过妇科检查排除生殖器官器质性病变。

（3）心理—社会状况。患者常因月经频发、经期延长或由此引发的流产、不孕等情况而担心影响健康和生育，心理压力较大，易产生焦虑、紧张和抑郁情绪。

（4）相关检查。

1）诊断性刮宫。于月经前3～7日或月经来潮6小时内刮宫，若子宫内膜呈分泌不良状态，内膜活检显示分泌反应落后2日，可确定黄体功能不足；在月经期第5～6日进行诊刮，见到残留的分泌期子宫内膜与出血坏死组织和新增生的子宫内膜同时存在，表现为混合型子宫内膜，可确定为黄体萎缩不全、子宫内膜不规则脱落。

2）基础体温测定。①黄体功能不足者，基础体温呈双相型，排卵后体温上升缓慢或上升幅度偏低，高温相＜11日（图4-4）；②黄体萎缩不全、子宫内膜不规则脱落者，基础体温呈双相型，高温相下降缓慢（图4-5）。

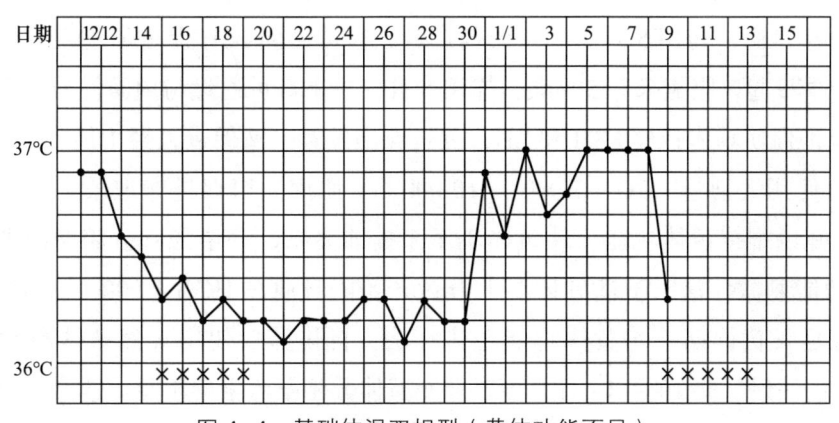

图4-4 基础体温双相型（黄体功能不足）

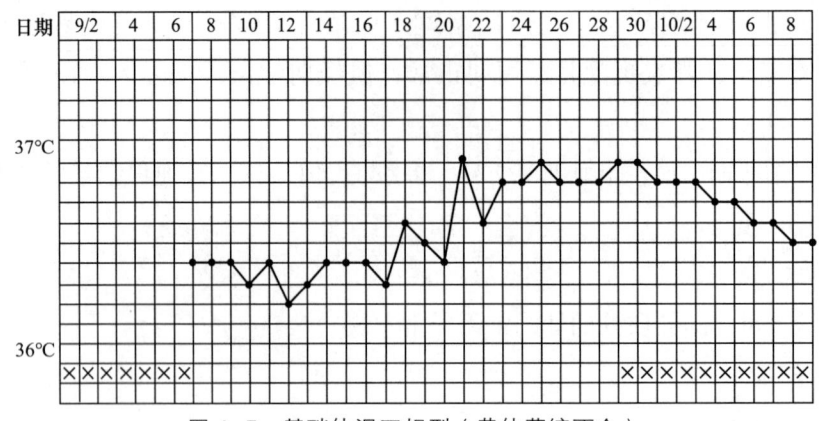

图 4-5　基础体温双相型（黄体萎缩不全）

3）其他检查。可行盆腔 B 超检查、激素测定等排除生殖器器质性病变及其他内分泌疾病。

2. 主要护理问题

（1）焦虑。与担心生育能力是否受影响和治疗效果有关。

（2）知识缺乏。缺乏使用性激素的正确知识。

3. 护理措施

（1）一般护理、饮食护理、病情监测、心理护理同无排卵性功能失调性子宫出血。

（2）用药护理。

1）月经过多者遵医嘱给予止血药减少出血量或给予孕激素使子宫内膜萎缩减少经量。

2）月经周期间出血者用药护理如下。

黄体功能不足者：通过药物促进黄体发育或直接补充替代黄体功能。①促进卵泡发育：卵泡期使用低剂量雌激素，如妊马雌酮 0.625 mg 或戊酸雌二醇 1 mg 于月经第 5 日起口服，连用 5～7 日，低剂量雌激素可协同 FSH 促进卵泡发育；或于月经第 3～5 日起口服氯米芬 50 mg，连用 5 日，氯米芬可通过与内源性雌激素受体竞争性结合，促使垂体释放 FSH 和 LH，促进卵泡发育。②促进月经中期 LH 峰形成：近排卵时使用大剂量 HCG（5 000～10 000 U）肌内注射促进卵泡破裂排卵，促使形成 LH 峰以维持黄体功能，使黄体不至于提前萎缩，并增强其分泌孕酮的作用。③黄体功能刺激疗法：于基础体温上升后开始隔日肌注 HCG 1 000～2 000 U，共 5 次，可延长黄体期。④黄体功能替代疗法：自排卵后使用天然黄体酮制剂每日 10 mg 肌内注射，共 10～14 日，可以补充黄体分泌孕激素的不足。⑤合并高催乳素血症者：溴隐亭口服可降低催乳素水平同时促进垂体分泌促性腺激素，改善黄体功能。

黄体萎缩不全者：遵医嘱指导患者正确服用激素进行治疗。①孕激素：孕激素可通过对性腺轴的反馈功能促使黄体及时萎缩，使子宫内膜如期完整脱落。可于排卵后 1～2 日开始每日口服甲羟孕酮或肌注黄体酮，连用 10 日。② HCG：有促进黄体功能的作用。用法同黄体功能不足。

围排卵期出血者：可服用复方短效口服避孕药，抑制排卵。

（3）健康教育。同无排卵性功能失调性子宫出血。

第六节　多囊卵巢综合征

一、病因及发病机制

多囊卵巢综合征（polycystic ovary syndrome，PCOS）是常见的妇科内分泌疾病之一。PCOS 的确切病因尚不清楚，现认为 PCOS 可能是遗传与环境因素共同作用的结果。以雄激素过高的临床或生化表持续无排卵、卵巢多囊改变为特征，常伴有胰岛素抵抗和肥胖。

PCOS 的发病机制可能涉及下丘脑—垂体—卵巢轴调节功能异常，胰岛素抵抗和高胰岛素血症，肾上腺分泌功能异常。

二、临床表现

（一）症状

典型的多囊卵巢综合征在青春期开始发病，以后病情加重。典型的症状是轻度肥胖、多毛，月经不规则或闭经。

（二）体征

一些妇女有其他男性化体征，如痤疮和暂时性秃顶。腋下、颈项部和腹股沟等皮肤皱褶处可能出现增厚、色深的皮肤（黑棘皮症），其病因是继发于胰岛素抵抗的高胰岛素水平。

三、护理

（一）护理评估

1. 健康史

详细询问患者月经史，包括初潮年龄、月经周期、经期、经量等情况，询问患者及其家族的既往疾病史，了解患者生育史、血压、体重、饮食、运动状况等。

2. 生理状况

（1）症状。①月经失调；②不孕。

（2）体征。①多毛、痤疮；②肥胖；③黑棘皮症。

3. 高危因素

（1）遗传因素。有PCOS、糖尿病、高血压、男性秃顶，肥胖家族史的少女患青春期的PCOS的风险更高。

（2）环境因素。超重、肥胖及继发的胰岛素抵抗。

（3）其他因素。心理障碍如抑郁、焦虑，饮酒，睡眠质量差，慢性炎症，铁代谢异常等。

4. 心理—社会状况

（1）多毛、痤疮等高雄激素的临床表现和肥胖，可能导致自我形象紊乱和自尊低下。

（2）不孕患者担心家人不理解，影响家庭关系。

（二）护理措施

1. 症状护理

（1）月经失调者需定期合理应用药物，调整月经周期。

（2）肥胖者应控制饮食和增加运动以降低体重、缩小腰围，可增加胰岛素敏感性，降低胰岛素水平、睾酮水平，从而恢复排卵功能及生育功能。

2. 用药护理

遵医嘱合理、正确地使用药物。

（1）调整月经周期的药物。①避孕药：为雌孕激素联合周期疗法，常用口服短效避孕药，周期性服用，疗程一般为3~6个月，可重复使用，能有效抑制毛发生长和治疗痤疮。口服避孕药不宜用于有血栓性疾病、心脑血管疾病及40岁以上吸烟的女性。青春期女孩应用口服避孕药前，应做好充分的知情同意。服药初期可能出现食欲缺乏、恶心、呕吐、乏力、头晕、乳房胀痛等反应，一般无须特殊处理。②孕激素：后半周期疗法，适用于无严重高雄激素症状和代谢紊乱的患者。于月经周期后半期（第16~25日）口服地屈孕酮片10 mg，每日1次，共10日，或肌内注射孕酮20 mg，每日1次，共5日。

（2）降低血雄激素水平的药物。①复方醋酸环丙孕酮：高雄激素血症治疗首选药物。从自然月经或撤退出血第1~5日服用，每日1片，连续服用21日。停药约5日开始撤退性出血，撤退出血第1~5日重新开始用药。至少3个月。告知患者停药后高雄激素症状将恢复。②糖皮质激素：适用于雄激素过多为肾上腺来源或肾上腺和卵巢混合来源者，常用药物为地塞米松，每晚 0.25 mg 口服，剂量每日不宜超过 0.5 mg，以免过度抑制垂体—肾上腺轴功能。

（3）改善胰岛素抵抗。改善胰岛素抵抗可采用二甲双胍，常用剂量为每次口服 500 mg，每日 2～3 次，3～6 个月复诊，了解月经和排卵情况，复查血胰岛素。服用二甲双胍常见不良反应是胃肠道反应，餐中用药可减轻反应。严重的不良反应是可能发生肾损害和乳酸性酸中毒，需定期复查肾功能。

（4）诱发排卵。氯米芬为一线促排卵药物，从自然月经或撤退出血第 1～5 日开始口服，每日 1 次，每次 50 mg，共 5 日。如无排卵，遵医嘱可增加剂量。氯米芬抵抗患者可给予二线促排卵药物，如促性腺激素等。诱发排卵时易发生卵巢过度刺激综合征，需严密监测。

3. 手术护理

（1）手术指征。对严重的多囊卵巢综合征患者及对促排卵治疗无效者，需行手术治疗。

（2）手术方式。腹腔镜下卵巢打孔术或卵巢楔形切除术。

4. 心理护理

（1）告知患者坚持治疗的重要性，多毛、痤疮、肥胖等症状会逐步缓解或消除，纠正自我形象紊乱，增强自尊心。

（2）告知患者通过规范治疗，有可能受孕，同时和家属沟通，希望家人给予患者理解和鼓励，保持家庭关系和睦。

5. 健康教育

（1）为患者讲解疾病知识及生活方式的调整对疾病的影响，无论是否有生育要求，均应控制饮食、加强身体锻炼、控制体重；戒烟戒酒，避免抽烟喝酒影响自身内分泌。

（2）指导患者饮食应以低脂、高蛋白食物为主，少食用动物脂肪，鼓励食用新鲜低糖水果、蔬菜和粗粮，避免辛辣刺激的食物。

（3）说明遵医嘱合理用药的重要性，详细讲解药物的作用、不良反应及使用方法。

（4）多囊卵巢综合征常发病于青春期和生育期，以无排卵、不孕和肥胖、多毛等临床表现为主；中老年人则出现因长期代谢障碍，导致高血压、糖尿病、心血管疾病等，还可能增加子宫内膜癌、乳腺癌的发病率，因此要指导患者坚持长期、正规的治疗，以减少远期合并症的发生。

第七节　异位妊娠

正常妊娠时，受精卵着床于子宫体腔内膜。受精卵在子宫体腔以外部位着床发育的现象，称为异位妊娠，习称宫外孕。异位妊娠与宫外孕的含义稍有差别：异位妊娠依受精卵在子宫体腔外种植部位不同而分为输卵管妊娠、卵巢妊娠、腹腔妊娠、阔韧带妊娠、宫颈妊娠及子宫残角妊娠；宫外孕则仅指子宫以外的妊娠，不包括宫颈妊娠及子宫残角妊娠。

异位妊娠是妇产科常见急腹症之一，近年来其发病率有上升趋势。异位妊娠的发生部位较多（图4-6），但以输卵管妊娠为主，约占95%，其中壶腹部妊娠最多见，约占78%，其次为峡部、伞部，间质部妊娠较少见。输卵管妊娠破裂后，可造成急性腹腔内出血，发病急、病情重，若不及时诊治，可危及生命。

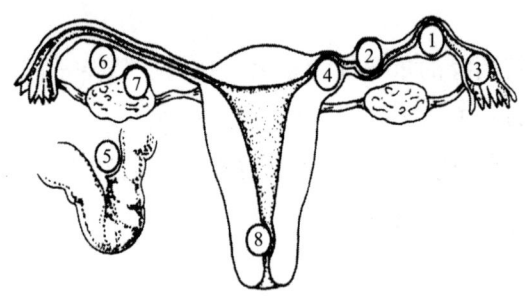

图4-6　异位妊娠的发生部位

注　①输卵管壶腹部妊娠；②输卵管峡部妊娠；③输卵管伞部妊娠；④输卵管间质部妊娠；⑤腹腔妊娠；⑥阔韧带妊娠；⑦卵巢妊娠；⑧宫颈妊娠。

一、病因及发病机制

任何妨碍受精卵正常进入宫腔的因素均可造成输卵管妊娠，主要包括以下因素。

（一）输卵管炎症

输卵管炎症是输卵管妊娠的主要原因，包括输卵管黏膜炎和输卵管周围炎。输卵管黏膜炎可使输卵管黏膜水肿，管腔变窄，或纤毛缺损，从而导致受精卵在输卵管内运行受阻而于该处着床；输卵管周围炎症病变常造成输卵管周围粘连，输卵管扭曲，蠕动减弱，影响受精卵运行。

（二）输卵管发育不良或功能异常

输卵管过长、肌层发育差、黏膜纤毛缺乏等发育不良可成为输卵管妊娠的原因；输卵管蠕动、纤毛活动及上皮细胞的分泌功能异常，也可影响受精卵的正常运行。

（三）其他

内分泌失调、受精卵游走、输卵管手术及子宫内膜异位症等都可增加受精卵着床于输卵管的可能性。

二、临床表现

输卵管妊娠的临床表现与受精卵着床部位，有无流产或破裂，以及出血量多少、时间长短等有关。

（一）停经

多数患者停经6周以后出现不规则阴道流血，但有些患者因月经仅过期几日，误将不规则的阴道流血视为末次月经，也可能无停经主诉。

（二）腹痛

腹痛是输卵管妊娠患者就诊的主要症状。输卵管妊娠发生流产或破裂前，由于输卵管膨胀而常表现为一侧下腹隐痛或酸胀感。当输卵管妊娠流产或破裂时，患者突感一侧下腹撕裂样疼痛，常伴恶心、呕吐。疼痛范围与出血量有关，可波及下腹或全腹。血液局限于病变区，主要表现为下腹部疼痛；血液由下腹部流向全腹，疼痛可由下腹部向全腹扩散；血液积聚于直肠子宫陷凹处，可出现肛门坠胀感；血液刺激横膈，可引起肩胛部放射痛。

（三）阴道流血

胚胎死亡后，常有不规则阴道流血，色暗红或深褐，量少，呈点滴状，一般不超过月经量，但淋漓不净。少数患者阴道流血量较多，类似月经。阴道流血系子宫蜕膜剥离所致，可伴有蜕膜管型或蜕膜碎片排出。阴道流血一般在病灶除去后方能停止。

（四）晕厥与休克

由于腹腔内出血及剧烈腹痛，轻者出现晕厥，严重者出现休克。其程度与腹腔内出血量成正比，即内出血越多越急，症状出现也越迅速越严重，但与阴道流血量不成正比。

（五）腹部包块

输卵管妊娠流产或破裂后形成的血肿时间过久，可因血液凝固，逐渐机化变硬并与周围组织器官（子宫、输卵管、卵巢、肠管、大网膜等）发生粘连而形成包块。

三、护理

（一）护理评估

1. 健康史

仔细询问月经史，准确推断停经时间。注意不要将不规则阴道流血误认为末次月经，或由于月经仅过期几日，不认为是停经。对盆腔炎、不孕、放置宫内节育器、绝育术、输卵管复通术等与发病相关的高危因素应予以高度重视。

2. 身体状况

评估患者的生命体征，了解患者有无面色苍白、脉快、血压下降、四肢湿冷等休克的征象。输卵管妊娠未发生流产或破裂前，症状及体征不明显。患者腹腔内出血过多时，可出现典型的临床表现。评估患者阴道流血情况；评估腹痛的性质、部位，有无压痛、反跳痛；叩诊有无移动性浊音。

3. 心理—社会状况

因有腹痛及出血，患者自觉病情较重，情绪低落，甚则惊慌失措。对于无子女者，担心以后生育问题，多不思饮食，顾虑重重。

4. 相关检查这里

（1）腹部检查。输卵管妊娠流产或破裂者，下腹部有明显压痛和反跳痛，尤以患侧为剧，并有轻度腹肌紧张；出血多时，叩诊有移动性浊音；如出血时间较长，形成血凝块，在下腹或可触及不规则包块。

（2）妇科检查。输卵管妊娠未发生流产或破裂者，除子宫略大、较软外，仔细检查可触及胀大的输卵管并轻度压痛。输卵管妊娠流产或破裂者，阴道后穹隆饱满，有触痛；将宫颈轻轻上抬或左右摇动时引起剧烈疼痛，称为宫颈举痛或摇摆痛，是输卵管妊娠的主要体征之一；子宫稍大而软，腹腔内出血多时检查子宫呈漂浮感；子宫一侧或其后方可触及大小不等、边界不清、触痛明显的包块。

（3）阴道后穹隆穿刺。这是一种简单可靠的诊断方法，适用于疑有腹腔内出血的患者。用长针头自阴道后穹隆刺入直肠子宫陷凹，抽出暗红色不凝血为阳性，提示有血腹症存在。当内出血量少、血肿位置较高或直肠子宫陷凹有粘连时，可能抽不出血液，因而穿刺阴性不能否定输卵管妊娠的存在。对有移动性浊音者，可做腹腔穿刺。

（4）妊娠试验。尿或血 HCG 测定对早期诊断异位妊娠至关重要。

（5）超声检查。B 超显像示宫腔无妊娠囊，宫旁部位可见异常低回声区，且见胚芽、胎心搏动，有助于诊断异位妊娠。阴道 B 超检查较腹部 B 超检查准确性高。

（6）腹腔镜检查。腹腔镜检查是异位妊娠诊断的金标准。适用于输卵管妊娠尚未流产或破裂的早期诊断有困难的患者，而且还可以在确诊的同时行腹腔镜手术治疗。

（7）诊断性刮宫。目前临床很少应用，适用于不能存活宫内妊娠的鉴别诊断和超声检查不能确定妊娠部位者。将宫腔排出物或刮出物做病理检查，切片中仅见蜕膜未见绒毛者有助于诊断异位妊娠。

（二）护理

1. 主要护理问题

（1）疼痛。与输卵管妊娠破裂所致的腹腔内出血刺激腹膜有关。

（2）潜在并发症。失血性休克。

（3）恐惧。与生命受到威胁及不确定异位妊娠对未来生育的影响有关。

（4）有感染的危险。与机体抵抗力低下、手术创伤有关。

2. 护理措施

（1）手术治疗患者的护理。

1）术前护理。手术前1日，护士需认真核对医嘱，并取得患者或家属正式签字的手术同意书。签署手术同意书的目的是保护患者，避免接受不恰当的手术；也为了保护院方，避免患者因不理解病情和合并症的潜在危险性，对万一的可能性没有思想准备而滥加指责；或涉及不测所引起的法律纠纷。当手术已排表时，护士应开始准备工作，并重复核实以下内容：受术者应于术前1日沐浴更衣后进行手术区皮肤准备。以顺毛、短刮的方式进行手术区剃毛备皮，范围：上自剑突下，下至两大腿上1/3、外阴部，两侧至腋中线。应特别注意脐部的清洁。备皮完毕后用温水洗净、拭干，以消毒治疗巾包裹手术野。

2）术后护理。妇产科护士要充分认识到术后护理恰当与否，直接关系到手术的效果、机体的康复。手术后针对患者的具体情况，可以奥瑞姆（Orem）理论为指导，运用护理程序科学管理方法，为患者分别提供全补偿系统、部分补偿系统或辅助教育系统的护理活动，努力使受术者尽早摆脱"患者"角色，通过护理活动由患者自己满足自理的需要。在术后观察、护理过程中，发现任何病情变化都应及时与医生联系，以便及时采取相应措施。

3）心理护理。术前、术后向患者及其家属介绍与疾病相关的知识，减少或消除患者的紧张、恐惧心理，以健康心态积极配合治疗。

（2）非手术治疗患者的护理。

1）休息与饮食。嘱患者卧床休息，避免进行增加腹压的活动，减少异位妊娠破裂的机会；在卧床期间，提供相应的生活护理。指导患者摄取足够的营养物质，尤其是富含铁蛋白的食物，以促进血红蛋白的增加，增强抵抗力；合理进食膳食纤维，预防便秘发生。

2）病情观察。密切观察患者生命体征；重视腹痛变化，如有无突然加剧等；注意有无肛门坠胀感，以及阴道的流血等情况。

3）用药护理。在应用化疗药如甲氨蝶呤（MTX）治疗期间，严密监测血HCG，并进行B超检查，注意观察患者的病情变化及药物的不良反应。常见的不良反应有消化道反应如恶心、食欲下降，以及骨髓抑制如白细胞下降等。及时正确留取送检血标本，监测血HCG，了解治疗效果。

4）心理护理。护士应关心理解患者，在取得患者信任的基础上，让患者充分表达内心感受，耐心地倾听，并以亲切和蔼的语言解答患者的疑问；为患者讲解疾病和手术知识，纠正其不正确的认知，让患者理解；详细地向患者交代术前术后注意事项，帮助患者选择积极的应对措施，使其参与到治疗过程，主动配合手术，增加其康复的信心。

第八节 多胎妊娠

一、概述

（一）定义

一次妊娠有2个或2个以上胚胎或胎儿同时存在的现象称为多胎妊娠，以双胎妊娠为多见。随着辅助生殖技术广泛开展，多胎妊娠发生率明显增高。

（二）类型特点

多胎妊娠包括由一个卵子受精后分裂而形成的单卵双胎妊娠和由两个卵子分别受精而形成的双卵双胎妊娠，双卵双胎妊娠约占双胎妊娠的70%，两个卵子可来源于同一成熟卵泡或两侧卵巢的成熟卵泡。

二、护理

（一）护理评估

1. 健康史

评估本次妊娠的双胎羊膜绒毛膜性，孕妇的早孕反应程度，食欲、呼吸情况，以及下肢水平、静脉曲张程度。

2. 生理状况

（1）孕妇的并发症。妊娠期高血压疾病、妊娠期肝内胆汁淤积症、贫血、羊水过多、胎膜早破、宫缩乏力、胎盘早剥、产后出血、流产等。

（2）围产儿并发症。早产、脐带异常、胎头交锁、胎头碰撞、胎儿畸形，以及单绒毛膜双胎特有的并发症，如双胎输血综合征、选择性生长受限、一胎无心畸形等；极高危的单绒毛膜单羊膜囊双胎，由于两个胎儿共用一个羊膜腔，两胎儿间无羊膜分隔，因脐带缠绕和打结而发生宫内意外的可能性较大。

3. 高危因素

多胎妊娠者可出现妊娠期高血压疾病、妊娠肝内胆汁淤积症、贫血、羊水过多、胎膜早破、宫缩乏力、胎盘早剥、产后出血、流产等多种并发症。

4. 心理—社会状况

双胎妊娠的孕妇在妊娠期必须适应两次角色转变，首先是接受妊娠，其次当被告知是双胎妊娠时，必须适应第二次角色转变，即成为两个孩子的母亲。双胎妊娠属于高危妊娠，孕妇既兴奋又担心母儿的安危，尤其担心胎儿的存活率。

（二）护理措施

1. 常规护理

（1）增加产前检查的次数，每次监测宫高、腹围和体重。

（2）注意休息；卧床时最好取左侧卧位，增加子宫、胎盘的血供，降低早产的风险。

（3）加强营养，尤其是注意补充铁、钙、叶酸等，以满足妊娠的需要。

2. 症状护理

双胎妊娠孕妇胃区受压导致食欲减退，因此应鼓励孕妇少量多餐，满足妊娠期需要，必要时给予饮食指导，如增加铁、叶酸、维生素的供给。因双胎妊娠的孕妇腰背部疼痛症状较明显，应注意休息，可指导其做骨盆倾斜运动，局部热敷也可缓解症状。采取措施预防静脉曲张的发生。

3. 用药护理

双胎妊娠可能出现妊娠期高血压疾病、妊娠肝内胆汁淤积症、贫血、羊水过多、胎膜早破、胎盘早剥等多种并发症，遵医嘱按相应用药情况护理。

4. 分娩期护理

（1）阴道分娩时严密观察产程进展和胎心率变化，及时处理问题。

（2）防止第二胎儿胎位异常、胎盘早剥；防止产后出血的发生；产后腹部加压，防止腹压骤降引起的休克。

（3）如行剖宫产，需要配合医师做好剖宫产术前准备和产后双胎新生儿护理准备；如系早产，产后应加强对早产儿的观察和护理。

5. 心理护理

帮助双胎妊娠的孕妇完成两次角色转变，使其接受成为两个孩子母亲的事实。告知双胎妊娠虽属高危妊娠，但孕妇不必过分担心母儿的安危，说明保持心情愉快、积极配合治疗的重要性，指导家属准备双份新生儿用物。

6. 健康教育

护士应指导孕妇注意休息，加强营养，注意阴道流血量和子宫复旧情况，防止产后出血。指导产妇正确进行母乳喂养，选择有效的避孕措施。

第九节 胎盘早剥

妊娠 20 周后或分娩期，正常位置的胎盘在胎儿娩出前部分或全部从子宫壁剥离，称为胎盘早剥。胎盘早剥是妊娠晚期的严重并发症，其特点是起病急、进展快，若处理不及时，可危及母儿生命。

一、病因及发病机制

病因目前尚不明确，其发病可能与以下因素有关。①血管病变：妊娠期高血压疾病、慢性高血压病和肾病等。底蜕膜螺旋小动脉痉挛或硬化，引起远端毛细血管缺血坏死，以致破裂出血，血液流至底蜕膜层与胎盘之间，形成血肿使胎盘自子宫壁剥离。②机械性因素：腹部受撞击、挤压，摔伤或行外倒转术纠正胎位等均可导致胎盘早剥。另外，脐带过短或因脐带绕颈、绕体等相对较短时，分娩过程中胎儿下降牵拉脐带造成胎盘早剥。③子宫静脉压突然升高：如仰卧位低血压综合征。巨大的子宫压迫下腔静脉，子宫静脉淤血，静脉压升高，导致蜕膜静脉床淤血或破裂，部分或全部胎盘自子宫壁剥离。④宫腔内压力骤然降低：双胎妊娠的第一胎娩出过快，羊水过多破膜后短时间内大量羊水流出，使子宫内压骤然降低，子宫突然收缩，胎盘与子宫错位而剥离。

二、临床表现

妊娠晚期突然发生的腹部持续性疼痛，伴或不伴阴道出血。根据病情严重程度将胎盘早剥分为 3 度。

Ⅰ度：以外出血为主，胎盘剥离面积小，多见于分娩期。常无腹痛或腹痛轻微，贫血体征不明显。腹部检查可见子宫软，子宫大小符合妊娠月份，胎位清楚，胎心率多正常，产后检查见胎盘母体面有凝血块及压迹。

Ⅱ度：胎盘剥离面1/3左右，常有突然发生的持续性腹痛、腰酸或腰背痛，疼痛的程度与胎盘后积血量成正比，无阴道流血或流血量不多，贫血程度与阴道流血量不相符。腹部检查见子宫大于妊娠周数，宫底随胎盘后血肿增大而升高。胎盘附着处压痛明显（胎盘位于后壁则不明显），宫缩有间歇，胎位可扪及，胎儿存活。

Ⅲ度：胎盘剥离面超过胎盘的1/2，临床表现较Ⅱ度加重。可出现恶心、呕吐、面色苍白、四肢湿冷、脉搏细数、血压下降等休克症状，且休克程度大多与母血丢失成比例。腹部检查见子宫硬如板状，宫缩间歇期不能放松，胎位扪不清，胎心消失。如无凝血功能障碍属Ⅲa，有凝血功能障碍者属Ⅲb。

三、护理

（一）护理评估

1. 健康史

孕妇在妊娠晚期或临产时突然发生腹部剧痛，有急性贫血或休克现象，应引起高度重视。详细询问健康史及孕产史、与胎盘早剥相关的诱发因素等，记录发病时间、阴道出血、腹痛等情况。

2. 身体状况

评估孕妇的生命体征和一般状况，腹痛的程度及性质，有无阴道流血及阴道流血的量、色，有无恶心、呕吐，有无面色苍白、出汗、脉弱及血压下降等休克征象，胎位及胎儿宫内情况，及时、正确地了解孕妇的身体状况。

3. 心理—社会状况

胎盘早剥病情变化迅速，需积极进行抢救，孕妇及家属常措手不及。或因惧怕小产或早产而心情抑郁、沮丧、忧心忡忡。

4. 相关检查

（1）产科检查。通过四步触诊法判定胎方位、胎心情况、宫高变化、腹部压痛范围和程度等。

（2）B超检查。若胎盘与子宫壁之间有血肿，在胎盘后方出现液性低回声区，暗区常不止一个，并见胎盘增厚；若胎盘后血肿较大，能见到胎盘胎儿面凸向羊膜腔，甚至能使子宫内的胎儿偏向对侧。但胎盘边缘已与子宫壁分离时，未形成胎盘后血肿，则见不到上述图像。故B超诊断胎盘早剥有一定的局限性。

（3）实验室检查。主要了解患者贫血程度及凝血功能。重型胎盘早剥患者应检查肾功能与二氧化碳结合力。若并发弥散性血管内凝血（DIC），进行筛选试验（血小板计数、凝血酶原时间、纤维蛋白原测定）与纤溶确诊试验（凝血酶时间、优球蛋白溶解时间、血浆鱼精蛋白副凝试验）。

（二）护理措施

胎盘早剥是一种妊娠晚期严重危及母儿生命的并发症，积极预防非常重要。对于已诊断为胎盘早剥的患者，护理措施如下。

1. 纠正休克

护士应迅速建立静脉通道，积极补充血容量，必要时及时输入新鲜血液，既能补充血容量，又可补充凝血因子。

2. 病情监测

严密监测生命体征，注意宫缩及胎心变化，密切监测胎儿宫内状态，及时发现并发症。了解各种实验室检查的结果，密切观察是否有凝血功能障碍，如牙龈出血、皮下黏膜或注射部位出血、子宫出血不凝，以及尿血、咯血及呕血等；患者尿少或无尿，应警惕急性肾衰竭。护士应高度重视上述症状，一旦发现，及时报告医生并配合处理。

3. 做好终止妊娠准备

一旦确诊，应及时终止妊娠，根据孕妇的一般情况、胎盘早剥类型、出血量多少决定分娩方式，护士需做好相应的准备。

4. 预防产后出血

胎盘剥离娩出后易发生产后出血，因此分娩后应及时给予宫缩剂，并配合按摩子宫。必要时遵医嘱做好切除子宫的术前准备。未发生出血者，产后仍应加强生命体征观察，预防晚期产后出血。

5. 产褥期护理

患者在产褥期应注意加强营养，纠正贫血。保持会阴清洁，防止感染。根据孕妇身体情况给予母乳喂养指导。死产者及时给予退乳措施。

第十节　羊水量异常

一、羊水过多

羊水过多是指在妊娠期间羊水量超过 2 000 mL 者。羊水量在数日内急剧增多，称为急性羊水过多；羊水量在数周内缓慢增多，称为慢性羊水过多。羊水过多时，羊水的外观、性状与正常者并无异样。

（一）病因及发病机制

约 1/3 羊水过多的患者原因不明，称为特发性羊水过多。明显的羊水过多患者多与胎儿畸形及妊娠合并症等因素有关。

1. 胎儿疾病

引起羊水过多的胎儿疾病有胎儿结构畸形、胎儿肿瘤、神经肌肉发育不良、代谢性疾病、染色体或遗传基因异常等。明显的羊水过多常伴有胎儿畸形，常见的胎儿结构畸形以神经系统和消化道畸形最常见。神经系统畸形主要是无脑儿、脊柱裂等神经管缺陷，因脑脊膜裸露，脉络膜组织增殖，渗出液增加，导致羊水过多；缺乏抗利尿激素致尿量增多使羊水过多；无脑儿和严重脑积水患儿，由于缺乏中枢吞咽功能，无吞咽反射使羊水过多；消化道畸形主要是食管及十二指肠闭锁，胎儿不能吞咽羊水，使羊水积聚而导致羊水过多。

2. 多胎妊娠

多胎妊娠并发羊水过多约是单胎妊娠的 10 倍，以单绒毛膜双胎居多，还可能并发双胎输血综合征，两个胎儿间的血液循环相互沟通，占优势的胎儿循环血量多，尿量增加，致使羊水过多。

3. 妊娠合并症

妊娠期糖尿病，羊水过多的发病率为 15%～36%。母体高血糖致胎儿血糖升高，产生高渗性利尿，并使胎盘胎膜渗出增加，导致羊水过多。母儿血型不合，胎儿免疫性水肿、胎盘绒毛水肿影响液体交换导致羊水过多。妊娠期高血压疾病、重度贫血均可导致羊水过多。

4. 胎盘脐带病变

胎盘绒毛血管瘤直径＞1 cm 时，15%～30% 合并羊水过多。巨大胎盘、脐带帆状附着也可引起羊水过多。

（二）临床表现

1. 急性羊水过多

较少见，多发生于妊娠 20～24 周。羊水量急剧增多，在数日内子宫明显增大，产生一系列压迫症状。孕妇自觉腹部胀满疼痛，行走不便，表情痛苦，因横膈上抬，出现呼吸困难，甚至发生发绀，不能平卧。巨大子宫压迫下腔静脉，影响静脉回流，出现下肢及外阴水肿、静脉曲张。检查见腹壁皮肤紧绷发亮，严重者皮肤变薄，皮下静脉清晰可见，子宫明显大于孕周，胎位触不清，胎心音遥远或听不清。

2. 慢性羊水过多

较多见，多发生于妊娠 28～32 周。羊水可在数周内缓慢增多，多数孕妇能适应，临床上无明显不适或仅出现轻微压迫症状，常在产检时发现，测量宫底高度及腹围大于同期孕周，腹壁皮肤发亮、变薄。

（三）护理

1. 护理评估

（1）健康史。了解孕妇年龄、有无妊娠合并症、有无先天畸形家族史及生育史。

（2）身体状况。测量孕妇腹围、宫高、体重，了解孕妇有无因羊水过多引发的压迫症状，如呼吸困难、腹部胀满疼痛、不能平卧等不适，评估胎心、胎动情况。

（3）心理—社会状况。患者及其家属因担心胎儿可能有某种畸形，而感到紧张、焦虑不安，甚至产生恐惧心理。

（4）相关检查。

1）B超检查。B超是重要的辅助检查方法，不仅能测量羊水量，还可以了解胎儿情况。B超诊断羊水过多的标准有：①羊水最大暗区垂直深度（amniotic fluid volume，AFV）≥8 cm诊断为羊水过多，其中AFV 8~11 cm为轻度羊水过多，12~15 cm为中度羊水过多，>15 cm为重度羊水过多；②羊水指数（amniotic fluid index，AFI），≥25 cm诊断为羊水过多。

2）胎儿疾病检查。需排除胎儿染色体异常时，可做羊水细胞培养或采集胎儿脐带血细胞培养。了解染色体数目、结构有无异常，排除三体型染色体异常。同时进行羊水生化检查，若为胎儿神经管畸形（无脑儿、脊柱裂）、上消化道闭锁等，羊水中的甲胎蛋白值超过同期正常妊娠平均值3个标准差以上有助于诊断。

3）其他检查。母体糖耐量试验、Rh血型不合者检查母体抗体滴定度。

2. 主要护理问题

（1）焦虑。与担心胎儿可能有畸形有关。

（2）胎儿受伤的危险。与破膜时易并发胎盘早剥、脐带脱垂、早产等有关。

（3）舒适改变。与腹部胀满、呼吸困难、不能平卧等有关。

3. 护理措施

（1）一般护理。向孕妇及其家属讲解羊水过多的原因及注意事项；指导孕妇注意休息，取左侧卧位，以改善子宫胎盘循环；在活动上给予帮助和照顾，有呼吸困难、心悸等压迫症状的孕妇应协助取半坐卧位；抬高水肿的下肢，增加静脉回流，减轻压迫；指导孕妇粗纤维饮食，防止便秘，减少增加腹压的活动，以防胎膜早破。

（2）病情监测。妊娠期定期行产前检查，测量宫高、腹围和体重或B超检查以了解羊水量的变化及胎儿情况；一旦胎膜破裂，应嘱孕妇立即平卧，抬高臀部，防止脐带脱垂，听胎心并及时报告医生；分娩期应密切观察孕妇的生命体征、胎心和宫缩、阴道流血情况，及时发现胎盘早剥、血压骤降和脐带脱垂的征象；胎儿娩出后及时使用缩宫素，并仔细检查胎儿有无畸形。

（3）治疗配合。①羊膜腔穿刺，控制羊水流出速度每小时不超过500 mL，一次放羊水量不超过1 500 mL；②放羊水时，应从腹部固定胎儿为纵产式，严密观察宫缩、重视患者的自诉、监测胎心，遵医嘱酌情给予镇静剂，预防早产；③放羊水后，腹部放置沙袋或加腹带包扎，以防腹压骤降甚至发生休克；④注意无菌操作，遵医嘱给予抗生素，预防感染。

（4）心理护理。对于羊水过多合并胎儿畸形者，护士应主动、耐心地与孕妇及其家属交谈，使其获得心理安慰，配合治疗及护理。

二、羊水过少

羊水过少是指妊娠晚期羊水量少于300 mL。羊水过少的发生率为0.4%～4.0%。但本病严重影响围产儿预后，羊水量少于50 mL，围产儿病死率高达88%，死亡原因主要是胎儿缺氧和胎儿畸形。

（一）病因及发病机制

羊水过少主要与羊水产生减少或羊水外漏增加有关。部分羊水过少原因不明。常见原因如下。

1. 胎儿畸形

以泌尿系统畸形为主，如胎儿肾缺如、肾小管发育不全、输尿管和（或）尿道梗阻、膀胱外翻等引起少尿或无尿，导致羊水过少；染色体异常、脐膨出、膈疝、法洛四联症等也可引起羊水过少。

2. 胎盘功能减退

过期妊娠、胎儿生长受限、胎盘退行性变可导致胎盘功能减退。胎儿宫内慢性缺氧引起胎儿血液重新分配，为保证胎儿脑和心脏血液供应，肾血流量降低，胎儿尿生成减少，导致羊水过少。

3. 羊膜病变

某些原因不明的羊水过少与羊膜通透性改变，以及炎症、宫内感染有关。胎膜破裂，羊水外漏速度超过羊水生成速度，导致羊水过少。

4. 母体因素

妊娠期高血压疾病可致胎盘血流减少。孕妇脱水、血容量不足时，孕妇血浆渗透压增高能使胎儿血浆渗透压相应增高，尿液形成减少。孕妇服用某些药物（如利尿剂、吲哚美辛），也能引起羊水过少。

（二）临床表现

羊水过少的临床症状多不典型。部分孕妇自觉胎动时腹痛，胎盘功能减退时常有胎动减少。产前检查发现宫高、腹围较同期孕周小，合并胎儿生长受限更明显，有子宫紧裹胎儿感。子宫敏感，轻微刺激易引发宫缩。临产后阵痛明显，宫缩多不协调，宫口扩张缓慢，产程延长。阴道检查时，发现前羊膜囊不明显，胎膜紧贴胎儿先露部，人工破膜时羊水流出极少。

（三）护理

1. 护理评估

（1）健康史。详细询问病史，了解孕妇月经生育史、用药史、有无妊娠合并症、有无先天畸形家族史等。

（2）身体状况。测量孕妇宫高、腹围、体重，了解孕妇的子宫敏感度及胎动情况，评估孕妇胎动时有无腹痛症状。

（3）心理—社会状况。患者及其家属因担心胎儿可能会有畸形，常感到紧张无措、焦虑不安。

（4）相关检查。

1）产科检查。羊水过少者宫高、腹围增长缓慢。

2）B超检查。测量单一最大羊水暗区垂直深度≤2 cm可考虑为羊水过少；≤1 cm为严重羊水过少。若用羊水指数法，则≤8 cm为可疑羊水过少，≤5 cm可诊断羊水过少。B超还可判断胎儿有无畸形，羊水与胎儿的交界情况等。

3）直接测量羊水。破膜时如果羊水总量<300 mL即可诊断。本法缺点是不能做到早期发现。

4）胎儿电子监护。羊水过少的胎盘储备功能减低，无应激试验（NST）可呈无反应型。分娩时，子宫收缩致脐带受压加重，可出现胎心变异减速和晚期减速。

2. 主要护理问题

（1）有胎儿受伤的危险。与羊水过少导致胎儿发育畸形或胎儿生长受限有关。

（2）焦虑。与担心胎儿畸形有关。

3. 护理措施

（1）一般护理。指导孕妇休息时取左侧卧位，改善胎盘血液供应；教会孕妇监测胎动的方法和技巧，同时积极预防胎膜早破的发生。胎儿出生后应全面评估，识别畸形。

（2）病情监测。定期测量宫高、腹围和体重，判断病情的进展。根据胎盘功能测定结果、胎动、胎心检测和宫缩变化，及时发现并发症。羊水过少者，B超监测并注意观察有无胎儿畸形。

（3）治疗配合。如妊娠未足月，胎肺不成熟者，进行羊膜腔灌注期待治疗时，应注意严格无菌操作，预防感染，同时遵医嘱给予宫缩抑制剂，预防早产；对合并胎盘功能不良、胎儿窘迫，或破膜时羊水少且胎粪污染严重者，估计短时间内不能结束分娩，应采用剖宫产术终止妊娠，并遵医嘱做好剖宫产手术前及新生儿复苏的准备，以降低围产儿病死率。对胎儿储备功能尚好，无明显宫内缺氧，人工破膜羊水清亮者，可选择阴道试产，应密切观察产程进展，连续监测胎心变化。

（4）心理护理。对于羊水过少合并胎儿畸形者，护士应主动、耐心地与孕妇及其家属交谈，使其获得心理安慰，配合治疗及护理。

第五章　眼科疾病护理

第一节　白内障

晶状体为双凸面、有弹性、无血管的透明组织，是屈光间质的重要组成部分，代谢过程复杂，营养主要来自房水。主要病变有晶状体透明度改变和晶状体位置和形态异常。晶状体浑浊称为白内障。白内障在临床上表现视力下降、对比敏感度下降、屈光改变、单眼复视或多视、眩光、色觉改变、视野缺损及晶状体浑浊，可在肉眼、聚光灯或裂隙灯显微镜下观察并定量。

一、病因

晶状体处于眼内液体环境中，任何影响眼内环境的因素，如衰老、物理损伤、化学损伤、手术、肿瘤、炎症、药物（包括中毒）以及某些全身性代谢性或免疫性疾病，都可以直接或间接破坏晶状体的组织结构、干扰其正常代谢而使晶状体浑浊。

二、发病机制

白内障的发病机制较为复杂，与营养、代谢、环境和遗传等多种因素有关，是机体内外各种因素对晶状体长期综合作用的结果。流行病学研究表明，紫外线照射、糖尿病、高血压、心血管疾病、机体外伤、过量饮酒及吸烟等均与白内障的形成有关。

三、分类

根据病因不同把白内障分为：①先天性白内障；②年龄相关性白内障；③并发性白内障；④代谢性白内障；⑤中毒性白内障；⑥外伤性白内障；⑦后发性白内障。

（一）先天性白内障

先天性白内障指出生前即存在，或出生之后逐渐形成的先天遗传或发育障碍的白内障。

1. 病因

（1）遗传。染色体显性遗传最多见，是胎儿发育过程中，晶状体发育生长障碍的结果。

（2）环境因素。母亲妊娠期，尤其是在妊娠3个月内的病毒感染（如风疹、麻疹、水痘、单纯疱疹病毒和流感病毒等）。

（3）母亲妊娠期间患有糖尿病，甲状腺功能不足等。

2. 临床表现

可为单眼或双眼发病。多数为静止性。少数在出生后继续发展，偶有至儿童期才影响视力。根据晶状体浑浊的部位、形态进行分类，可分为绕核性、前极、后极、膜性、核性、点状、盘状、缝状、珊瑚状、花冠状、纺锤状及全白内障等多种（图5-1）。

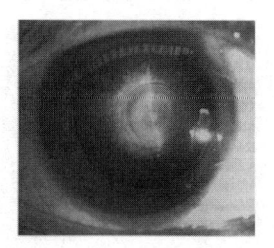

图 5-1 先天性白内障

注 晶状体后极部锥状混浊，尖端朝玻璃体腔。

3. 治疗

治疗目的是恢复视力，防止和减少弱视和盲目的发生。对视力影响不大的，如前极、冠状和点状白内障，一般不需要手术，可定期观察。对明显影响视力的先天性白内障应尽早手术。一般在出生6个月前进行手术。

白内障摘除术后无晶状体眼需进行及时屈光矫正和视力训练，防治弱视，促进融合功能的发育。常用的矫正方法有戴眼镜矫正、配戴角膜接触镜矫正和人工晶状体植入。儿童施行人工晶状体植入术已被多数术者所接受，目前认为，在3岁以后植入较为合适。

（二）年龄相关性白内障

年龄相关性白内障又称老年性白内障。

临床表现：老年性白内障常为双侧性，发病可有先后，晶状体浑浊的程度也可不一致。

根据晶状体开始出现浑浊的部位，可将白内障分为皮质性、核性和后囊下性3种类型。

1. 皮质性白内障

皮质性白内障最为常见，按其发展过程分为4期。

（1）初发期。裂隙灯下见晶状体皮质内空泡和水隙形成，晶状体周边前、后皮质出现楔性浑浊。散瞳后，应用检眼镜彻照法，可以看到轮辐状或片状混浊的阴影（图5-2A）。此期晶状体大部分透明，未累及瞳孔区的混浊不影响视力，病程可经数年才进入下一期。

（2）膨胀期。又称未熟期。晶状体浑浊逐渐加重，皮质吸水肿胀，晶状体体积增加，虹膜向前推移，使前房变浅，可诱发急性闭角型青光眼。以斜照法检查时，投照侧虹膜在深层浑浊皮质上形成新月形投影。患者视力明显下降，眼底难以窥进。

（3）成熟期。晶状体内水分溢出，肿胀消退，晶状体逐渐完全浑浊至乳白色（图5-2B），前房恢复正常。视力降至眼前光感或手动。眼底不能窥入。

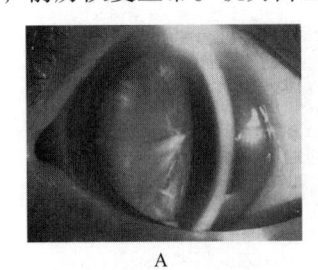

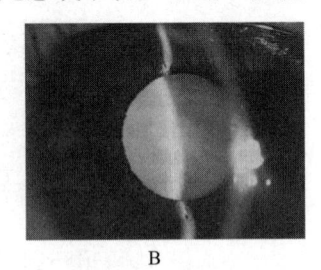

图5-2 年龄相关性白内障

注 A. 初发期白内障，前皮质楔形混浊累及瞳孔区；B. 成熟期白内障，晶状体皮质完全浑浊，呈乳白色。

（4）过熟期。晶状体内水分继续丢失，体积缩小，囊膜皱缩，前房加深，虹膜震颤。晶状体纤维分解液化呈乳白色，棕黄色的晶状体核沉于囊袋下方，核下沉后，可使视力突然提高。液化的皮质漏到晶状体囊外，进入房水的晶状体蛋白诱发自身免疫反应，可产生晶状体过敏性葡萄膜炎。悬韧带变性，晶状体容易出现脱位。囊膜破裂可使核脱出，若脱位的晶状体堵塞瞳孔区，也可引起继发性青光眼。

2. 核性白内障

核性白内障发病较早，一般40岁左右开始，进展缓慢。浑浊开始于胎儿核或成人核的浑浊开始呈灰黄色，随着病情进展，逐渐加重而呈棕色、棕黑色。后期视力极度减退，眼底不能窥见。

3. 后囊下性白内障

后囊下性白内障为皮质性白内障的一种表现，浑浊紧邻后囊下，可单独发生，也可与其他类型的白内障混合并存在。

（三）并发性白内障

并发性白内障是指眼部炎症或退行性病变导致晶状体营养和代谢发生障碍引起

的晶状体浑浊，如角膜溃疡、青光眼、葡萄膜炎、视网膜脱离、视网膜色素变性、眼内肿瘤、高度近视等。

（四）代谢性白内障

因代谢障碍引起的晶状体浑浊称为代谢性白内障。最常见的是糖尿病性白内障。糖尿病时血糖会升高，晶状体内葡萄糖增多转化为山梨醇，在晶状体内大量积聚，使晶状体内渗透压增加，吸收水分，纤维肿胀变性而浑浊。

（五）中毒性白内障

长期使用某些药物或接触某些化学物品引起的晶状体浑浊，称为中毒性白内障。常见的药物如糖皮质激素、氯丙嗪、抗肿瘤药物、散瞳剂和避孕药等，化学药品如苯及其化合物、萘、金属等。常见的有糖皮质激素性白内障、氯丙嗪性白内障、缩瞳剂性白内障、三硝基甲苯性白内障。长期接触有毒性金属或含金属药物，容易发生白内障。

（六）外伤性白内障

眼球穿通伤、钝挫伤、辐射性损伤、电击伤等引起的白内障称为外伤性白内障。

1. 钝挫伤白内障

挫伤时瞳孔缘部色素上皮细胞脱落，晶状体前囊出现环形浑浊，称为Vossius环状浑浊，其下可有浅层皮质浑浊。严重挫伤时，晶状体悬韧带断裂，晶状体可半脱位或全脱位，伴晶状体浑浊（图5-3）。如晶状体囊膜破裂，房水进入晶状体而形成白内障。

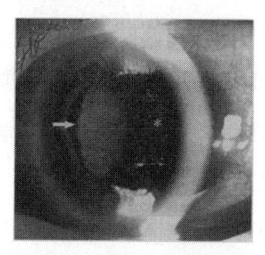

图5-3 晶状体半脱位

注 挫伤引起晶状体颞侧半脱位（箭头），轻度灰色浑浊，有玻璃体进入前房（星号）。

2. 穿通伤白内障

眼球穿通伤时往往有晶状体囊膜破裂，水分渗入晶状体而致浑浊（图5-4）。

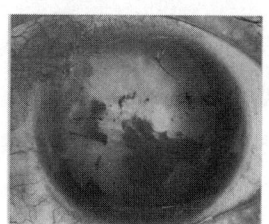

图5-4 外伤性白内障

注 角膜穿通伤，已缝合。无虹膜，晶状体白色浑浊，表面见血凝块附着。

3. 化学伤白内障

碱烧伤不仅可以损伤结膜、角膜和虹膜，而且可导致白内障。碱性化合物可以快速渗透到眼球内部，引起房水 pH 升高和糖及抗坏血酸水平降低，迅速导致皮质性白内障。

4. 辐射性白内障

辐射性白内障主要包括电离辐射性白内障、红外线性白内障、微波性白内障等。

（七）后发性白内障

后发性白内障是指白内障囊外摘除（包括超声乳化摘除）术后或晶状体外伤后，残留的晶状体皮质或脱落在晶状体后囊上的上皮细胞增生，在瞳孔区形成半透明的膜。

白内障术后发生的又称后囊膜浑浊，它是白内障囊外摘除术后最常见的并发症。

四、护理

（一）护理评估

（1）患者年龄、职业、文化程度、视力、听力、四肢活动情况，对治疗及护理的要求。

（2）了解患者的现病史、既往史、过敏史，有无合并心血管疾病、呼吸系统疾病、糖尿病等病史。糖尿病和高血压患者的血糖和血压控制情况，在家遵医行为。

（3）患者心理状态，家庭及社会支持情况。

（4）眼部评估了解视力、眼压、角膜内皮细胞形态及数目。注意眼睑和结膜有无红肿和充血，排除麦粒肿和急性结膜炎等手术禁忌证。

（5）白内障患儿有无上呼吸道感染等全身麻醉禁忌证。

（6）评估患者自理能力，制订合适的护理措施。

（7）患者及其家属是否得到有关白内障疾病的健康指导。

（8）术后评估视力、眼压情况。注意有无高眼压、角膜水肿、浅前房及感染等并发症的发生。

（二）护理措施

1. 术前护理

（1）按内眼手术前护理常规。

（2）心理护理。老年性白内障患者因感觉器官和神经功能的衰退，有时不能迅速、正确地接受和理解语言信息。护士要注意观察，耐心细致，放慢语速，经常与之交流和沟通，把握其心理动态，及时给予心理上的帮助和支持。先天性白内障患儿的理想治疗时间是出生后 6 个月以前，患儿家属对手术治疗的时间通常存有顾虑。

采用通俗易懂的语言介绍先天性白内障的有关知识，讲解手术的经过及预后，尤其是早期手术的重要性。婴幼儿时期是视觉系统发育的关键期，浑浊晶状体的遮挡干扰了光线对视网膜的正常刺激，影响了视觉系统的正常发育，是造成儿童失明或弱视的主要原因。

（3）安全护理。老年性白内障患者生理功能发生退行性变化，思维不够敏捷，记忆力减弱，行动迟缓，感觉迟钝，视力下降均为本病患者住院期间安全的危险因素。护士必须强化安全意识，慎防患者跌倒、误吸、误食、坠床、迷路、走失、突发严重的全身性疾病。同时，向患者家属进行安全教育，使患者及其家属掌握安全防范措施。

术前详细进行护理评估及实验室检查，以发现患者是否有全身性疾病。如术前发热、腹泻、血压和血糖增高等应推迟手术。合并糖尿病患者易发生前房出血、创口愈合延缓和感染等。术前应控制血糖在 8.0 mmol/L 以下。合并高血压患者，术前应采取措施使血压维持在接近正常水平。但对长期舒张压维持较高水平的患者，需注意掌握降压的速度和幅度。慢性支气管炎患者的咳嗽容易导致伤口裂开、前房出血等，术前要给予恰当的治疗。

手术眼术前用托品酰胺滴眼散瞳。老年男性患者要注意是否有前列腺肥大或炎症，应慎用阿托品。小儿如使用托品酰胺滴眼散瞳，需用无菌棉球按压泪囊压 3~5 分钟，以减少药物的吸收。

（4）先天性白内障患儿按全麻手术前护理。

（5）术前检查。协助患者做好眼压、眼部超声、角膜曲率、人工晶状体测量、角膜内皮细胞计数等检查。

2. 术后护理

（1）按内眼手术后护理常规。

（2）活动与休息。术后宜卧床休息 2 小时，但并不需绝对卧床，可进行一般的起居活动。

（3）饮食护理。术后当日宜进食半流质或软性食物，避免食用硬质食物，避免刺激性食物，避免吸烟，饮酒。多进食新鲜蔬菜、水果，保持大便通畅。

（4）术眼的保护。术后用眼垫包眼 1 日，为防不慎碰伤术眼，可在眼垫外加眼罩。保持术眼敷料清洁，不松脱，术后第 1 日由医生将眼垫取除，即可正常视物，但看电视、计算机及阅读时间不宜过久，宜多休息。按医嘱滴用抗菌、抗炎滴眼液。

（5）术后病情观察。术后注意视力、眼压情况，有无眼痛、头痛等症状。注意患者精神状态，高血压、糖尿病患者注意监测血糖、血压，以便及早发现术后出现的并发症。

（6）有便秘、咳嗽要及时通知医生处理，以免影响切口愈合。

3. 术后并发症观察

白内障术后主要并发症有：①高眼压；②角膜水肿，浅前房；③感染等。

（1）若患者发生术眼胀痛，伴同侧头痛、恶心、呕吐，应警惕高眼压的发生，需密切监测眼压，并及时按时给予降眼压药物治疗。

（2）若患者诉眼部异物感，视力提高不理想，发生角膜水肿的可能性大，应做好解释、安慰工作，按医嘱使用润滑剂、高渗液、角膜上皮营养剂等。

（3）眼内炎是人工晶状体手术最严重的并发症，多在术后1~4日急骤起病，伴有剧烈眼部疼痛和视力急剧下降；术后密切观察病情，一旦发生感染迹象通知医生处理。配合医生抽取房水或玻璃体液进行细菌和真菌培养及药物敏感试验。全身及局部应用足量广谱抗生素。

（三）出院健康指导

（1）术后1周内洗脸、洗澡时，避免污水入眼。

（2）术后1个月内避免剧烈运动和负重，以免用力过猛、眶压过高引起手术切口裂开，有便秘和咳嗽者宜用药物加以控制。

（3）术后3个月内避免揉擦，碰撞术眼。前房型人工晶状体、带虹膜隔人工晶状体植入者需长期避免用手揉擦眼，以免人工晶状体与角膜摩擦而损伤角膜内皮。

（4）对于10岁以下的先天性白内障，术后必须指导家长对患儿进行弱视治疗，由于许多家长并不了解弱视治疗的重要性，常以为白内障手术后即大功告成。向家长解释白内障手术只是给患儿提供了一个训练视力的机会，术眼视力的好坏还取决于弱视治疗。

（5）白内障囊内摘除术后患者，需及早配镜矫正术眼视力。

（6）出院1周回医院复诊。

第二节 青光眼

青光眼是病理性眼压（intraocularpressure，IOP）升高导致特征性视神经损害和视野缺损的一组眼病或临床症候群。眼压是指眼球内容物作用于眼球壁的压力。正常眼压是11~21 mmHg。临床上绝大部分青光眼是因房水外流阻力增加所致。房水循环途径中任何一个环节发生障碍，都会影响到房水生成与排出之间的平衡，表现为眼压的波动。各种抗青光眼治疗手段都围绕着两点，即减少房水产生和促进房水排出，以重新恢复房水循环平衡。

临床上一般将青光眼分为原发性、继发性和发育性三大类。①原发性青光眼：指没有明确眼部和全身继发性病因的青光眼，病因尚不完全明确。这类青光眼可能是临床症候表现相似的一组疾病。目前，习惯上仍然称为原发性青光眼。②继发性青光眼：由眼部其他疾病或全身疾病等明确病因所致的一类青光眼。③发育性青光眼：胚胎期和发育期内房角结构发育异常所致的一类青光眼。

一、原发性青光眼

原发性青光眼是主要的青光眼类型，根据不同的解剖结构和发病机制，将原发性青光眼分为闭角型和开角型青光眼。

（一）原发性闭角型青光眼

原发性闭角型青光眼是由于前房角被周边虹膜组织机械性阻塞导致房水流出受阻，造成眼压升高的一类青光眼。

1. 病因及发病机制

（1）眼球解剖结构的异常被认为是主要发病因素。闭角型青光眼患者眼球具有特征性的解剖结构，即前房较浅、房角入口狭窄、眼轴较短、角膜（相对）较小、晶状体相对较大较厚，位置偏前致使眼前段相对拥挤狭小；晶状体前表面与虹膜紧贴的面积增大，增加了生理性瞳孔阻滞，房水从后房经由瞳孔流向前房的阻力增加而造成后房压力升高，将相对组织薄弱的周边虹膜向前推移。闭角型青光眼解剖结构异常已被 B 超、超声生物显微镜（UBM）等生物测量得到证实。

（2）常见于情绪波动，也见于过度疲劳、近距离用眼过度、暗室环境、全身疾病等。

2. 临床表现

闭角型青光眼有急性和慢性两种。

（1）急性闭角型青光眼。多见于周边虹膜明显膨隆、房角狭窄的患者。根据临床过程分为 4 个阶段。

1）临床前期。具有闭角型青光眼浅前房、窄房角的解剖特征，存在急性发作的潜在危险但尚未发作患眼。一眼急性发作后，另一眼没有闭角型青光眼发作史，眼部检查发现具有急性闭角型青光眼的解剖特征，暗室激发试验呈阳性表现。

2）发作期。周边虹膜堵塞了房角，房水不能外流，眼压迅速上升，出现一系列临床症状，为闭角型青光眼急性发作。患者感到有轻微的眼胀和头痛，可伴有恶心，白天视物呈朦雾状，夜晚看灯光时则出现虹视。根据临床表现，闭角型青光眼的急性发作可分为典型的大发作和不典型小发作两种情况。

典型的大发作：即急性大发作，房角突然大部分或全部关闭，眼压急剧上升，患者出现剧烈眼痛、头痛，甚至恶心、呕吐等症状；视力严重减退，可仅存光感。眼部检查可见球结膜水肿、睫状充血或混合充血、角膜水肿呈雾状混浊、瞳孔扩大，呈竖椭圆形或偏向一侧，对光反射消失、眼部刺激征等。裂隙灯检查角膜上皮水肿、角膜后可有色素颗粒沉着、前房浅、房水闪辉阳性、虹膜水肿，隐窝消失。眼球坚硬如石，测量眼压多在 50 mmHg 左右，可超过 80 mmHg。

急性发作后的患眼，可见虹膜色素脱落和（或）扇形萎缩（图 5-5）。晶状体前囊下可呈现灰白色斑点状、粥斑样浑浊，称为青光眼斑。这些征象一般出现在眼压急剧升高而持续时间较长的情况下，即使眼压下降后一般也不会消失，可以作为急性大发作的标志遗留下来。

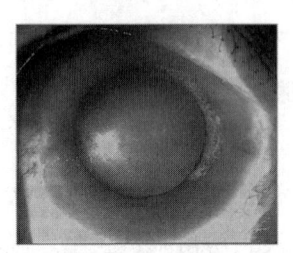

图 5-5　虹膜节段性萎缩

注　青光眼急性发作期后，12 ~ 4 点角膜缘色素脱失。

高眼压持续过久，则可出现视乳头苍白（缺血）或视网膜广泛出血。

急性闭角型青光眼发作持续时间短，眼压控制及时，视力一般可以逐渐恢复，视野也可保持正常。如果眼压水平过高，未能及时控制病情可以在数日内导致失明。

不典型发作：又称小发作。临床特点自觉症状轻微，仅有轻度眼部酸胀、头痛。视力下降不明显，但有雾视、虹视现象。裂隙灯检查可见轻度角膜上皮水肿。瞳孔形态正常，对光反射略迟钝，虹膜膨隆，前房较浅。眼压一般在 30 ~ 50 mmHg，亦可高达 80 mmHg。发作时间短暂，经过休息后可自行缓解。

3）间歇缓解期。闭角型青光眼发作经及时治疗，眼压下降，关闭的房角重新开放，病情得到暂时的缓解或稳定相当长的时期，称为间歇缓解期。

4）慢性进展期。周边虹膜与小梁网组织产生了永久性粘连，眼压持续升高。一些临床前期和间歇缓解期，患者因长期滴用缩瞳剂，虽避免了青光眼的急性发作，但其房角却可能缓慢发生粘连，当粘连范围达到一定程度时眼压持续升高，进入慢性进展期。

（2）慢性闭角型青光眼，多见于50岁左右的男性，临床表现与原发性开角型青光眼相似，周边前房浅，房角为中等狭窄，可呈多中心的点状周边虹膜前粘连。房角粘连是由点到面逐步发展的，眼压水平也随之缓慢上升，临床上没有眼压急剧升高的症状，眼前段组织没有虹膜萎缩、瞳孔变形等急性闭角型青光眼的表征。在高眼压（常在40～50 mmHg）的持续下视神经乳头逐渐形成凹陷性萎缩，视野也发生相应的进行性损害。由于没有明显的临床症状，在常规眼科检查时或病程晚期有严重视野缺损，管状视野时才被发现。

3. 治疗

闭角型青光眼一旦确诊，应根据其所处的不同阶段给予相应治疗。

（1）临床前期的闭角型青光眼。治疗目的是预防发作，及时用激光周边虹膜切开或周边虹膜切除（开）术，解除瞳孔阻滞。对暂时不愿手术者应给予预防性滴用缩瞳剂，常用1%毛果芸香碱每日2～3次，并定期随访。

（2）急性发作的闭角型青光眼。挽救视功能和保护房角功能是治疗的主要目的。应按急诊全力抢救，以期在最短时间内控制高眼压，减少对视功能的损害防止房角形成永久性粘连。对急性发病患者，急性发作时常用1%毛果芸香碱，每15分钟1次，眼压下降后或瞳孔恢复正常大小时逐步减少用药次数，最后维持在每日3次。缩瞳剂能够将根部虹膜拉离房角，促进房角开放和房水引流，避免房角粘连。针对高眼压的程度，还可以同时用高渗脱水剂和抑制房水生成的药物降低眼压。高渗脱水剂有甘油、山梨醇、甘露醇等，常用20%甘露醇溶液，快速静脉滴注30分钟内完成。使用时注意老年患者，尤其是有高血压和心功能、肾功能不全，以及电解质紊乱患者的全身情况。房水生成抑制剂有眼局部用和全身用两类，全身用的主要是碳酸酐酶抑制剂乙酰唑胺（醋氮酰胺），每次250 mg，β受体阻滞剂、0.5%噻吗洛尔滴眼液。如果发作眼充血明显，可应用糖皮质激素，减轻房角组织的炎症水肿，有利于房水引流并减少或避免粘连发生。

急性发作的患眼，如果采取上述药物治疗3日后眼压仍维持在50mmHg以上，则应及时手术治疗。如果房角多已广泛粘连而丧失功能，只能做滤过手术。

对闭角型青光眼的不典型发作，常使用缩瞳剂、β受体阻滞剂、碳酸酐酶抑制剂联合应用，一般能较快控制病情。眼压下降后，房角大部分或完全开放，可做周边虹膜切除术。如果眼压再度回升，房角粘连＞1/2象限只能选做眼外引流手术如小梁切除术等滤过性手术。

（3）间歇缓解期的闭角型青光眼。眼压正常，应施行周边虹膜切除术，以解除瞳孔阻滞，避免房角关闭，达到阻止病程进展的治疗目的。

（4）慢性进展期的闭角型青光眼。治疗目的是控制眼压。因房角已大部分粘连或全部粘连，房水引流功能破坏，眼压升高，只能选择做小梁切除术或巩膜咬切术等滤过手术。术前眼压控制在 30 mmHg 以下施行青光眼滤过性手术比较安全。

（5）慢性闭角型青光眼。处理原则上同急性闭角型青光眼的间歇缓解期和临床前期。

（二）原发性开角型青光眼

原发性开角型青光眼的特点：①两眼中至少一只眼的眼压持续 221 mmHg；②房角开放；③典型的青光眼视神经杯扩大和视野损害。没有明显症状，因此不易早期发现。

1. 病因及发病机制

房角开放，但房水排出系统病变使房水流出阻力增加导致眼压升高，房水排出系统病变要点：①小梁组织局部的病变；②小梁后阻滞，即房水流经小梁组织后 Schlemm 管到集液管和房水静脉部位的病变；③血管—神经—内分泌或大脑中枢对眼压的调节失控。

2. 临床表现

（1）症状。早期几乎没有症状，部分患者表现为进行性近视，伴视疲劳；随着病情的发展，眼压波动较大或眼压水平较高时患者才出现视物模糊、眼胀和头痛等症状，出现虹视和雾视；晚期因双眼视野缩小，可有行动不便和夜盲等表现。

（2）眼局部体征。早期病例眼前部可无任何改变。典型青光眼视神经损害表现为视杯进行性扩大和加深。随着病程的进展，视杯凹陷逐步扩展，导致杯/盘比（cup/disc ratio，C/D 比）的增大（图 5-6）。

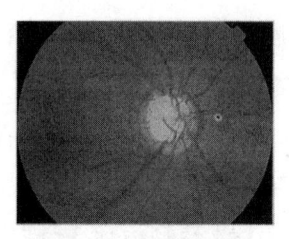

图 5-6 青光眼视杯

注　长期眼压高，视杯结构萎缩，加深和扩宽。

（3）眼压。开角型青光眼的最早期时眼压不稳定性，波动幅度较大。

（4）视功能主要表现为视野缺损。

3. 治疗

过去开角型青光眼的治疗原则一般是先采用药物治疗，无效时再考虑手术。随着临床研究的深入，一些学者主张积极地手术治疗，尤其是已有视神经和视野损害的病例。

（1）药物降眼压治疗。

1）眼局部应用的降眼压药物。首选1种局部降眼压滴眼液，如眼压不能控制可以选2种或2种以上降压药。毛果芸香碱、0.5%噻吗洛尔、碳酸酐酶抑制剂。

2）全身应用的降眼压药。碳酸酐酶抑制剂、乙酰唑胺、高渗脱水剂，以每日20%甘露醇250 mL（快速静滴）降眼压作用起效快，但维持时间短（6小时）。

（2）激光治疗。氩激光小梁成形术。

（3）手术治疗。当最大剂量局部降眼压药物都不能控制眼压正常时，就要手术治疗。

最常用的滤过性手术方式是小梁切除术。对于多次滤过性手术失败的患眼，可采用人工导管引流术，常选用青光眼减压阀植入手术。

（三）特殊类型青光眼

恶性青光眼是临床最常见的特殊类型青光眼。

原发性闭角型青光眼术后眼压不但未下降反而升高，病情更重，称为恶性青光眼，根据发病机制又称为睫状环阻滞性青光眼，房水引流错向性青光眼。这是一组多因素的难治性青光眼，好发于小眼球（短眼轴、大晶状体）的患眼。其病理机制是睫状体的肿胀或肥大。关闭房角，前房极浅或消失。

恶性青光眼一旦确诊，应即采取积极措施，以恢复前房，降低眼压。

（1）药物治疗。①睫状肌麻痹剂，松弛睫状肌，加强晶状体悬韧带的张力，使晶状体后移。选用1%～4%阿托品滴眼液，每日4～5次，夜间加用阿托品眼膏；②降眼压药物，用高渗脱水剂和减少房水生成药物，使玻璃体脱水浓缩，降低眼压；③糖皮质激素抗炎治疗，局部或全身应用，减少组织水肿和炎症反应，促进睫状环阻滞的解除。

（2）激光治疗。睫状突的激光光凝，使其皱缩而解除睫状环阻滞。

（3）如上述治疗无效，则实行手术治疗。①抽吸玻璃体积液术做前房形成术；②晶状体玻璃体切除术，需将晶状体后囊膜和玻璃体前界膜尽量切除，以达到根治目的。

二、继发性青光眼

继发性青光眼是某些眼部疾病或全身疾病，或某些手术或药物的应用，干扰了正常的房水循环（阻碍房水外流或增加房水生成）造成眼压升高的眼部病理状况。

（一）炎症相关性青光眼

虹膜睫状体炎引起的青光眼炎症产物阻塞小梁网或引起虹膜周边前粘连，可导致严重的急、慢性青光眼。

慢性葡萄膜炎（病程 3 个月以上）发生青光眼要比急性葡萄膜炎高出 1 倍以上。导致开角型青光眼的病理有炎症细胞、纤维素、血清蛋白及受损的组织细胞碎片等阻塞小梁网，炎性介质和毒性物质对小梁细胞损害导致功能失调，房水外流障碍。继发闭角型青光眼的病理状况可是非瞳孔阻滞性的周边虹膜前粘连，也可是瞳孔闭锁或瞳孔膜闭，阻滞前后房的房水交通（图 5-7）。

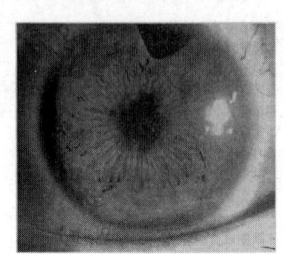

图 5-7 炎症相关性青光眼

注　葡萄膜炎引起瞳孔闭锁，虹膜膨隆，继发性青光眼，这是虹膜周切术后。

（二）糖皮质激素性青光眼

糖皮质激素性青光眼的原因分为内源性和外源性。病理生理学研究表明，糖皮质激素引起的眼压升高是小梁细胞功能和细胞外基质改变，房水外流通道阻力增加之故。

常见病因是医源性的药物治疗。其中以眼表给药最多，如春季卡他性结膜炎和近视眼手术后的糖皮质激素治疗。眼压升高可发生在开始治疗后数日到数年，多数易感者常在 6 周内出现。其发生时间及程度与所用药物的剂量、用法、给药途径、用药时间长短，以及药物导致眼压升高的潜在可能性等因素相关，也与个体易感性有关。

对于这类青光眼，以预防为主。尽量少用糖皮质激素，如要抗眼内炎症，可长期使用非甾体抗炎药，不会有升高眼压的不良反应。如非用糖皮质激素药物不可，则选用较低浓度和较少可能升高眼压的糖皮质激素，并告知患者加强随访。已发生的糖皮质激素性青光眼，首先停药。降眼压药物难以控制高眼压，伴有严重视功能损害时，原发疾病不能停用糖皮质激素药物治疗时，施行滤过性手术治疗。

三、发育性青光眼

发育性青光眼是胚胎期和发育期内前房角组织发育异常所引起的一类青光眼，多数在出生时已存在，但可以到青少年期才表现出症状和体征，又称先天性青光眼，分为原发性婴幼儿型青光眼、青少年型青光眼和伴有其他先天异常的青光眼 3 类。

（一）发病机制

病理解剖上发育性青光眼有 3 种：①单纯的小梁发育不良；②虹膜小梁发育不

良；③角膜小梁发育不良。

青光眼的发生机制是由于发育的遏制，阻止了虹膜睫状体的后移，虹膜呈高位插入小梁网内，并且小梁网板层和Schlemm管的形成不完全，导致房水外流阻力增加。

（二）临床表现

1. 婴幼儿型青光眼

最初的表现常是畏光、流泪和眼睑痉挛，由高眼压性角膜上皮水肿刺激所致。儿童眼球胶原纤维富于弹性，如在3岁以前发病，眼压升高常导致眼球增大，尤其是角膜和角巩膜缘，又称"牛眼"。初始角膜云雾状浑浊，随着病情发展，Descemet膜和角膜水肿、畏光、流泪均突然加重，患儿烦闹哭吵，喜欢埋头，以避免畏光的疼痛刺激。长期持续的眼压升高将导致角膜云翳样瘢痕，上皮缺损甚至溃疡；眼球继续增大，晶状体悬韧带断裂可产生晶状体半脱位。

2. 青少年型青光眼

多数直到有明显视功能损害时如视野缺损或视力下降才注意到，有的甚至以失用性斜视为首次就诊主诉。眼压升高开始在3岁以后，通常无眼球增大征，但由于巩膜仍富弹性，可表现为进行性近视。

（三）治疗

一旦诊断应尽早手术治疗。由于儿童处于发育阶段，全身耐受性较差，抗青光眼药物仅用于短期的过渡治疗或不能手术的患儿，以及手术后眼压控制不理想患眼的补充治疗。药物治疗的原则是选择低浓度和全身影响小的制剂，如0.25%噻吗洛尔、0.25%倍他洛尔、1%毛果芸香碱滴眼液等，口服乙酰唑胺为5~10 mg/kg体重，每日3~4次。

对年龄在3岁以下的患儿首选小梁切开术或房角切开术，3岁以上适用于小梁切开术。

▍四、护理

（一）护理评估

（1）患者性别、年龄、文化程度、性格特征，生活自理能力，对治疗护理的要求。

（2）现病史、既往史及家族史、过敏史。有无合并全身病，如高血压、冠心病、糖尿病、呼吸道系统疾病，高血压、糖尿病患者血压、血糖控制情况。

（3）眼部评估视力、视野、眼压、瞳孔大小及对光反射，前房深浅、有无眼胀及眼痛、视朦及虹视，畏光、流泪等。

（4）患者心理状态、家庭及社会支持情况。

（5）患者及其家属是否得到有关青光眼疾病知识的指导。

（6）术后持续评估视力、眼压、前房深度、眼胀、眼痛等。

（二）护理措施

1. 一般护理

（1）心理护理。青光眼，尤其是原发性急性闭角型青光眼被认为是眼科中最重要的身心性疾病。心理社会因素、生活事件、如工作环境变动、家庭问题、季节变化、寒流入侵、情绪激动、愤怒、悲伤、忧郁、过度兴奋等常可使眼压急剧升高与波动。这些因素均可成为原发性闭角型青光眼急性发作的诱因。详细介绍青光眼急性发作的特点，了解患者心理动态，有针对性地给予心理支持，帮助患者树立信心，积极配合检查和治疗。

（2）饮食护理。多吃蔬菜、水果，保持大便流畅。禁食刺激性食物，如浓茶、咖啡、酒、辛辣食物。

（3）不暴饮。一次饮水量最好不要超过 300 mL。

（4）养成良好生活习惯，不吸烟，生活有规律，劳逸结合，保证充足的睡眠。

（5）不宜在暗室或黑暗环境中久留，避免长时间看电视、电影，以免瞳孔散大，眼压升高。衣着不宜过紧，特别是衣领口、乳罩，以免影响颈部血液循环引起眼压升高。睡眠时枕头高度适中，避免长时间低头、弯腰，以免眼压升高。

（6）青光眼患者禁用散瞳剂和口服或注射颠茄类药物（恶性青光眼除外），青光眼患者如误用散瞳剂应立即报告医生，采取积极措施进行相应的紧急处理。

（7）急性闭角型青光眼急性发作期患者入院后应立即通知医生，争分夺秒采取有效措施迅速降低眼压；青光眼急性发作对视神经的损害和预后与高眼压的水平及持续时间密切相关，如经足量的降压药物治疗数小时内仍不能有效控制眼压，即应进行降压手术以挽救和保护视功能。常用前房穿刺术降低眼压。12 小时后再施行滤过性手术。密切观察眼压及全身情况变化。

（8）做好用药护理。密切观察药物不良反应。

1）急性闭角型青光眼急性发作时，持续频繁滴用缩瞳剂，这对于年老体弱、恶心呕吐、进食量少的患者容易出现眩晕、脉快、气喘、流涎、多汗等中毒症状，此时应及时擦汗更衣，保暖，防止受凉，并报告医生。为减少药物吸收引起毒性反应，滴用缩瞳药后要压迫泪囊区 2~3 分钟。

2）使用碳酸酐酶抑制剂如醋氮酰胺要与等量的碳酸氢钠同服，避免尿道结石形成。少量多次饮水，密切观察药物不良反应，如知觉异常，四肢、颜面、口唇麻木、有针刺感，血尿、小便困难、腹痛、肾区疼痛，一旦发现结石症状要立即停药，肾功能不全者慎用。

3）快速静脉滴注 20% 甘露醇 250 mL，30~40 分钟内滴完，每分钟 120 滴左右，对年老体弱或有心血管系统疾病的患者要注意观察呼吸、脉搏的变化，以防发生意外。糖尿病、心肾功能不全患者慎用。甘露醇滴完要平卧，防止用药后突然起立引起直立性低血压。

4）冬天口服甘油盐水溶液应加温，易于口服或减少恶心、喉部及胃部不适。服药后尽量少饮水，以免药液被稀释，可用温水漱口减少不适，糖尿患者慎用。

5）使用β受体阻滞剂（如噻吗洛尔），要观察患者心率、脉率、呼吸。对于心率小于55次/分者要报告医生停药。因为β受体阻滞剂可引起支气管平滑肌和心肌的兴奋性增高，对慢性支气管哮喘、窦性心动过慢、右心室衰竭继发肺性高血压、充血性心力衰竭及有心脏病史者禁用。

2. 抗青光眼手术前后护理

常用的抗青光眼手术方式有周边虹膜切除术、小梁切除术、复合式小梁切除术、外路小梁切开术、前房角切开术、睫状体分离术、睫状体冷凝术、睫状体光凝术、现代房水引流装置等。

（1）周边虹膜切除术。手术方法是在虹膜的周边部通过手术或激光切除一个小口（图5-8），使后房水直接通过这个切口流入前房，从而达到解除因瞳孔阻滞导致的周边虹膜向前隆起阻塞前房角，使前房角的房水排除恢复通畅。

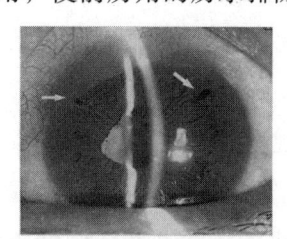

图5-8 激光周边虹膜切除术

注 急性闭角型青光眼急性发作后，颞侧9～11点瞳孔后粘连，激光虹膜周切口（箭头）。

（2）小梁切除术。手术目的是在前房和球结膜下之间建立新的房水眼外引流通道，形成滤过泡而使眼压下降。滤过性手术包括小梁切除术、巩膜瓣下灼滤术和全层巩膜灼滤术，引流盘或调节阀的前房人工引流植入物手术（图5-9）。

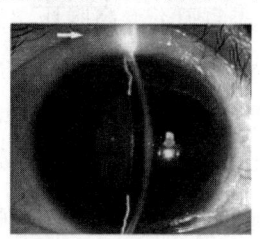

图5-9 小梁切除术

注 急性闭角型青光眼小梁切除术后的结膜下滤过泡（箭头）。

（3）复合式小梁切除术。由2～3种技术联合组成，即在小梁切除术中联合巩膜瓣缝线的松解或拆除方法和影响伤口愈合的抗代谢药物。

（4）外路小梁切开术、前房角切开术和睫状体分离术。手术目的是使房水通过切开 Schlemm 管沿原有的排出途径或经脉络膜上腔引流吸收。

（5）睫状体冷凝术、睫状体光凝术。手术目的是通过各种物理治疗手段破坏部分睫状体上皮细胞，使房水生成减少而降低眼压。

（6）现代房水引流装置。房水引流装置是由引流管和引流盘组成。引流管将前房水引流到远端的引流盘处。引流盘达到一定面积（不少于 135 mm^2），通过引流盘植入后在盘周围形成一个和引流盘表面积相同的纤维性储液间隙。房水通过引流管被引流到这个储液间隙再经该间隙的纤维壁渗透到周围组织内被吸收。

3. 术前护理

（1）按内眼手术护理常规。

（2）向患者及其家属解释手术治疗目的及配合知识。

（3）原发性急性闭角型青光眼患眼往往伴随眼前段葡萄膜炎，术前按时滴糖皮质激素滴眼剂，炎症严重者全身应用糖皮质激素或消炎痛，观察药物不良反应。

（4）密切监测眼压。按时使用降眼压药物，一般要求术前眼压控制在 20 mmHg 以下，因为高眼压下手术危险性大，且术中术后并发症多，致手术效果不理想。

4. 术后护理

（1）按内眼手术后护理常规。

（2）活动与休息。术后当日多卧床休息，可坐起进食和自行上厕。术后第 1 日即可下床步行，无须过分限制患者的活动和强调卧床休息。对前房出血者应采取半坐卧位休息或高枕体位。小梁切除术后当日采取半卧位或侧卧位。对于术后早期眼压＜ 5 mmHg 的患者，应限制活动并避免咳嗽和抠鼻等动作。因患者在已有前房出血或眼压过低时，这些增加头部静脉压的动作，有增加或引起前房出血的危险。

（3）术眼观察。术后主要观察眼压、前房的变化，滤过泡的形态和功能，观察有无眼痛，如明显眼痛，要注意葡萄膜炎、高眼压、感染的发生。

（4）对侧眼的观察及治疗。青光眼术后不应只注意术眼而忽视对侧眼的观察，非手术眼应继续使用抗青光眼药物治疗。如对侧眼的眼压可以局部用药控制，则应按医嘱停用口服碳酸酐酶抑制剂，这将有助于滤过性手术眼前房和滤泡的形成。

（5）术眼按时滴抗生素和糖皮质激素滴眼液，睡前涂眼膏，炎症严重者全身用药，并观察药物不良反应。

（6）散瞳严格执行"三查七对"，准确应用散瞳药，除了前房角切开术、小梁切开术和睫状体分离术术后早期应该应用缩瞳剂外，其他抗青光眼术后均应常规散瞳。

（7）滤过泡的观察。小梁切除术后早期最理想的情况是：①滤过泡结膜呈相对贫血状态，无明显局限边界，稍呈轻、中度隆起；②前房恢复到术前深度或稍浅；③眼压在 6～12 mmHg。

（8）并发症观察。小梁切除术后如发生术眼剧烈疼痛，应注意是否眼压急性升高，常见原因是滤过口阻塞、恶性青光眼、脉络膜渗漏、出血或感染。

（9）前房植入管引流手术的护理。接受这类手术的青光眼患者，如新生血管性青光眼，可能同时患有糖尿病、高血压、肾病等，要密切观察血糖、血压、肾功能情况。

5. 健康教育

（1）用药指导。①遵医嘱用药：2 种以上滴眼液要交替使用，每次间隔 20 分钟以上，滴眼每次 1 滴即可，不宜滴多，以免药液外溢造成浪费。②压迫泪囊点：用阿托品、匹罗卡品、噻吗洛尔滴眼液后应压迫泪囊区 2～3 分钟。使用噻吗洛尔滴眼液要注意脉搏变化，心率 60 次/分以下要就诊，必要时停用。③注意全身表现；如多次滴缩瞳药后出现眩晕、气喘、脉快、流涎、多汗等中毒症状，要注意保暖，及时擦汗、更衣，防止受凉，可饮适量热开水，症状未能缓解应及时就诊。④药物保存：滴眼液、眼药膏应放于阴凉避光处。

（2）饮食指导。宜进食富含维生素、低脂食物，避免太多的动物脂肪，多吃鱼、蔬菜、水果，忌暴饮暴食，保持大便通畅。忌吃刺激性食物。禁酒，避免吸烟。避免在短期内喝大量的液体，一次饮水量不宜超过 300 mL，以免眼压升高。但青光眼患者应喝适量的水，应在 1 日内分散饮用。

（3）运动与休息。生活要有规律，劳逸结合，避免过度疲劳，保证足够的睡眠，适当的体育锻炼。已有视野缺损的患者在运动前要考虑自己的视力情况，如在打球时，视野缺损的患者可能看不到正击向自己的球。在骑自行车遇到危险时，由于视野缺损却察觉不到，所以视野缺损的人不宜骑自行车和开车。

（4）心理卫生。学会自我控制情绪，保持心情舒畅，避免在压力较大的工作环境中工作，因为严重的心理压力会增加眼压。

（5）娱乐。避免长时间看电视、电影，避免长时间低头，不要在暗室逗留，以免眼压升高。

（6）衣领勿过紧、过高，睡眠时枕头宜垫高，以防因头部充血后，导致眼压升高。

（7）当发现有虹视现象，视物模糊时，休息后虽有好转，也应到医院早日就诊。如有头痛、眼痛、恶心、呕吐，可能为眼压升高，应及时到医院检查治疗。

（8）定期随访。所有青光眼术后患者一定要进行随访，目的是定期监测眼压，视神经乳头损害和视功能损害（主要是视野缺损）的变化，做相应处理。滤过性手术后早期

（3个月内）应严密观察滤过泡和眼压的变化，如果术后眼压升高或滤过泡有瘢痕化的趋势，即应加强滤过泡的按摩和（或）球结膜下注射抗代谢药物，以防止滤过泡瘢痕化。

第三节　泪囊炎

一、新生儿泪囊炎

（一）概述

新生儿泪囊炎是儿童常见的眼病之一。其是鼻泪管下端先天残膜未开放造成泪道阻塞，致使泪液滞留于泪囊内，伴发细菌感染引起的。常见致病菌为葡萄球菌、链球菌、假白喉棒状杆菌等。

（二）诊断

1. 症状

出生后数周或数日发现患儿溢泪，并伴有黏液脓性分泌物。

2. 体征

内眦部有黏液脓性分泌物，局部结膜充血，下睑皮肤浸渍或粗糙，可伴有湿疹。指压泪囊区有脓性分泌物从泪小点溢出。

3. 辅助检查

分泌物经革兰染色，血琼脂培养，以确定感染细菌类型。

（三）鉴别诊断

1. 累及内眦部眼眶蜂窝织炎

挤压泪囊区无分泌物自泪小点溢出。

2. 急性筛窦炎

鼻骨表面疼痛、肿胀，发红区可蔓延至内眦部。

3. 急性额窦炎

炎症主要累及上睑，前额部有触痛。

（四）治疗

1. 按摩

示指沿泪囊上方向下方挤压，挤压后滴抗生素滴眼液，每日2～4次。

2. 滴眼液或眼膏

有黏液脓性分泌物时，滴抗生素滴眼液或涂眼膏，每日2～4次。

3. 泪道探通术

对于 2～4 个月患儿，可以施行泪道探通术，探通后滴抗生素滴眼液 1 周。

4. 泪道插管手术

对于大于 5 个月或者存在反复泪道探通术失败的患儿，可以考虑行泪道插管手术治疗。

5. 抗感染治疗

继发急性泪囊炎或眼眶蜂窝织炎时，须及时全身及局部抗感染治疗。

二、急性泪囊炎

（一）概述

急性泪囊炎是儿童比较少见但十分严重的泪道疾病。常继发于新生儿泪囊炎、先天性泪囊突出、泪囊憩室及先天性骨性鼻泪管发育异常等。常见致病菌为葡萄球菌、链球菌等。

（二）诊断

1. 症状

内眦部红肿、疼痛，患眼流泪并伴有黏液脓性分泌物。

2. 体征

内眦部充血肿胀，患眼局部结膜充血，可伴有全身症状，如发热等。

3. 辅助检查

分泌物经革兰染色、血琼脂培养，确定感染细菌类型。

（三）鉴别诊断

1. 累及内眦部眼眶蜂窝织炎

挤压泪囊区无分泌物自泪小点溢出。

2. 急性筛窦炎

鼻骨表面疼痛、肿胀，发红区可蔓延至内眦部。

3. 急性额窦炎

炎症主要累及上睑，前额部有触痛。

（四）治疗

（1）全身及局部应用广谱抗生素治疗。根据眼部分泌物细菌培养加药敏试验结果调整用药。

（2）局部脓肿形成，可以先尝试经上、下泪小点引流脓液。如果上述方法无效，则只能行经皮肤的切开引流。

（3）炎症控制后尽快行进一步影像学检查如 CT 等，明确发病原因。根据不同的发病原因行进一步的病因治疗。

三、护理

（一）慢性期护理

1. 指导正确使用滴眼液

每次使用滴眼液前，先用手指按压泪囊区或行泪道冲洗，排空泪囊内的分泌物后，再滴抗生素滴眼液，每日 4~6 次。

2. 冲洗泪道

选用生理盐水加抗生素行泪道冲洗，每周 1~2 次。

（二）急性期护理

（1）指导正确热敷和超短波物理治疗，以缓解疼痛，注意防止烫伤。

（2）按医嘱应用有效抗生素，注意观察药物的不良反应。

（3）急性期切忌泪道冲洗或泪道探通，以免感染扩散，引起眼眶蜂窝织炎。

（4）脓肿未形成前，切忌挤压，以免脓肿扩散，待脓肿局限后切开排脓或行鼻内镜下开窗引流术。

（三）新生儿泪囊炎护理

指导患儿家长泪囊局部按摩方法，置患儿立位或侧卧位，用一手拇指自下睑眶下线内侧与眼球之间向下压迫，压迫数次后滴用抗生素滴眼液，每日进行 3~4 次，坚持数周，促使鼻泪管下端开放。操作时应注意不能让分泌物进入患儿气管内。如果保守治疗无效，按医嘱做好泪道探通术准备。

（四）经皮肤径路泪囊鼻腔吻合术护理

1. 术前护理

（1）术前 3 日滴用抗生素滴眼液，并行泪道冲洗。

（2）术前 1 日用 1% 麻黄碱液滴鼻，以收缩鼻黏膜，利于引流及预防感染。

（3）向患儿家属解释手术目的、意义、注意事项。泪囊鼻腔吻合术是通过人造骨孔使泪囊和中鼻道吻合，使泪液经吻合孔流入中鼻道。

2. 术后护理

（1）术后患儿置半坐卧位：术后 24 小时内可行面颊部冷敷，以减少出血及疼痛。

（2）做好鼻腔护理。术后第 2 日开始给予 1% 麻黄碱液、雷诺考特鼻喷雾剂等喷鼻，以收敛鼻腔黏膜，利于引流，达到抗炎、止血、改善鼻腔通气功能的目的。注意鼻腔填塞物的正确位置，嘱患儿勿牵拉填塞物，勿用力揉鼻及挖鼻腔，以防止填塞物松动或脱落而引起出血。

（3）做好泪道护理。术后患儿眼部滴抗生素滴眼液，滴眼时，患儿面部处于水平稍偏健眼位置，有利于药液聚集在患眼内眦部，从而被虹吸入泪道，增强伤口局部药物浓度，促进局部炎症的消退。

（4）术后嘱患儿注意保暖、防止感冒。术毕当日进温凉饮食，多吃水果蔬菜，加强营养，忌食酸辣刺激性食物，禁烟、酒，忌喝浓茶、咖啡。

（五）鼻内镜下泪囊鼻腔吻合术护理

（1）加强并发症的观察和护理。术后短时间内鼻腔或口腔的少许血丝无须处理；若有大量鲜血从前鼻流出，或吐出血性分泌物，色鲜红，则可能为伤口活动性出血，应及时通知医师给予处理。

（2）术后3日起，每日在鼻内镜下对手术侧腔道进行彻底清理，以减少腔道内结痂、黏膜炎症，加快愈合。

（3）术后应用抗菌药物加地塞米松进行泪道冲洗，每日1次，连续1周。冲洗时注意动作轻柔，应顺着泪道方向缓慢进针。如植入人工泪管，嘱患儿不要用力揉眼、牵拉泪管，以免人工泪管脱落。

（4）教会患儿家属正确滴鼻药和眼药方法，嘱家属带患儿定期随访，坚持复诊。在内镜下彻底清理鼻腔凝血块、分泌物和结痂等；按时冲洗泪道，冲刷泪道内分泌物，避免泪道再次堵塞。

第四节　葡萄膜炎

葡萄膜是眼球壁的第二层膜，位于巩膜和视网膜之间，是富含色素的血管性组织，由前部的虹膜、中间的睫状体和后部的脉络膜3部分组成，彼此相互连接，并同源于一供血系统，病变时相互影响，它的病变除影响本身功能外，还引起周围相关组织的病变。房水由睫状体分泌，房水与角膜之间的溶质交换在维持角膜的正常代谢中发挥重要作用，同时房水营养视网膜外层。所以，葡萄膜的炎症可累及眼球的任何组织。脉络膜的血管丰富，血容量大，脉络膜内血管面积广大，血流入口和出口都比较狭小，血液流入脉络膜后，流动速度顿时减慢，身体内的细菌、病毒和毒素随血流进入其内，易在此沉着，引发葡萄膜发病。同时全身免疫反应的介质容易在此沉积，不易排出，因此，葡萄膜又是眼免疫病的好发部位。

一、病因

葡萄膜炎是一种常见的致盲眼病，主要累及葡萄膜、视网膜、视网膜血管及玻璃体的炎症性疾病。多发于青壮年，具有病程长、易反复发作的特点。

葡萄膜炎可由多种病因引起，如多种细菌、真菌、病毒、寄生虫、肿瘤等。通过直接侵犯葡萄膜或视网膜引起葡萄膜炎。多种物理、化学和机械损伤可通过葡萄膜的直接损害或通过损伤引起的免疫反应而导致葡萄膜炎。

（一）外因性病因

①感染性病因：如角膜溃疡穿孔、眼球穿通伤、眼内异物、内眼手术等，由病原体直接植入眼内引起葡萄膜炎症反应。②非感染性病因：如机械性、化学性、热烧伤以及毒液或毒气的刺激引起葡萄膜炎症反应。

（二）继发性病因

①继发于眼球本身的炎症：如角膜炎、巩膜炎、视网膜炎等。②继发于眼球附近组织的炎症：如眼眶脓肿、化脓性脑膜炎、鼻窦炎等。③继发于眼内病变的毒素刺激：如视网膜下液的异常蛋白、坏死性肿瘤的毒性分泌物、眼内寄生虫的代谢产物。

（三）内因性病因

①感染性病因：是病原体或其毒性产物通过血行散播，从身体其他部位进入眼内，引起的葡萄膜炎。包括细菌感染（如结核、梅毒、钩端螺旋体病等），病毒感染（如疱疹病毒、巨细胞病毒、腺病毒等），真菌感染，原虫感染（如弓形体病等），寄生虫病感染（如弓蛔虫病、猪囊虫病等）。②非感染性病因：病原体不明，往往有免疫异常表现或伴有全身病症。如晶状体源性葡萄膜炎、交感性眼炎、白塞综合征等。

二、临床分类

根据炎症发生的解剖部位，葡萄膜炎可分为前葡萄膜炎、中间葡萄膜炎和后葡萄膜炎。

根据临床上表现形式，葡萄膜炎可分为化脓性葡萄膜炎和非化脓性葡萄膜炎两大类。

根据临床病理特点，葡萄膜炎可分为肉芽肿性和非肉芽肿性葡萄膜炎两大类。

（一）前葡萄膜炎

前葡萄膜炎为虹膜炎和虹膜睫状体炎的总称。

1. 临床表现

（1）症状。

1）眼部疼痛。急性或急性复发者疼痛急剧，这是由于前部三叉神经末梢受到炎性毒素的刺激，肿胀组织的压迫，以及睫状肌痉挛所致。

2）畏光、流泪。急性或急性复发者炎症刺激症状较重，眼红、畏光、流泪，常和疼痛同时发生。

3）视力减退。急性期由于角膜水肿、房水混浊及瞳孔区晶状体前囊渗出物聚集等影响光线进入眼内，视力可明显下降。

（2）体征。

1）睫状充血。此为急性前葡萄膜炎的重要特征。

2）角膜后沉着物（keratic precipitates，KP）。白色尘状或羊脂状，常附着在角膜后表面的下半（图5-10）。

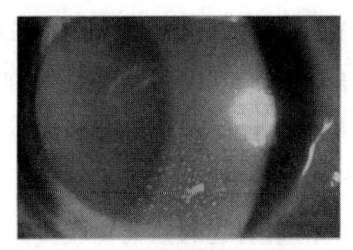

图 5-10 角膜后沉淀物

注 呈白色羊脂状，位于下半角膜后。

3）房水闪辉。这是眼前段活动性炎症的特有表现，由于血—房水屏障被破坏，渗透性增高，使房水蛋白含量增加。

4）虹膜改变。急性炎症时虹膜充血水肿，色泽污暗，纹理不清。慢性炎症时，由于炎症渗出，虹膜与周围组织发生粘连，如与角膜粘连称为虹膜前粘连，与晶状体粘连称为虹膜后粘连，其中瞳孔缘完全后粘连则称为瞳孔闭锁。

5）瞳孔改变。表现为瞳孔缩小，瞳孔光反射迟钝。慢性炎症时，渗出物沉积在瞳孔区，进而形成渗出膜覆盖在瞳孔及晶状体前表面上，则称为瞳孔膜闭。在不完全的瞳孔后粘连，散瞳后瞳孔呈梅花瓣样（图5-11）。

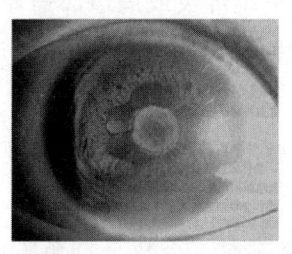

图 5-11 梅花瓣样瞳孔

注 不完全性瞳孔后粘连，散瞳后瞳孔呈梅花瓣样，瞳孔中央晶状体表面可见到白色渗出膜。

6）晶状体改变。常有色素沉积于晶状体表面。

7）玻璃体及眼底改变。少数病例出现黄斑及视神经乳头水肿。慢性炎症时，有晶状体和玻璃体的浑浊。

（3）并发症后遗症。

1）并发白内障。由于炎症性房水的毒素作用，晶状体正常的生理代谢紊乱，导致白内障的发生。

2）继发性青光眼。由于瞳孔闭锁，前后房交通阻塞，房水在后房淤积，眼压增高，虹膜周边粘连，渗出物和组织碎屑及色素沉积在小梁网上，阻塞了房水排出。

3）低眼压和眼球萎缩。炎症长期得不到控制，使睫状体分泌房水功能下降，形成低眼压，眼球变软缩小，以致眼球萎缩。

2. 治疗

（1）散瞳治疗。一旦临床诊断确定，应立即应用散瞳药物，使瞳孔散大，这是治疗的关键措施，其目的在于解除睫状体及瞳孔括约肌的痉挛，缓解临床症状。

（2）皮质类固醇治疗。炎症仅局限于前葡萄膜时，局部用糖皮质激素滴眼剂即可，但需要注意角膜情况，若有上皮损伤容易引发感染。

（3）抗生素治疗。由感染因素引起的前葡萄膜炎，应全身或局部应用敏感的抗生素或抗病毒药物。

（4）非甾体激素治疗。拮抗与葡萄膜炎相关的炎性介质引起抗炎作用。

（5）免疫制剂治疗。免疫疗法对抑制炎症反应有一定的作用，但免疫抑制治疗是非生理性的治疗措施，免疫抑制剂并无特异性，且不良反应大，除非炎症为顽固性的或特殊类型、有明确的免疫指标者，一般应慎用。

（6）其他疗法。热敷、发热疗法、超短波理疗等。

（7）并发症及后遗症的治疗。一般继发青光眼可用降眼压药物治疗使眼压下降。虹膜膨隆可行虹膜穿刺或激光虹膜切除，以疏通前后房的交通。

（二）中间葡萄膜炎

中间葡萄膜炎又称睫状体平坦部炎或周边部葡萄膜炎等。炎症累及睫状体平坦部、玻璃体基底部和视网膜周边部。

1. 临床表现

（1）症状轻者，初发可无症状或有眼前黑影、视物模糊。重者，可出现中心视力及周边视力退减。

（2）体征。①眼前段一般正常，少数会有角膜后沉着物或房水闪辉。②用三面镜或间接检眼镜，可以发现玻璃体前部及基底部有小白雪球样浑浊，多在眼球下部，融合后呈黄白色棉球状外观。③眼底后部可出现黄斑及视神经乳头水肿、周边视网膜血管炎、血管白鞘及闭塞等。

（3）并发症。并发白内障、继发性青光眼、黄斑囊样水肿及视网膜脉络脱离等并发症。

2. 治疗

有活动性炎症者应积极采取抗炎措施，并针对病因进行治疗。单眼患者局部应用糖皮质激素滴眼液或结膜下注射。双眼患者及活动性炎症明显、病变较重或合并黄斑囊样水肿者可全身口服或静脉滴注糖皮质激素。严重病例并发有玻璃体增生，牵引视网膜脱离者应采用玻璃体手术治疗。

（三）后葡萄膜炎

后葡萄膜炎是炎症波及脉络膜、视网膜和玻璃体的总称。

1. 临床表现

（1）症状。取决于炎症的类型及受害部位。严重者出现雾视。波及黄斑时，视力会锐减，并出现中心视野实性暗点。当炎症渗出引起视网膜水肿或视网膜脱离时，视力会出现严重下降，并有视野缺损、视物变形等症状。

（2）体征。一般表现有玻璃体浑浊，周围视网膜水肿，或有出血，视网膜血管变细，伴有白鞘形成，多数黄斑部损害，有水肿及渗出。

2. 治疗

针对病因及不同类型，根据葡萄膜炎的治疗原则采取相应的治疗措施。

三、特殊类型葡萄膜炎

（一）福格特—小柳—原田综合征

福格特—小柳—原田综合征又称特发性葡萄膜大脑炎，其特征是双眼患肉芽肿性全葡萄膜炎，并伴有全身性的脑膜刺激征、听力障碍、白癜风、毛发变白或脱落等病症（图5-12）。原因不明，可能为病毒感染或自身免疫反应所致。

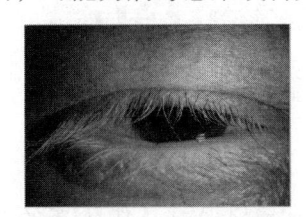

图5-12 葡萄膜大脑炎的白色睫毛

1. 临床表现

发病前多有感冒样或其他前驱症状，如发热、头痛、头晕、耳鸣、听力下降和颈项强直等。3个月以后出现葡萄膜炎表现，双眼视力突然下降。视神经乳头充血水肿、后极部视网膜水肿，甚至出现浆液性视网膜脱离。急性炎症持续2个月左右，活动性炎症逐渐消退，眼底出现色素脱失及萎缩病灶，表现为典型的晚霞状改变和 Dalen-Fuchs 结节（达—富结节）。

2. 治疗

对初发者主要给予糖皮质激素治疗。环孢素、他克莫司也用于本病的治疗。

（二）白塞综合征

白塞综合征又称皮肤—黏膜—眼综合征，为一种影响全身多种器官的慢性疾病，以葡萄膜炎、口腔溃疡和皮肤损害为其特征。

1. 临床表现

（1）眼部病变。为非肉芽肿性反复发作的全葡萄膜炎。患者有畏光、流泪、疼痛、视力下降等症状。检查可见有睫状充血、角膜后沉着物、房水浑浊，或有积脓、虹膜后粘连。玻璃体浑浊、视网膜脉络膜渗出灶、血管迂曲并有出血等。后期多出现视网膜血管闭塞（图5-13）。并发症为并发性白内障、继发性青光眼、增生性视网膜病变和视神经萎缩。

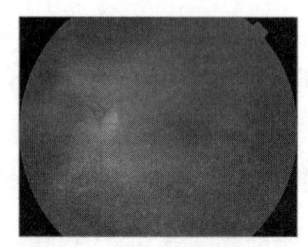

图 5-13　白塞综合征

注　玻璃体浑浊，视网膜血管部分闭塞呈白线状，下方视网膜脱离，有点状白色渗出物。

（2）全身病变。口腔溃疡，皮肤结节性红斑，痔疮样皮疹等。其他还有关节红肿、血栓性静脉炎、神经系统损害、消化道溃疡、生殖器溃疡等。

2. 治疗

眼前段炎症明显的要进行散瞳治疗。根据病情可局部或全身使用糖皮质激素。如病情严重，糖皮质激素治疗3个月以上炎症不能控制时，可适当选用免疫抑制剂，如环磷酰胺、环孢霉素A等。

（三）交感性眼炎

交感性眼炎是指发生于一眼穿通伤或内眼术后的双眼发生的非感染性肉芽肿性葡萄膜炎，受伤眼称为诱发眼，另一眼则称为交感眼。其机制可能与自身免疫反应有关。发病可在外伤或手术后任何时候，但多发生于2周至2个月内。主要治疗措施是抑制异常免疫反应，糖皮质激素滴眼治疗，以及全身应用糖皮质激素。严重者可使用免疫抑制剂。

（四）急性视网膜坏死综合征

急性视网膜坏死综合征的特征是重度全葡萄膜炎伴有视网膜动脉炎，周边视网膜大量渗出，视网膜坏死，玻璃体高度浑浊，后期出现裂孔及视网膜脱离。病因多为疱疹病毒包括单纯疱疹病毒和水痘—带状疱疹病毒感染所致。

1. 临床表现

急性炎症时表现为眼红、眼痛或眶周疼痛症状，早期出现视物模糊、眼前黑影，病变累及黄斑区时有严重视力下降。表现为非肉芽肿性炎症反应，可有轻度至重度玻璃体浑浊。视网膜血管呈炎性改变，动、静脉均可受累，大片黄白色渗出和视网膜坏死。大多1个月后进入缓解期，炎症逐渐消退，动脉血管闭塞，视网膜脉络膜萎缩。

2. 治疗原则

（1）抗病毒制剂。针对单纯疱疹病毒或水痘—带状疱疹病毒可选用无环鸟苷，局部用药加口服或全身静脉滴注。

（2）抗凝剂。可选用肝素，也可以选用小剂量的阿司匹林口服减轻血管闭塞。

（3）糖皮质激素。急性炎症时期在抗病毒治疗的同时可加用糖皮质激素局部或全身应用。

（4）激光光凝。在急性期和缓解期对视网膜缺血和坏死萎缩部位做广泛视网膜光凝，防止视网膜脱离及增殖性病变的发生。

（5）玻璃体手术。对视网膜脱离或严重玻璃体浑浊病例，应做玻璃体手术治疗。

四、护理

（一）护理评估

（1）患者的年龄、职业、文化程度、对治疗及护理的要求。

（2）患者的现病史、既往史、过敏史。

（3）患者的心理状态、家庭及社会支持情况。

（4）眼部情况。评估有无眼红、眼痛、畏光、流泪、闪光、视力减退、眼部充血及瞳孔大小、眼压等。

（二）护理措施

1. 心理护理

葡萄膜炎是一类非常复杂的疾病，病因及发病机制复杂，治疗棘手。不少葡萄膜炎伴有全身性疾病，这些全身性疾病多为自身免疫性疾病，如白塞综合征，福格特—小柳—原田病，病情反复发作，多数患者情绪低落，甚至悲观，在治疗、护理上多关心体贴患者，耐心细致地做好安慰解释工作，多给鼓励，使患者树立信心，积极配合治疗。

2. 用药护理

（1）散瞳治疗及护理。滴散瞳药前，向患者解释散瞳的目的及散瞳药的不良反应，滴散瞳药后压迫泪囊区3~5分钟，防止药物吸收中毒。

（2）抗感染药物和免疫抑制剂的应用及护理。抗感染药物主要有糖皮质激素和非甾体抗炎药两类，免疫抑制剂主要有环磷酰胺。用药前应向患者及其家属解释药物的作用及不良反应，特别是环磷酰胺影响生育问题，对于年轻患者，要权衡利弊，让患者参与治疗计划的制订。

1）糖皮质激素。糖皮质激素在治疗葡萄膜炎中的给药途径主要有滴眼、眼周注射、全身应用、眼内应用。糖皮质激素全身应用可引起多种不良反应，特别是大剂量长期应用可引起一些严重的不良反应，如十二指肠溃疡、胃肠穿孔、糖尿病、高血压、低血钾、神经兴奋性升高、失眠、精神分裂症、儿童生长发育迟缓、肌肉萎缩、骨质疏松、股骨头坏死、细菌、病毒和真菌感染，还可以引起激素性青光眼、白内障、在使用过程中需要注意补钾并给予胃黏膜保护药。检测血糖、血压、体重、眼压、观察患者精神状态、睡眠、胃纳、大便情况，注意有无腹痛、黑便出现，防止胃溃疡出血。失眠者可适当口服镇静催眠药。

2）非甾体抗炎药。主要有双氯酚酸钠滴眼剂及消炎痛口服，非甾体抗炎药滴眼剂的不良反应较少。

3）环磷酰胺。环磷酰胺治疗葡萄膜炎的剂量一般为每日1~2 mg/kg，口服或静脉注射。宜空腹服用，用后应大量饮水（青光眼除外），以减少不良反应的发生。此药可引起多种不良反应，最常见的有厌食、恶心、呕吐、脱发，长期应用可引起骨髓抑制、继发性感染、出血性膀胱炎、继发性肿瘤、不育、月经紊乱、闭经、肝功能损害等。用药期间应密切观察药物的不良反应，定期检查肝肾功能、血常规、尿常规。

4）生物制剂的应用。生物制剂能减轻葡萄膜的炎症反应，其不良反应主要有继发性感染、过敏反应。用药期间要预防感冒，观察有无过敏反应的发生。

3. 对症护理

有眼部疼痛、畏光、流泪者，避免强光刺激，按时滴0.1%双氯酚钠滴眼液及全身应用抗感染药。

4. 并发症观察

常见并发症有继发性青光眼和并发性白内障。继发性青光眼者要密切观察眼压变化。严重病例并发玻璃体增生，牵拉性视网膜脱离，行玻璃体手术者按玻璃体手术前后护理。

(三）健康教育

（1）注意劳逸结合、生活有规律，积极参加体育锻炼，增强体质、预防感冒，减少葡萄膜炎复发。

（2）保持情绪稳定、心情舒畅。树立战胜疾病的信心，积极配合治疗，促进疾病的康复。

（3）饮食宜营养丰富、低脂、低胆固醇，多吃新鲜水果、蔬菜等富含维生素的食物，少吃海鲜等高蛋白食物。少吃煎、炸、辛辣等食物，不吸烟，不喝酒。

（4）出院后按医嘱坚持用药，应用糖皮质激素治疗，不能自行突然停药，应按医嘱逐渐减量以防病情"反跳"。服药期间自我观察及护理内容：①注意胃肠的反应，如呃逆、胃痛、黑便，要立即到医院复诊；②自我检测血压、体重、精神意识变化，如出现感觉障碍、情绪不稳定，应及时向医生反映；③宜低盐、高钾食物，适当限制水的摄入量。

第六章 肿瘤科疾病护理

第一节 肺癌

肺癌是支气管、肺的肿瘤,又称支气管肺癌,绝大多数起源于支气管黏膜上皮或腺体,是最常见的肺部原发性恶性肿瘤。常有区域性淋巴转移和血行播散。

一、流行病学特征及病因

(一)流行病学特征

肺癌是发病率和死亡率最高的恶性肿瘤之一,严重危害人类健康。根据我国国家癌症中心的数据,肺癌每年的新发病例约为82.8万例,每年因肺癌死亡的人数超过51.9万。据估计,全世界每年约有120万例新增肺癌患者,在女性及青年人群中发病率均迅速增长,美国肺癌的增长率比其他各种恶性肿瘤迅速。目前在我国,肺癌是增长率最快的恶性肿瘤之一,在许多大城市,肺癌已在恶性肿瘤的发病率中占据第一位。我国城市的肺癌死亡率高于农村。东部、中部城市和农村的肺癌死亡率明显高于西部。

据估计,全世界每年死于肺癌者达92.1万人,男、女首位恶性肿瘤死亡原因均为肺癌。WHO报告显示,肺癌和艾滋病将是21世纪危害人类最严重的两种常见病。肺癌的病因尚不明确,但与年龄有关,45岁以下人群肺癌发病率相对较低,45岁以上呈现明显增加趋势,在70岁达高峰,70岁以后略下降。男性肺癌患者多于女性。

(二)病因

1. 吸烟

吸烟与肺癌的关系已经得到大量研究证明。据调查,80%~90%的肺癌与吸烟有关,75%的肺癌患者有重度吸烟史,且其发病率和死亡率与吸烟的年限和剂量呈依赖关系。吸烟与鳞癌和小细胞癌的关系相对更为密切。肺癌发生的高峰期往往滞后于吸烟高峰期,吸烟开始年龄越小、每日吸烟量越大、持续时间越长,引起肺癌的相对危险度越大。被动吸烟也会增加肺癌的发生，烟叶中的苯丙芘等致癌物质和烟雾中的一氧化碳、烟碱、亚硝胺及微量的砷等可导致支气管上皮细胞纤毛脱落、上皮细胞增生、鳞状上皮化生、核异形变等病理改变。研究表明，家庭及办公室内若有人吸烟，则不吸烟者每日从空气中所吸入的有害物质并不少于吸烟者，而且不吸烟者对烟草中有害物质的刺激反应大于吸烟者。

2. 环境污染

肺癌发病率发达国家高于不发达国家，城市高于农村，表明环境污染与肺癌有关。室外环境污染主要来自汽车废气、工业废气、公路沥青等，这与空气中或物质中含有苯丙芘等致癌物质有关。室内环境污染包括烹调时的油烟（菜油和豆油高温加热后产生的油烟凝聚物）、焦油、煤油、煤烟或其不完全燃烧物等为肺癌的危险因素。

3. 职业因素

从事接触石棉、烟尘、无机砷化合物、氯甲醛、铬、镍、氡、芥子气、氯乙烯、煤烟和沥青、大量电离辐射等工作的人员，肺癌发病率高，且与吸烟有协同致癌作用。

4. 肺癌家族史及既往肿瘤病史

在目前尚无可靠的肺癌基因筛查系统和公认方法时，更应关注患者的肺癌家族史及既往罹患肿瘤病史。基因 *myc*、*ras*、*c-erbB* 等已确定为与肺癌相关的基因。基因 p53、Rb 及第 3 染色体短臂基因上部分区域的缺失也可能促发肺癌的发生。

5. 年龄

在我国，45 岁以下人群肺癌发病率相对较低，45 岁及以上呈现明显增加趋势。

6. 其他

肺结核、慢性阻塞性肺疾病、肺尘埃沉着病等慢性肺部疾病患者的肺癌发病率高于健康人群。

二、病理分类

肺癌的生长速度和转移扩散的情况与肿瘤的组织学类型、分化程度等生物特征有关。肺癌发病部位以右肺多见，上叶多于下叶。肿瘤可分布于主支气管到细支气管。

（一）按解剖学分类

1. 中央型肺癌

肿瘤位置接近肺门称为中央型肺癌，发生在段支气管以上至主支气管，约占肺癌的3/4，多为鳞癌和小细胞未分化癌。

2. 周围型肺癌

肿瘤位于肺的周围部分者称为周围型肺癌，多发生在段支气管以下的小支气管和细支气管，以腺癌为多见。

（二）按组织病理学分类

临床上一般将肺癌分为两大类，即非小细胞肺癌（non-small cell lung cancer，NSCLC）和小细胞肺癌（small cell lung cancer，SCLC）。

1. 非小细胞肺癌

NSCLC占所有肺癌的85%以上，主要包括鳞癌、腺癌、大细胞癌等。其中，以鳞癌为最常见，在原发性肺癌中约占50%，男性多见，与吸烟的关系最密切，患者的年龄多在50岁以上，以中央型肺癌为多见。鳞癌生长缓慢、转移较晚，通常先经淋巴转移，手术切除效果较好，但对放疗和化疗的效果不如小细胞癌敏感。腺癌以女性多见，也是非吸烟者中发生率最高的类型。腺癌多数起源于较小的支气管上皮，以周围型肺癌为主，易侵犯胸膜。腺癌富有血管，早期即可发生血行转移至肝、脑和骨。对化疗、放疗敏感性较差。大细胞癌较少见，恶性程度较高，多为中央型，癌细胞分化程度低，常在发生脑转移后才被发现，预后很差。细胞呈双向分化或间变，约80%腺样分化，10%鳞状分化，因此与腺癌或鳞癌难以区分。

2. 小细胞肺癌

SCLC又称小细胞未分化癌，肺癌中其恶性程度最高，多见于男性，患者患病年龄较轻，对化疗、放疗较敏感。近年来，SCLC的发病率有明显增高趋势，已占肺癌的25%。SCLC好发于肺门附近的主支气管，倾向于黏膜下生长，引起管腔狭窄，多为中央型；局部外侵较早，生长快，远处转移多见，以淋巴转移为主，常转移至脑、肝、肾、肾上腺等器官。早期侵犯肺门、纵隔淋巴结及血管。因此，在初次确诊时60%~88%的患者已出现全身转移。

近年来发现，肺癌细胞均来自呼吸道黏膜的干细胞，35%以上的肺癌并非为单一分化的细胞，往往由2种或3种不同分化的细胞构成。

三、临床分期

肺癌分期对确定治疗方案和预后判断很重要。NSCLC采用2023年国际抗癌联盟（Union for International Cancer Control，UICC）和国际肺癌研究协会（International Association for the Study of Lung Cancer，IASLC）公布的第9版肺癌国际TNM分期（表6-1）。

表 6-1　第 9 版肺癌 TNM 分期（UICC/IASLC，2023 年）

分期	定义
T 分期	
Tx	原发肿瘤无法评估
T_0	无原发肿瘤证据
T_{is}	原位癌
T_1	最大径＜3 cm
T_{1mi}	微浸润腺癌
T_{1a}	最大径≤1 cm
T_{1b}	1 cm＜最大径≤2 cm
T_{1c}	2 cm＜最大径＜3 cm
T_2	3 cm＜最大径≤5 cm，或具有以下特征：①累及主支气管与隆突的距离不限，但不累及隆突；②侵犯脏层胸膜；③出现肿瘤相关的肺不张或阻塞性肺炎，并延伸至肺门，涉及部分或全肺
T_{2a}	3 cm＜最大径≤4 cm
T_{2b}	4 cm＜最大径≤5 cm
T_3	5 cm＜最大径≤7 cm，或直接侵犯壁层胸膜、胸壁（包括肺上沟瘤）、膈神经或壁层心包，或出现位于原发性肿瘤同一肺叶的孤立转移结节
T_4	最大径＞7 cm，或侵犯横膈、纵隔、心脏、大血管、气管、喉返神经、上半部臂丛神经、食管、椎体或隆突，或出现位于原发肿瘤同侧不同肺叶的转移结节
N 分期	
NX	区域淋巴结无法评价
N_0	无区域淋巴结转移
N_1	同侧支气管周围和（或）同侧肺门淋巴结及肺内淋巴结转移
N_2	同侧纵隔内和（或）隆突下淋巴结转移
N_{2a}	同侧单站纵隔淋巴结转移
N_{2b}	同侧多站纵隔淋巴结转移
N_3	对侧纵隔、对侧肺门、同侧或对侧前斜角肌和锁骨上淋巴结转移
M 分期	
M_0	无远处转移
M_1	有远处转移
M_{1a}	对侧肺叶内转移肿瘤结节；胸膜结节或出现恶性胸腔积液、心包积液
M_{1b}	单个胸腔外器官的单发转移灶，累及单个远处（非区域性）淋巴结
M_{1c1}	胸腔外单个器官系统中的多发转移
M_{1c2}	胸腔外多个器官系统中的多发转移

四、临床表现

肺癌的临床表现与其部位、大小、类型、是否压迫和侵犯邻近器官以及是否伴有转移等密切相关。多数肺癌患者在就诊时已有症状,约5%无症状。早期肺癌往往没有任何症状,中、晚期肺癌除了有食欲减退、肿瘤引起的恶病质外,可出现肿瘤压迫、侵犯邻近器官、组织或远处转移的征象。咳嗽、咳血痰、胸痛、发热、气促为肺癌常见的五大症状,其中以咳嗽最为常见,而最有诊断意义的症状则为血痰。其常见的症状和体征如下。

1. 由原发肿瘤引起的症状和体征

(1)咳嗽。为肺癌最常见的早期症状,由于肿瘤刺激支气管黏膜而出现阵发性干咳、刺激性呛咳。部分患者认为咳嗽乃吸烟所致而忽视。肿瘤增大导致支气管狭窄时,咳嗽可带高音调金属音。

(2)血痰与咯血。以中央型肺癌多见。肿瘤组织本身血管丰富,常引起持续性痰中带血,侵犯血管可引起断续性少量咯血,然而大量咯血少见。

(3)喘鸣、胸闷、气促。多与肿瘤阻塞气道及并发肺炎、肺不张或胸腔积液等有关。呼吸气流通过气管受压或部分阻塞形成的狭窄处可引起喘鸣。肿瘤压迫大气道时,出现吸气性呼吸困难。弥漫性细支气管癌(腺癌)病变广泛,气促进行性加重,发绀严重。

(4)发热。多为低热,亦可发生高热,早期为肿瘤引起阻塞性肺炎所致,晚期由继发感染、肿瘤坏死所致,抗生素治疗效果多不明显。

(5)体重下降。为肺癌晚期的常见症状。肿瘤毒素和慢性消耗,加之感染、疼痛等所致的食欲下降,患者出现消瘦或恶病质。

2. 肺癌局部扩展引起的症状和体征

(1)胸痛。病变累及胸膜或纵隔时,患者出现持续、不规则的胸部钝痛或隐痛。肿瘤侵犯胸壁或肋骨时,呈现部位较固定和持续性的胸痛。

(2)胸腔积液。病变侵犯或转移至胸膜或心包可引起胸腔积液,常为血性。多表现为胸闷、胸痛、心动过速和心前区心音减弱,大量胸腔积液可导致患者气促。

(3)声音嘶哑。为肿瘤压迫或转移至纵隔淋巴结及主动脉弓下淋巴结,压迫喉返神经所致。

(4)上腔静脉压迫综合征。肿瘤侵犯纵隔、压迫上腔静脉时,头部和上腔静脉回流受阻,导致头面部、颈部和上肢水肿及前胸部淤血、静脉曲张,引起头痛、头晕或眩晕。

（5）Pancoast综合征。见于肺尖部的肺癌，称为肺上沟瘤，又称Pancoast肿瘤，因其周围空间狭小而易侵犯臂丛下神经根、星状神经节、交感神经节和肋间神经，产生肩部、肩胛骨内侧缘、上臂甚至前臂的疼痛，往往为阵发性加重的烧灼样痛，可伴皮肤感觉异常和不同程度的肌肉萎缩。如病变侵及星状神经节、交感神经节，则可出现同侧霍纳综合征，即同侧瞳孔缩小、眼球内陷、眼睑下垂、颜面无汗等。

（6）吞咽困难。因肿瘤或淋巴转移压迫食管、侵入纵隔所致，亦可引起支气管—食管瘘。

（7）膈肌麻痹。多见于肿瘤侵犯膈神经而致其麻痹，可表现为顽固性呃逆、胸闷、气急，还可引起膈肌升高、运动消失或反常呼吸运动（吸气时膈肌下降，呼气时膈肌反而上升）。

3. 肿瘤远处转移引起的症状和体征

（1）淋巴结和皮肤转移。最常见的部位为锁骨上淋巴转移，可皮下结节。

（2）肝转移。可表现为畏食、肝区疼痛、肝大、黄疸和腹水等。

（3）骨转移。可有转移局部的疼痛和压痛，常转移至肋骨、脊柱骨、骨盆等。

（4）脑转移。可表现为头痛、呕吐、眩晕、复视、共济失调、偏瘫、颅内压增高等。

4. 肺癌的肺外表现

肺癌的肺外表现又称副肿瘤综合征，包括内分泌、神经、肌肉或代谢异常的综合征。往往出现在肺部肿瘤之前，肿瘤切除后症状可减轻或消失，肿瘤复发又可出现。

（1）杵状指和肥大性骨关节病。多侵犯上、下肢长骨远端。

（2）异位内分泌综合征。①异位促肾上腺皮质激素分泌：引起库欣综合征，表现为肌力减弱、水肿、高血压、尿糖增高等症状，小细胞肺癌多见；②异位抗利尿激素分泌：引起稀释性低钠血症，有全身水肿、嗜睡、定向障碍、水中毒症状，多见于小细胞肺癌；③异位甲状旁腺分泌：引起高血钙、低血磷、精神紊乱等，有多尿、烦渴、便秘、心律失常症状，见于肺鳞癌；④异位促性腺激素分泌：引起男性乳房发育等；⑤神经肌肉综合征：引起重症肌无力、小脑性运动失调、眼球震颤及精神改变等，见于小细胞肺癌。

五、护理

（一）心理社会支持

患者一般在肺癌未确诊前会有猜疑，在得知自己患肺癌后，会面临巨大的身心应激，部分患者精神濒于崩溃，充满恐惧或绝望。许多中、晚期肺癌治疗效果不理想，患者生活能力衰退，情绪可转向抑郁、绝望。家庭主要成员对疾病的认识、对患者的态度、家庭经济情况，亦直接影响和加重患者的不良心理反应。

1. 肿瘤患者的心理支持

（1）与患者建立治疗性互动关系。癌症患者在整个患病期间必定有一段痛苦的心路历程，可出现恐惧、绝望、无望、悲伤、内疚、愤怒等情绪，大部分患者会将这些情绪压抑着不表达出来，但压抑并不意味着它们的不存在，这种压抑只会让消极情绪在潜意识里不断增强，从而造成各种心理疾病。为患者提供心理上的支持和鼓励，这些不良情绪容易被引导出来。

医护人员通过其特殊角色可与癌症患者建立治疗性互动关系，耐心地解释、劝慰、鼓励、理解，帮助患者疏泄郁积的情感，有助于活跃机体免疫系统。该类治疗性互动关系的主要内容和形式包括：①向患者提出忠告、建议；②帮助患者说出难以启齿的问题；③帮助患者明白其问题所在；④应用团队和社会的动力影响患者心情并改变其行为；⑤形成安全的、被接受的互动关系；⑥批评、面对、帮助患者认识自己软弱的方面；⑦改变患者不良的思维模式。

医护人员可采取关心、理解、同情、乐于帮助的态度倾听患者倾吐，并在患者倾吐后进行解说、劝解、积极鼓励，与患者建立良好的治疗性合作关系，然后采取安慰、保证、教育等技巧。例如，对过分担心疾病的疗效和预后的患者，护理人员在全面了解患者病情，对病情变化有充分把握的基础上，给患者以适当的保证，可明显消除其负性情绪。帮助患者正确了解疾病的原因、性质、计划及采取的治疗措施，并为患者提供成功治疗的实例，这些均可极大地振奋患者的精神，调动患者与疾病斗争的主观能动性。

（2）根据不同治疗阶段患者的心理需要给予心理支持。

1）确诊阶段。"谈癌色变"仍然是大多数人的反应。因此，在接受一系列检查过程中，患者的心理反应复杂而强烈。癌症对患者生命的威胁是多数患者首先考虑的问题。因此，主要的护理措施包括两方面。①合理选择向患者及其家属告知病情的时间和方式：在患者尚未知道诊断前，护理人员应注意语言恰当，不要随意向患者及其家属透露可能是癌症的言辞。医护人员不要在患者面前交头接耳，使患者怀疑是在谈论自己的病情。如果已经有了确切的诊断，则应先向家属说明情况，共同商讨向患者告知的时间和方式。长期隐瞒病情的做法不值得倡导，因为患者在治疗过程中一旦发现真实病情而又无思想准备的情况下会产生受骗的感觉，引发愤怒、恐惧、委屈、责怪等一系列消极心理反应，甚至会出现意外。②做好各种检查前的健康教育:在确诊阶段,往往需要进行各种检查,患者由于缺乏必要的知识,对检查可能存在顾虑,对检查的目的、方法、不良反应、注意事项等不了解,产生猜疑、恐惧等情绪。因此,护理人员应对各种检查的目的、意义、配合要求做耐心详细的解释,帮助患者尽快完成各种检查。

2)治疗阶段。①详细解释治疗计划,取得患者的理解和配合:由于肿瘤治疗手段目前进展迅速,应向患者讲解治疗计划,同时给予患者治愈的希望。无论是手术治疗、化疗、放疗、生物免疫治疗还是采用其他治疗方法,都应将疗效、可能出现的不良反应和解决方法解释清楚,使患者及其家属有思想准备。对于患者因知识缺乏而出现的不遵医行为,应告知遵医治疗的重要性,不应过分责怪患者。当出现严重并发症时,患者会表现出急躁、缺乏信心,护士应及时给予患者信息和情感上的支持,同时请成功完成同样治疗方案的病友谈治疗过程中的感受,鼓励患者坚持治疗。②编制有关宣传手册,以通俗易懂的方式进行健康教育:应编写有关疾病知识、治疗知识和如何配合方面的宣传材料,有利于患者的理解,了解治疗的安全性、有效性。③做好围手术期的宣教工作:手术患者进行系统的术前宣教和术后访谈是非常必要的措施,可以解除患者及其家属对手术的恐惧和顾虑,促进术后的恢复。对于某些根治性手术可能造成身体部分功能的缺失或机体正常功能的改变等,则应详细说明手术的必要性,用实例说服患者,只要处理得当,不会影响患者日后的生活。

3)康复阶段。由于癌症患者治疗周期长,在治疗各阶段有间歇期,或集中治疗后进入康复阶段,更需要医护人员、家庭以及社会给予有力支持。康复阶段的患者大多在家中度过,现代医学模式下要求护士工作的范畴不仅包括住院患者,还应包括在家庭、社区的患者。因此,应注意从以下方面进行心理指导。①做好出院指导,使患者离开医院后,仍能按照治疗计划、康复计划进行。②与患者及其家属制订切实可行的康复计划。③鼓励患者参加社会活动,例如癌症患者自发组织的活动,成为志愿者,一起鼓励其他有类似经历的患者,往往患者能够在鼓励他人过程中稳固并强化自身信心。同时病友之间在医护人员引导下组织一些活动,一起锻炼身体,谈康复经验,相互鼓励,是一种极好的集体心理治疗的形式。④向家属宣传家庭护理中的心理护理知识,从房间布置、患者情绪调理,到如何给患者心理支持,让家属充分参与到对患者心理护理的过程中。⑤与患者保持联系,如通过开通热线咨询、定期访谈、组织康复期患者的沙龙活动等,及时询问患者在康复阶段的情况,可增强患者的安全感和康复的信心。

4)临终阶段。晚期肿瘤患者身体极度衰弱但意识尚清,患者已意识到死亡即将到来,一般来说,已能够平静地看待死亡,但不是没有剧烈的情感反应。这时,更需要进行安慰和疏导。应积极主动地解决患者的疼痛、躯体移动障碍、睡眠型态紊乱等问题，不能对患者厌烦、冷漠，应注意满足患者每一个细小的愿望。同时应满足患者自尊的需要，帮助患者整理个人的卫生，尊重患者的个人习惯。维护临终患者的人格尊严是该期心理支持的重要内容。

当患者的家属陪伴疲劳时，护士主动看护患者，可使患者和家属感到慰藉。应对家属做好有关患者死亡的知识教育，使家属对痛失亲人有充分的思想准备，有效地应对。由于对待死亡的态度与患者及家人的信仰有关，护士应尊重患者的信仰，满足患者临终前在信仰上的需求，使患者及其家属得到精神上的满足。

（3）根据患者的个体特征给予心理支持。

1）不同年龄。①儿童和青少年：年龄较小的幼儿由于心理活动尚比较幼稚，往往没有形成复杂的心理活动，心理问题表现得比较直观，一般不担心疾病的愈后。学龄期和青春期的小儿，当得知癌症诊断时，对癌症的严重性有所知晓，往往会出现很强烈的情绪反应，由于自我控制能力较低，多表现为巨大的恐惧、依赖、以自我为中心、情绪波动强烈、易受家长和外界情绪的干扰。护士应掌握该年龄期小儿的心理特征，密切观察患者的情绪变化，给予充分的关心和爱护，并教育家长如何控制消极情绪。②中年人：中年人担任的社会角色较多，一旦被诊断为癌症，常产生角色冲突甚至角色紊乱、焦虑甚至抑郁情绪。他们考虑到自己的事业可能中断，家庭的负担重，而不能继续承担家庭角色，使自己陷入极度的焦虑中。因此应多予开导，帮助患者处理角色冲突，动员家属和单位多给予患者关怀和支持。③老年人：老年人有强烈的独立感，常对住院后多方面的限制感到不适，对家属、子女是否常来探望十分敏感，担心自己被冷落，对"死亡"产生担心，对治疗缺乏信心。护理人员应充分理解老年人的个性，尽量满足其需要，对老年人患者不能直呼其名或床号，可根据不同身份给予亲切称呼，及时解除悲观情绪，开导患者按照治疗计划进行检查和治疗，动员家属子女多来看望老人。可和老年人共同分享其生活经历，帮助老年患者回忆出生命中积极的方面。

2）不同社会和文化背景。护士应充分掌握不同社会和文化背景患者的一些共性和个性，在不同教育背景的患者面前，采用不同的沟通形式和技巧，如文化水平低的患者，不能讲得过于复杂，应用通俗的语言，配合一定的手势、动作和图解，帮助患者理解；而对文化程度较高的患者，可提供一些健康教育和知识性材料供患者阅读。对有不同饮食、风俗习惯的患者，应充分尊重其要求，在制度允许的条件下安排患者的生活。患者之间可能因背景的各种差异出现一些矛盾，护士应做好协调工作，鼓励患者相互尊重，相互理解，相互帮助。

3）不同人格特征。不同人格特征的患者，对疾病的反应各不相同。①精神衰弱型：对疾病充满不安、恐惧，过于顾及病情，常被不愉快的情绪困扰。②疑病型：通过间接了解或看书，虽然自己的疾病没有某种症状，但经常想象自己有这种症状。③歇斯底里型：这类患者往往夸大病情，指责别人不关心自己，易怒，忍耐性差。④漠不关心型：对自己所患疾病采取无所谓的态度，对检查治疗不积极、不主动，甚至否认自己患癌的事实。因此，应正确评估患者的人格特征，根据其特征进行有的放矢的心理支持。

2. 提高肿瘤患者社会支持的方式

医护人员、家属、朋友、同事等应采用各种方式为肿瘤患者提供物质、信息和情感等方面的支持，帮助患者积极应对疾病。

（1）肿瘤科护士为患者提供社会支持的方式。肿瘤科护士的重要角色是帮助癌症患者应对疾病和治疗带来的生理、心理、社会、精神等方面的困扰。诊断早期的肿瘤患者往往处于一种与社会相对隔离的状况，尽管医护人员被认为应该是癌症患者最重要的一种社会支持来源，但大多数患者更愿意从家庭成员寻求支持，而不愿将自身的困扰向家庭以外的人员吐露，也较少向家庭以外的资源寻求帮助和支持，这与中国传统的文化背景下人们沿袭的处世原则有关，以维持平和的人际关系，避免听到外人给自己贴上"肿瘤"的标签。医护人员应充分利用可能的机会帮助患者从隔离中解脱出来，持续为患者提供咨询、情感和信息支持，帮助他们充分利用各种社会支持和资源。

建立肿瘤患者社会支持网络，搭建癌症社会支持平台，是提高肿瘤患者社会支持水平的主要方式，也是肿瘤专业医护人员的职责。通过由肿瘤医护人员的直接介入，为肿瘤患者提供社会支持，可以收到很好的效果，如建立咨询热线、组织志愿者活动、组织住院患者或出院患者（包括家属）参加健康知识讲座、进行集体干预活动、小组干预活动等。组织医师、护士、心理治疗师、康复理疗师、营养师、社会工作者等多学科专业人员与肿瘤患者保持定期联系，可帮助患者充分了解疾病和治疗情况、可能的生理反应、应对方式等，增加患者的安全感，减少患者对治疗和预后的畏惧。让患者有机会主动加入自身的治疗和护理的决策过程中，也是有效应对的措施之一。应该注意的是，医护人员提供的社会支持应根据患者的需求、文化背景、价值观念而制订个性化的方案，为患者提供信息、倾听主诉、给予反馈，并充分强化在这一过程中患者的个人价值感。

（2）社区护士为患者提供社会支持的方式。社区护士主要为患者提供信息支持和情感支持。肿瘤康复期的患者常希望回到自己熟悉舒适的居住环境中，如得不到满足，往往会产生焦虑、悲观、无助等负性情绪，影响患者的生活质量。因此，在患者病情平稳或集中治疗结束后，可为患者安排出院，社区护士为患者进行家庭护理和社区康复活动，可为医院护理的连续。通过定期访视，针对患者及其家属的问题进行评估，督促患者完成服药、进行相应的治疗、开展功能训练等，并为患者及其家属提供咨询和指导，如对房间色调的选择、家具的安排、噪声的控制、房间的清洁和消毒的方法和原则等进行指导。社区护士还应设立肿瘤康复热线、肿瘤康复督导站，并通过组织肿瘤患者参加书画展、读书会、康复沙龙等活动，增强患者之间积极的互动，增强沟通，并鼓励患者走出家庭，投入社会，进行力所能及的工作，完善自我，体现自我价值，体会人生的意义。

（3）患者家属、朋友、同事等为患者提供社会支持的方式。家属、朋友、同事等为患者提供的社会支持主要是情感支持和实际支持，包括问候、陪伴、关爱、生活照护等。应该注意，来自家属、朋友、同事的同情与安慰并非所有时候都让患者感到积极的作用，在某种情景下，不恰当的同情、过多的抚慰反而让患者感到压力，自尊受伤害，即并非所有的社会联系和支持行为都能导致社会支持。因此，为肿瘤患者提供社会支持前，应先正确评估患者所处的情感反应阶段和当时的需求，通过恰当的方式，将社会支持的积极作用传递给患者，引发患者的信心。

总之，社会支持可减少肿瘤相关性痛苦，并使患者增强对医疗护理行为的依从性，在需要支持和提供支持之间相互配合是取得成功支持的关键。

（二）围手术期护理

围手术期按照加速康复外科护理的理念落实护理措施，包括术前、术后护理，并发症的观察和预防，同时注重手术后的功能锻炼，从而改善和提高患者的生活质量。

1. 术前护理

常规术前护理基本上与一般术前护理相近，除了禁食6小时、禁饮4小时外，应指导患者腹式呼吸、有效咳嗽、咳痰、戒烟等。

（1）戒烟。指导并劝告患者停止吸烟。因为吸烟会刺激支气管、肺，使支气管分泌物增加，阻碍纤毛的清洁功能，导致支气管上皮活动减少或丧失活力。

（2）教会患者有效的咳嗽、咳痰、呼吸功能锻炼、翻身、坐起及在床旁活动的方法，指导患者使用深呼吸训练器，并说明这些活动对促进肺扩张和预防肺部并发症的重要意义。

（3）指导患者练习腿部运动，防止下肢深静脉血栓的形成。指导患者进行手术侧手臂和肩部运动练习，以便术后维持正常的关节全范围运动和正常姿势。告知患者术后 24 小时内会经常被叫醒，做深呼吸、咳痰和改变体位，要有一定的心理准备，尽量利用短暂的时间进行休息。介绍胸腔引流设备及术后留置胸腔引流管的重要性和注意事项。

2. 术后护理

（1）一般护理。生命体征、排尿、伤口局部的护理及疼痛等情况的观察与一般术后护理要求相似。鼓励患者早期下床活动，麻醉复苏后即在床上做腿部屈伸和翻身活动，术后第 1 日下床适当活动；术后早期进食以促进胃肠功能恢复；术后早期拔尿管以降低尿路感染风险；术后采取硬膜外导管泵持续镇痛，以减轻患者不适感；术后早期活动以预防下肢血栓形成；术后早期拔引流管以降低手术切口感染风险。

（2）术后合适的体位。肺切除术后麻醉未清醒时取平卧位，头偏向一侧，以免导致吸入性肺炎；清醒后如血压平稳，可采用半卧位（床头抬高 30°～45°），这种体位有利于膈肌下降，促进肺扩张和胸腔积液的排出；肺叶切除的患者可平卧或侧卧位，并可转向任一侧，但病情较重，呼吸功能较差应避免健侧卧位，以免压迫正常的肺，限制其通气；肺段或楔形切除术者，应避免手术侧卧位，尽量选择健侧卧位，以促进患侧肺组织扩张；全肺切除术者，应避免过度侧卧，可采取 1/4 侧卧位（小幅度的侧卧），以避免纵隔移位和压迫健侧肺组织而导致呼吸循环功能衰竭；有明显的血痰或支气管胸膜瘘管者，应取患侧卧位。尽量避免头低足高仰卧位，以防止横膈上升而妨碍通气。每 1～2 小时定时给患者翻身 1 次，加强皮肤护理，预防压疮的发生，同时可避免肺不张或深静脉血栓的形成。协助患者坐起时，要从健侧扶患者手臂和头背部，并注意保护术后患者的体位和各种引流管。

（3）术后呼吸道护理。

1）呼吸的观察。密切观察患者的呼吸情况，包括呼吸频率、幅度和节律，胸廓运动是否对称，双肺呼吸音，有无气促、发绀等缺氧征象以及动脉血氧饱和度等。

2）给氧和呼吸支持的护理。肺切除术后，按医嘱给予氧气吸入，一般给予鼻导管吸氧，流量每分钟 2～4 L，多数患者术后 2～3 日能适应肺容量的减少，缺氧症状改善后可间断吸氧。对呼吸功能不全、术后需用机械通气治疗、带气管插管者，有条件时可安排在重症监护室。患者返回病房时，护士应密切观察导管的位置，防止气管导管的滑脱或移向一侧支气管。

3）协助并鼓励患者有效的咳嗽、咳痰、深呼吸。咳嗽和深呼吸是简单而有效的呼吸治疗方法，有助于清除肺内分泌物，预防肺不张，促使肺扩张，改善肺部循环，有助于胸膜腔内液体的排出。术前应充分强调其重要性，详细评估患者咳嗽咳痰的能力和有效性。术后每隔 1～2 小时 1 次，定时给患者叩击背部，叩击时患者取侧卧位，叩击者双手手指并拢，手背隆起，指关节微屈，从肺底由下向上、由外向内轻叩拍胸壁，促使肺叶、肺段处的分泌物松动流至支气管，边叩击边鼓励患者咳嗽。患者咳嗽时，固定胸部伤口，以减轻疼痛。术后最初几日护士协助固定患者胸部，协助咳嗽和排痰，逐步过渡到教会患者或家属固定胸部。实施时先协助患者坐起，支持其胸背部伤口，可采用以下方法。①护士站在患者健侧，伸开双手，双手从胸部前后紧托胸部伤口部位以固定。固定胸部时各指靠拢，压紧伤口但不限制胸部膨胀。可用指按压患者胸骨切迹上方气管刺激患者咳嗽，同时嘱患者慢慢轻咳嗽，再深吸一口气，然后用力将痰咳出。患者咳嗽时略施压力按压胸部，有助于患者将痰咳出。②护士站在手术侧，一手放在手术侧肩膀上并用力向下压，另一手置于伤口下支托胸部，嘱患者深呼吸数次后咳嗽。正确的固定方法不应按压胸骨及限制膈肌的正常活动。当患者咳嗽时，护士的头面部应在患者身后，可保护自己避免被患者咳出的分泌物溅到。有效咳嗽的声音为音调低、深沉且在控制下进行。有些患者做深呼吸时出现一时晕厥，这是由于深呼吸胸内压力增加、阻止静脉血流回心脏、减少心输出量、血压降低导致脑供血不足，也由于过度换气时呼出大量二氧化碳，而使血中二氧化碳突然减少，呼吸减慢造成缺氧。一般数分钟后症状可自行缓解，护士要注意保护患者防止其摔倒撞伤。

4）稀释痰液、清除呼吸道分泌物。术后呼吸道分泌物黏稠而不易咳出者，可通过超声雾化吸入或气源启动的高频射流雾化吸入，以达到稀释痰液、解痉、抗感染的目的。常用药物有糜蛋白酶、地塞米松、β_2受体兴奋剂、抗生素等。雾化吸入稀释痰液时应鼓励患者配合深呼吸，药液量不宜过多，一般雾化时间以 10～20 分钟为宜，避免患者过度劳累。

5）机械吸痰。吸痰可帮助术后患者排出呼吸道分泌物并刺激咳嗽。护士需掌握肺部听诊，以评估患者有无吸痰的需要。应采用合适的吸痰技术和频率，即根据痰液情况决定吸痰的时机。应预防吸痰导致的低氧血症，可在吸痰前后提高吸氧浓度，充分给氧，每次吸痰时间不得超过 15 秒，两次间隔应让患者休息 1～2 分钟。吸痰后护士要评估吸痰效果，并记录痰量和性质。

（4）胸腔闭式引流管的护理。肺切除后常规放置胸腔闭式引流管。胸腔闭式引流管护理是肺癌术后的重要部分，应保持有效的胸腔引流，即做到引流管的通畅、密闭和合理的固定等。术后的胸腔引流一般在手术室置管，通常放置两根引流管，分别从锁骨中线第 2 肋间和腋中线第 6～8 肋间放入。前者引流管较细，主要以引流胸腔内气体为主；而后者引流管较粗，主要以引流胸腔内的液体和血液为主。

1）引流装置的位置。胸腔闭式引流主要靠重力引流，水封瓶应置于患者胸部水平下 60～100 cm，并应放在专门的架子上，防止被踢倒或抬高。搬运患者时，先用两把止血钳双重夹住胸腔引流管。

2）患者的体位。术后患者通常为半卧位，如果躺向置管一侧，应注意防止压迫胸腔引流管。

3）引流管的长度与固定。引流管的长度以能将引流管固定在床沿且能使其垂直降到引流瓶为宜。引流管过长时不仅易扭曲，还会增大无效腔，影响通气；过短时患者翻身或坐起时易牵拉到引流管。

4）维持引流系统的密闭。为避免空气进入胸膜腔，所有接头应连接紧密。目前多使用一次性的塑料引流瓶，不易打破，但注意引流伤口周围用纱布包盖严密。

5）密切观察引流管是否通畅，防止受压、扭曲、堵塞和滑脱。检查引流管是否通畅的方法是观察是否有气体排出和长管内水柱的波动。正常的水柱上下波动 4～6 cm。若波动停止，表明该系统被堵塞或肺已完全膨胀；如发现气胸的早期症状，怀疑引流管被血块堵塞，应设法挤压引流管。当发现引流液较多时，可按需挤压引流管堵塞的局部，通过挤压引流管可使堵塞管子的血块移动，保持引流管通畅。挤压引流管的方法，可用一只手固定引流管，另一只手握紧引流管朝引流瓶方向滑动。胸腔引流术会给患者带来痛苦，尤其是挤压时产生的负压，让患者感到异常疼痛，故不可将挤压引流管作为常规操作，应通过评估，当证实存在有血块堵塞时，再进行挤压。

6）密切观察引流液的色、质、量。术后第一个 24 小时内引流液约 500 mL，为正常引流量。若引流量突然增多（每小时 100～200 mL）且为血性，应考虑出血的可能，应立即通知医师。若引流量过少，检查引流管是否通畅。

7）胸腔引流管置管期间的各项操作应遵守无菌原则，预防感染。胸腔引流瓶中的液体应装蒸馏水或生理盐水。

8）并发症的观察与预防。全肺切除术后的胸腔引流管一般呈钳闭状态，保证术后患侧胸腔内有一定量的渗液，以减轻纵隔移位。一般酌情放出适量的气体或引流液，以维持气管、纵隔位于中间位置。每次放液体时速度宜慢，液量每次不宜超过 100 mL，以避免快速大量放液体引起纵隔突然移位，甚至导致心脏骤停。应密切观察有无皮下气肿、气管移位等并发症。

9）胸腔引流管拔管的注意事项。肺癌手术患者的胸腔引流管一般放置 48 小时后，如查体及胸部 X 线检查证实肺已完全复张、8 小时内引流量少于 50 ml、无气体排出、患者无呼吸困难，可拔出胸腔引流管。拔管时患者取半卧位或坐在床沿，鼓励患者咳嗽，挤压引流管后夹闭。嘱患者深吸一口气后屏住，患者屏气时拔管，拔管后立即用凡士林纱布覆盖伤口。拔管后，要观察患者有无呼吸困难、气胸和皮下气肿。检查引流口覆盖情况，是否继续渗液等。

（5）疼痛护理。

1）术后常规。给予自控式硬膜外镇痛持续止痛，并向患者详细介绍自控镇痛给药方法。

2）观察硬膜外持续止痛管的位置及连接是否完好，嘱患者活动时动作宜缓慢，不宜过猛，防止硬膜外止痛管的滑脱。

3）定时评估患者疼痛的部位、性质和程度，寻找疼痛原因。如腹带包扎时胸管受压上翘紧贴患者胸壁引起疼痛、胸液引流不畅引起胸痛，往往在去除上述诱因后，患者的疼痛得到缓解。

4）协助患者咳嗽、咳痰时，应用双手固定患者伤口，以减轻疼痛。

5）疼痛严重影响患者的休息和活动，患者因疼痛影响有效咳嗽时，应给予不影响呼吸和咳嗽的止痛药或止痛贴剂。

（6）术后的活动与锻炼。

1）鼓励患者早期下床活动，并制订合适的个体化活动方案。目的是预防肺不张、改善呼吸循环功能、增进食欲、振奋精神。术后第1日，患者生命体征平稳无禁忌证，应鼓励和协助患者下床或在床旁站立移步。若带有引流管应妥善固定保护，应严密观察患者病情变化，在活动期间尤其是刚开始活动初期，若患者出现头晕、心悸、出冷汗、气促等症状，应立即停止活动。术后第2日起，可扶患者围绕病床在室内走动3～5分钟，以后根据病情可逐步增加活动量。

2）手臂与肩关节的运动。目的是预防手术侧胸壁肌肉粘连、肩关节强直以及失用性萎缩。先进行被动运动，逐步过渡到主动运动。患者麻醉清醒后，可协助患者进行臀部、躯干和四肢的轻微活动。术后第1日开始进行左肩、臂的主动运动，如抬高肩膀，肩膀向前向后运动；抬举肘部，使肘部尽量靠近耳部，然后固定肩关节将手臂伸直；将手臂高举到肩膀高度，将手肘弯成90°，然后旋转肩关节而将手臂向前、向后划弧线等。锻炼时患者可先躺着进行，然后可改为坐姿、站姿。可以在患者进行锻炼前，给予适当剂量的镇痛药，协助患者咳出痰液，以便患者能更好地配合，运动量以患者不感到疲乏和疼痛为宜，使患者逐步适应肺切除后余肺的呼吸容量。

（7）术后并发症预防与护理。

1）出血。可能由手术时胸膜粘连紧密、止血不彻底或血管结扎线脱落所致，胸腔内大量毛细血管充血以及胸腔内负压等因素而导致胸腔内出血。应密切观察患者生命体征，定时检查伤口敷料以及引流管旁的渗血或出血情况，密切观察胸腔引流液的色、质、量并记录。若术后 3 小时内胸腔引流液量每小时超过 100 mL，且呈色鲜红、伴有血凝块、有失血性休克征象，疑为活动性出血，应及时报告医师，在中心静脉压监测下加快输液输血速度，遵医嘱给予止血药，同时保持胸腔引流管通畅，定时挤压胸管，必要时考虑剖胸止血。

2）肺不张。采用保留肋骨的剖胸术，尤其是中断肋骨剖胸方法，术后 6 小时患者即能恢复有效的咳嗽，也使肺不张的发生率大大下降。肺不张可能与手术采用全麻方式导致患者膈肌受抑制有关，术后膈肌软弱无力或胸部包扎过紧等，从而限制呼吸运动，使患者咳嗽无力。术后患者不能有效排痰，易导致分泌物潴留堵塞支气管，引起肺不张。术后肺不张应注重预防，如采用双腔气管插管防止术中呼吸道分泌物流入对侧呼吸道，手术结束拔除气管插管前充分吸痰，术后必要时协助医师行纤维支气管镜下吸痰，病情严重者可行气管切开，以保证呼吸道通畅。

3）支气管胸膜瘘。这是肺切除术后严重的并发症之一，可能与支气管缝合不严密、支气管残端血供不良、支气管缝合处感染或破裂、余肺的表面肺泡或小支气管撕裂、术前放射治疗等因素有关。目前肺切除术后早期支气管残端瘘已少见，多发生在术后 1 周内，术后 2 周内仍持续有大量气体从胸腔引流管排出，患者出现发热、刺激性咳嗽、痰中带血或咳血痰、呼吸音减低、呼吸困难。怀疑存在支气管胸膜瘘时，可用亚甲蓝注入胸膜腔，患者咳出带有亚甲蓝的痰液即可诊断。支气管胸膜瘘时，支气管分泌物流入胸腔，继发感染可引起脓胸。空气经瘘管进入胸膜腔，可造成张力性气胸、皮下气肿，大量的胸腔积液经瘘孔流入支气管内，甚至导致窒息。一旦发生窒息先兆，应及时报告医师，将患者置于患侧卧位，以防瘘出液流向健侧，并配合抢救，必要时再次剖胸修补瘘孔。

4）术后早期肺功能不全。多发生于术前肺功能不良或切除肺超过术前估计范围者。对肺功能不良的患者，应用呼吸机支持辅助呼吸，帮助患者渡过手术，一般术后第 5～7 日即可停用呼吸机。随着无创机械通气的广泛应用，术前先用面罩加压机械通气辅助呼吸，同时帮助患者有效的咳嗽、咳痰，有利于防止术后早期肺功能不全。

（三）化疗的护理

化疗作为肺癌治疗的主要综合措施之一，应根据患者全身情况、静脉情况、所用药物的不良反应和所采用的化疗途径等给予个体化疗护理。肺癌的外周静脉途径化疗的总有效率为 40% 左右。介入化疗如支气管动脉灌注化疗（bronchial artery infusion，BAI）、支气管动脉与肺动脉双重灌注（double arterial infusion，DAI）化疗、经皮动脉导管药盒系统（port-catheter system，PSC）途径的近期总有效率在 80% 以上，故为许多有适应证肺癌的化疗手段之一。

（1）铂类药物是肺癌联合化疗的基础药物，如顺铂的催吐作用强，应充分做好水化，按医嘱给予对症支持治疗。注意监测24小时尿量，观察有无耳鸣、头晕、听力下降等不良反应。

（2）肺癌化疗药物中应用紫杉醇类等抗代谢类药物者居多，该类药物血管毒性强，局部外渗易导致局部组织坏死。另外，该类药物可出现过敏反应，应详细询问患者的过敏史，密切观察患者的脉搏、呼吸、血压的变化，严格掌握剂量和用药时间，尤其在开始用药的第1个小时内应每15分钟测量1次脉搏、呼吸、血压。对有可能过敏反应者，最初30分钟内应控制滴速，若出现明显的过敏反应，终止用药，配合抢救。化疗前常用的辅助药物如激素等解毒拮抗剂，注意用药的剂量、时间应准确。

（3）肺癌患者化疗次数较多，应合理选择血管。一般化疗不宜选择下肢静脉。然而对出现上腔静脉阻塞综合征的患者应避免使用患侧上肢静脉进行注射，宜选择下肢静脉化疗，因为如用上肢静脉注射化疗药物，其静脉血液回流入心脏受阻，药物在局部较长时间滞流而加重局部的刺激，此外大量液体可加重上腔静脉阻塞综合征症状。

（4）肺癌化疗结合放疗应用，可能导致两者不良反应的出现更早，不良反应的严重程度加剧，应密切观察，及时处理。

（5）对于老年肺癌患者，尤其是70岁以上者，化疗的争议较大。由于老年患者代谢慢、机体功能衰退、全身合并症多，化疗对机体的损伤大。根据患者的全身耐受情况，多主张单药化疗，应紧密观察其不良反应，用最小的剂量达到最大的缓解率，以提高老年患者的生活质量为治疗目的。

（四）放疗的护理

护士在放疗中的护理包括对患者及其家属进行健康教育，做好评估、症状管理，提供情感支持。放疗前给患者提供关于不良反应的介绍，如发生率、持续时间，可降低患者的焦虑状态，还应帮助患者提高自我护理的能力。放疗中做好评估、症状管理，必要时提供情感支持。放疗后做好康复指导。

1. 放疗前护理

（1）放疗实施步骤的介绍。放疗实施前需经历一系列繁杂的步骤，所费时间比较长，一般为2～4周，在放疗前告知患者详细的步骤和时间，有助于降低患者的焦虑情绪。

1）制订放疗原则。根据患者的病情、病期确定治疗原则，患者需提供病史记录，并进行一系列的检查。

2）定位。制作固定体位的装置（如塑料面膜、真空垫等），在模拟机下准确定位，并拍摄模拟定位片。

3）勾画靶区。根据前两步提供的资料，放疗临床医师勾画出临床靶区和计划靶区的范围，预计肿瘤照射的致死剂量和周围正常组织特别是重要脏器的最大允许剂量。

4）制订计划。物理师在医师勾画靶区的基础上，借助放疗计划系统（TPS），制订最佳为放射野剂量分布方案。

5）复核。将设计好的放疗计划移至具体的治疗机，在治疗机下拍摄照射野片，与模拟机拍摄的定位片相比较、核准。

6）执行计划。确定无误后，由放疗技术员执行放疗。

（2）饮食指导。放疗对健康组织的影响可导致正常生理功能改变，通过干扰营养物质的摄入、消化或吸收，最终可能影响患者的营养状况。营养问题的严重程度与辐射剂量、持续时间和治疗部位相关，如果与化疗联合应用，不良反应可能会更大。接受头颈部或食管放疗的患者中，高达80%会出现黏膜炎、摄入减少和体重下降；接受盆腔区域放疗的患者中，有近80%会出现胃肠道反应。而营养支持可以提高放疗患者的营养摄入、体重和生活质量，减轻电疗对营养状况的负面影响，使患者能够顺利完成放疗计划而避免中断治疗。对患者进行营养评估，并提供充分的营养咨询建议，必要时应根据营养状况评定结果制订并实施适宜的营养支持方案。告知患者在放疗期间经口营养摄入的重要性，提倡进食高热量、高蛋白质、高维生素、低脂肪、易消化、营养丰富的食物，少量多餐。对一些放疗反应严重的患者，如流质或禁食的患者，可提供要素饮食、肠内营养甚至胃肠外营养。鼓励患者多饮水（每日约3 000 mL），可使放疗所致肿瘤细胞大量破裂、死亡而释放的毒素随尿量排出体外，从而减轻全身放疗反应。

（3）保持放疗位置准确的宣教。

1）保持体位一致。告知患者在每次照射时都要与定位时的体位一致。不仅仅是外在可见的体位，包括一些随呼吸运动移动的脏器位置的一致和空腔脏器扩张程度一致。例如，胸部肿瘤、肝脏照射时，要保持呼吸平稳，防止靶区移动幅度过大。这类患者一般需要做呼吸运动训练，在放疗过程中用ABC装置或者使用呼吸门控系统，减少不良反应的发生。小肠、结肠、直肠的放疗前应排空小便，前列腺部位在放疗前固定时间和固定量的水（时间和量与定位时一致），使膀胱适当充盈。

2）保持标记清晰。放射标记模糊不清时，要及时请医师补画。放疗固定装置若是患者自行保管，注意保管好，避免锐器刺破、重物挤压等，放疗中要查看真空垫有无漏气变软。当过瘦或过胖致使放疗固定装置不相适应时，要及时告知医师、护士。

2. 放疗中（期间）护理

在放疗第1~90日内发生的放射损伤为急性放射反应，有的患者在放疗一开始，就出现不良反应，因此只要放疗开始，就要做好放疗不良反应的观察与护理。

（1）疲乏。在接受放疗的患者中，有65%以上会出现不同程度的疲乏，发生率和严重程度与年龄、性别、疾病分期相关。

（2）皮肤反应。皮肤由表皮层（含基底层）、真皮层和皮下组织组成，电离辐射通过破坏位于基底层的表皮干细胞的有丝分裂，从而阻碍再增殖进程和减弱皮肤的完整性。皮肤基底细胞增殖快，因而对放疗特别敏感。在20~25 Gy时开始减少，在50 Gy时达到最大（一般在治疗结束时）。暂时或局部脱发发生在30 Gy，永久性脱发发生在55 Gy。头颈部肿瘤患者放疗后有94.3%会出现放射性皮肤反应，乳腺癌患者放疗后有87%~95%会出现放射性皮肤反应。

1）放射性皮肤反应的分类。放疗所致的皮肤反应包括急性皮肤反应和慢性皮肤反应。①急性放射性皮肤反应：主要表现为红斑、干性脱皮，如局部皮肤红斑、色素沉着、无渗出物的表皮脱落，并有烧灼感、刺痒感。具体分级和临床表现见表6-2。②慢性放射性皮肤反应：一般在放疗开始后90日后出现，主要是毛细血管扩张、纤维化、坏死。

表6-2　RTOG急性放射性皮肤反应分级标准及放射性皮炎管理指南

分级	临床表现	干预措施
0级	皮肤颜色无改变，无疼痛	指导患者皮肤护理
Ⅰ级	滤泡样暗红色，红斑，脱毛，干性脱皮，出汗减少	指导患者皮肤护理；使用医用射线防护喷剂和皮肤保护凝胶；保持皮肤湿润（生理盐水湿敷、涂抹润肤露或乳霜）；观察皮肤变化
Ⅱa级	触痛或鲜红色红斑	湿性愈合原则：生理盐水清洗湿敷，使用非黏性敷料如水胶体敷料，渗液多可用软聚硅酮敷料、感染伤口局部用磺胺嘧啶银敷料；严重时暂停放疗
Ⅱb级	片状湿性脱皮，中度水肿	同Ⅱa级
Ⅲ级	皮肤皱褶以外部位的融合，湿性脱皮，凹陷性水肿	同Ⅱa级
Ⅳ级	溃疡，出血，坏死	立即中断放射治疗；湿性愈合原则，清除坏死组织，及时换药，减轻疼痛，控制感染，必要时植皮

2）放射性皮肤反应发生的相关因素。①内在因素：包括患者的皮肤状况、照射

部位、营养状况、年龄、高血压、糖尿病、吸烟等。通常机体潮湿的部位及皮肤皱褶的部位较易出现皮肤反应，如头颈部、乳腺下、腋下、会阴部和腹股沟等部位容易发生放射性皮炎。②外在因素：放射线的能量、放疗总剂量、单次照射剂量、分割方法、射线种类、照射技术、剂量分布及同期放化疗等多种因素有关。在放疗后辅助化疗的患者常可观察到一种记忆现象，表现为患者在放疗结束一段时间后行化疗，原放疗部位可出现红斑及瘙痒等放射性皮肤反应，近年来的一些新药如吉西他滨、紫杉醇和培美曲塞发现有记忆效应，其发生的原因目前还不清楚。

3）放射性皮肤反应的预防。采用合适的放疗方式，调强放射可降低急性放射性皮炎严重程度；外科伤口愈合以后才开始放疗；在首次放疗前开始并持续使用自黏性软聚硅酮薄膜敷料贴在放疗区域，能有效预防Ⅱ级以上急性放射性皮炎的发生；教会患者日常皮肤护理措施（表6-3）。

表6-3 放疗皮肤反应患者的自我护理措施

（1）使用温水清洗治疗区域皮肤，宜使用中性，不含香料、颜料、脂质或丙二醇的肥皂，柔软的毛巾吸干水分；放疗区域包括会阴、直肠的患者每日坐浴
（2）避免摩擦、挠抓治疗区域皮肤
（3）穿宽松的自然纤维的衣服，如全棉的、真丝的衣服
（4）如果治疗区域需要剃胡子，必须使用电动剃须刀
（5）避免泡热水澡、在泳池或湖中游泳（这些可能会加剧皮肤反应）
（6）避免治疗区域皮肤阳光直射，防晒指数（SPF）30的防晒霜比较适合
（7）避免在治疗区域皮肤放置冷的或者热的物品，如冰袋或热水袋
（8）避免在治疗区使用化妆品
（9）在治疗区域避免使用橡皮胶、绷带
（10）使用温和的衣物清洗剂，接触治疗区域皮肤的衣物不应上浆

4）放射性皮肤反应的护理。根据肿瘤放射治疗协助组急性放射性皮肤反应分级标准及放射性皮炎症状管理指南，急性和慢性放射性皮肤反应的护理内容如下。①急性放射性皮肤反应：湿性脱皮的护理目标是通过减少摩擦、抓痕保护，保证皮肤完整性同时保持皮肤湿润，促进上皮恢复，避免严重感染。②慢性放射性皮肤反应：护理目标是改善皮肤的质地和弹性。通过使用保湿乳液保持皮肤湿润，用干净的手轻轻涂抹，不要摩擦皮肤。避免过度太阳暴晒是健康生活方式的一部分。指导患者用衣物覆盖放疗区域或使用防晒指数（SPF）至少为30的防晒霜。

（3）疼痛。大约有50%的肿瘤患者具有治疗相关性疼痛。镇痛药物治疗的护理人员应进行规范化护理评估和记录、正确执行给药医嘱，了解患者的疼痛强度和动态，选择最适合患者的止痛药物种类及给药途径，了解止痛剂的有效止痛剂量及使用时间,并正确辨认、预防和处理不良反应。

1)规范化护理评估。癌性疼痛的护理评估以患者主诉为依据,遵循"常规、量化、全面、动态"评估的原则。

护理评估的内容。①疼痛一般情况的评估:疼痛性质、部位、强度、范围、疼痛加重或减轻的因素、用药既往史、过敏史、治疗效果等。②患者心理情绪的评估:慢性复杂性疼痛会使患者产生焦虑、沮丧、烦躁、内疚等不良情绪,这些情绪又会加重患者对疼痛的感知和体验。③患者日常生活能力的评估:包括自理能力、休息、睡眠、娱乐、社会交往、家庭角色、性生活等方面,有助于护士制订有针对性的护理措施。④患者对癌痛治疗的误区评估:导致患者不依从疼痛规范治疗的原因,多数来自患者对疼痛治疗的误区和担忧,应及时解答和纠正患者的错误观念,有助于更好地控制疼痛。⑤患者社会支持系统的评估:来自家庭、亲友和社会各方面的社会支持系统给予的情绪上和物质上的帮助,对癌痛患者的疼痛控制治疗起到举足轻重的作用,如家属可提醒患者按时服药,记录疼痛变化和缓解情况,预防和处理不良反应等。

护理评估的时机和频率。新入院患者应在24小时内完成首次全面疼痛评估。新发生疼痛,或病情发生变化,或根据治疗需要随时进行全面疼痛评估。患者实施疼痛干预措施后需要再次评估疼痛缓解情况,通常仅需要评估疼痛强度,一般口服给药后1小时、皮下或肌内注射后30分钟、静脉注射后15分钟进行再评估。实施非药物干预措施30分钟后进行再次评估。

2)规范化护理记录。护士应将疼痛规范化评估的内容相应地记录在体温单或护理记录单上,为临床医师调整镇痛药物剂量或方案提供依据。

3)药物治疗的护理。护士作为患者癌痛治疗过程中,医嘱的主要执行者和记录者,应熟悉常用镇痛药物的分类、性质、适用范围及特性。掌握规范化三阶梯镇痛治疗的原则,执行正确的给药途径、给药时间,指导患者正确用药,做好镇痛药物不良反应的预防、观察和护理,以及患者和家属的健康教育。除口服止痛药物外,透皮贴剂和自控镇痛给药泵也是临床较常用的给药方法,在使用过程中有以下注意事项。

芬太尼透皮贴剂。①初次使用起效时间为4~6小时,12~24小时达稳定的血药浓度。②选择躯体平坦、干燥、体毛少的部位,如前胸、后背、上臂和大腿内侧。③步骤:粘贴前用清水清洁皮肤,不要用肥皂或乙醇擦拭,因无机溶剂会加快药物的吸收速度;待皮肤干燥后打开密封袋,取出贴剂,先撕下保护膜,手不要接触粘贴层,将贴剂平整地贴于皮肤上;并用手掌按压30秒,保证边缘紧贴皮肤。

④每 72 小时更换贴剂，更换时应重新选择部位。⑤贴剂局部不要直接接触热源，如热水袋等，因温度升高，会增加皮肤对药物的吸收，造成血药浓度骤升，可能会出现药物过量，同时药物代谢加快也可导致镇痛时间缩短。⑥芬太尼透皮贴剂禁止剪切使用。⑦用后的贴剂需将粘贴面对折放回药袋处理。⑧使用芬太尼透皮贴剂的患者，应注意观察药物不良反应并记录。

患者自控镇痛给药泵（PCA）。PCA 可通过静脉、硬膜外腔、皮下等途径注药，使用前由专人预先设定维持剂量、单次剂量和锁定时间。与传统的肌内注射相比，PCA 的维持剂量能维持有效血药浓度，保持稳定的药物镇痛作用，减少药物的不良反应；单次剂量是指患者感觉疼痛时自己按压启动键，可追加一个单次剂量，达到不同患者、不同时刻、不同疼痛强度的不同镇痛要求的特点；锁定时间是指在设定时间内，无论按多少次按钮，只确认一次指令的药液输出，以防止用药过量。PCA 主要组成部分为注药泵、自动控制装置、输注管道和防止反流的活瓣。常用的 PCA 有微电脑控制型和可丢弃型两种类型。

4）疼痛的综合护理措施。具体如下。

建立相互信任的护患关系。运用同理心认同患者陈述的疼痛。以倾听、陪伴、触摸来提供精神支持，并鼓励患者表达疼痛，接受患者对疼痛的感受及反应，与患者共同讨论疼痛控制的目标，指导患者正确使用 PCA。

观察并记录疼痛的特征。包括疼痛的部位、发作方式、程度、性质、开始时间、持续时间及其他的症状困扰。

减少疼痛刺激。提供睡眠、沐浴和行走等支持；注意身体疼痛部位的支撑，如垫好软枕保持舒适的体位；正确的移动可预防不当姿势造成的肌肉、韧带或关节牵扯引起的疼痛；学会节约生命能量，放慢活动步调。

提高患者痛阈。首先，鼓励患者讲述与其肿瘤有关的事情，如肿瘤最初是怎样被发现的，如何被诊断的，是谁告知了他们诊断，当时的感觉是怎样的，疼痛是如何出现的，疼痛加重或好转的因素有哪些，疼痛是如何影响器官功能的，疼痛的严重性如何，治疗是如何有助于缓解疼痛或治疗是如何没有能够缓解疼痛等。这种描述性的做法有自我愈合和降低压力的内在潜力。其次，通过减轻病理性的焦虑和抑郁的方法提高疼痛的阈值，需使用抗焦虑药物和抗抑郁药物。

预防疼痛发生。可预期的疼痛，发生前先执行疼痛缓解方法。如手术后患者深呼吸、咳嗽或下床活动时，可按压伤口以防牵拉引起伤口疼痛。

社会心理支持。心理社会支持方面包括：①告知患者和家属对疼痛的情绪反应是正常的，而且这将作为疼痛评估和治疗的一部分；②对患者和家属提供情感支持，让他们认识到疼痛时需要表达出来；③需要时帮助患者获得治疗；④表明医务人员将与患者及其家属共同处理疼痛问题；⑤讲解采用镇痛措施及与其出现疗效的时间；⑥承诺会一直关注患者直至疼痛得到较好缓解；⑦重申对患者采取的镇痛措施有哪些；⑧告知患者和家属有可行的方法来控制疼痛等症状；⑨评估对家属和其他重要相关人员的影响，必要时提供宣教和支持。

指导患者及其家属有关减轻疼痛的其他方法。①运用皮肤刺激法：给予皮肤表面各种感知觉刺激，如按摩、加压、冷敷、热敷、按摩穴位、针灸、电极刺激器。②运用情境处理法：经由患者自我控制或经由暗示性的情境来分散对疼痛的注意力，或减少焦虑、紧张、压力等心理因素对身体造成的影响。其方法包括松弛技巧、自我暗示法、呼吸控制法、音乐疗法、注意力分散法、引导想象法。

对患者及其家属进行药物相关知识宣教。①鼓励医务人员向患者和家属进行详尽的宣教，了解患者和家属的文化程度以确保其理解宣教内容；②向患者和家属传达系列相关信息，如疼痛可以缓解；③忍受疼痛没有益处；④与医务人员交流很重要；⑤一些药物无效还有其他药物可选择；⑥吗啡类镇痛药应有医师处方，不要擅自调整剂量和频率；⑦这类药物在家庭中应妥善保管；⑧列出所服药品的剂量、用途、如何使用和何时使用、不良反应和应对策略如电话咨询和建议就诊。

（4）骨髓抑制。接受放疗的患者会出现不同程度的骨髓抑制。大多数化疗药物均有不同程度的骨髓抑制，蒽环类、氮芥、鬼臼毒素类、长春瑞滨、长春碱、长春新碱、达卡巴嗪、卡铂等可引起Ⅲ级以上的不良反应。化疗药物引起骨髓抑制的程度与患者个体骨髓贮备能力关系密切。用药前有肝病、脾功能亢进、接受过核素内照射或过去曾行放、化疗（尤以曾有白细胞或血小板明显减少）者更易引起明显的骨髓抑制。

由于半衰期（红细胞120日、血小板5～7日、白细胞4～6小时）的不同，最初常表现为白细胞特别是粒细胞的减少，其次是血小板减少，严重时血红蛋白也降低。发热性粒细胞缺乏的定义是，肿瘤患者化疗中出现中性粒细胞绝对数少于$1.0 \times 10^9/L$，同时伴有38.3℃以上的或持续体温≥38℃超过1小时为特征的疾病。化疗引起的骨髓抑制多于停药后2～3周恢复，但塞替派、亚硝脲类、丝裂霉素和美法仑可产生延迟性骨髓抑制，需6周以上恢复。

（5）肺部放疗不良反应的护理。

1）放射性肺纤维化。发生在肺癌放疗后1～12个月。症状与治疗区域大小相关，如果治疗区域大，患者会有呼吸短促。放射性肺纤维化相关危险因素包括治疗前肺功能状态，吸烟史，大剂量放疗、同步化疗。治疗为支持疗法。临床试验证明，氨磷汀可以降低放射性肺炎和放射性肺纤维化的反应。

2）放射性肺炎。发生在放疗后 1 ~ 3 个月，15% 的肺癌、淋巴瘤放疗患者，1% 的乳腺癌放疗患者会发生放射性肺炎。临床表现为低热、咳嗽、胸闷，严重者可出现高热、胸痛、呼吸困难，肺部可听见干、湿啰音。治疗包括卧床休息、吸氧，严重者使用大剂量的类固醇激素。

3）放疗性心血管系统反应。乳腺癌、食管癌、肺癌等放疗后可发生心脏损伤，最常见的包括心包积液，急性期表现为发热、胸闷、心包摩擦音等，慢性期表现为缩窄性心包炎，如呼吸困难、干咳、颈静脉高压、肝大等。护理中应注意：①观察病情变化，根据医嘱给予对症支持治疗，如糖皮质激素、心包穿刺等；②卧床休息，保持安静，注意保暖，预防感冒；③少食多餐，避免过饱；④保持大便通畅，避免过度用力。

4）放疗的肝脏反应。胰腺癌、肝癌、乳腺癌、肺癌、胃癌、肾癌等放疗后可发生肝损害，最常发生在放疗后 4 ~ 8 周，表现为恶心、肝区胀痛、肝大、非癌性腹腔积液、黄疸及肝功能障碍等。护理中应注意：①卧床休息，保持情绪平稳；②鼓励患者少食多餐，多进食高蛋白质、高热量、高维生素、低脂肪及清淡食物，多吃富含维生素的蔬菜和水果，忌食生冷、有刺激性及油腻食物，对有腹水患者应限制水的摄入量，给予低钠饮，伴有肝硬化失代偿时，需给予优质蛋白质；③当放疗开始不久出现肝区胀痛及腹胀时，可给予 20% 甘露醇加地塞米松静脉滴注或解热镇痛等药物治疗，对于间歇性肝区疼痛的患者，应耐心询问患者疼痛的程度和持续时间，根据医嘱采用三阶梯止痛，并观察止痛效果及用药后的不良反应；④放疗期间给予健脾理气中药，可减轻放射性肝损害，当患者出现非癌性腹腔积液、黄疸、肝脏进行性增大、碱性磷酸酶升高 ≥ 2 倍，转氨酶至少升高 5 倍于正常或治疗前水平，即停止放疗，并给予中西医保肝治疗。

3. 放疗后护理（康复指导）

（1）均衡饮食，注重营养。

（2）放疗结束后继续遵循皮肤护理原则。

（3）保持良好的生活习惯及作息，可适当活动，如散步、做家务等，以增强体质。

（4）注意预防各种感染，如牙龈牙髓炎（口腔放疗 3 ~ 4 年不能拔牙）、呼吸道感染、肠道感染等。

（5）坚持功能锻炼，如张口练习、患肢功能锻炼等。

（6）介绍定期随访检查的重要性。

1）向患者及其家属讲述如何了解放疗疗效，接受放疗的部分患者其肿瘤不是放疗一结束就能消退，而是放疗结束后 1~2 个月才能看到明显缩小。同样，放疗出现的急性反应也不是放疗结束就能马上缓解，一般还要持续一段时间才能缓解。

2）晚期放射性损伤的发生率随着放疗后时间的推延而逐步增加，患者生存的时间越长，出现的概率越大，因此放疗后患者需长期随访。

3）长期随访时间安排：放疗后 1~2 个月应进行第 1 次随访；以后应遵医嘱，按时来院随访，一般治疗后 2 年内每 1~3 个月随访 1 次，2 年后每 3~6 个月随访 1 次，以了解肿瘤控制情况，以及有无放疗晚期反应等。

以放射性肺炎为例介绍肺癌患者的放疗护理。急性放射性肺炎是肺癌放疗中较多见且危害较大的并发症。肺癌患者正常肺组织接受常规放疗 20 Gy 后即会产生永久性损伤，照射 30~40 Gy 3~4 周后，所照射的肺即呈现急性渗出性炎症，但多不产生症状，若伴发感染，即出现急性放射性肺炎的表现；照射后 6 个月左右出现肺纤维化改变。放射性肺炎的形成与受照射面积的关系最大，与剂量及分割也有关，面积、剂量越大发生放射性肺炎的概率越高。放射性肺损伤发生的另一个重要因素是应用化疗，化疗可加重放疗造成的肺损伤，某些药物本身会引起药物性肺炎及肺纤维化，更易引起肺损伤。重症阻塞性肺气肿患者更易并发放射性肺炎。全身情况很差，伴有严重心肝肾功能不全者禁用放疗。放射性肺炎的主要临床表现为咳嗽、咳大量黏液痰、气促、白细胞增多，可出现体温升高，严重者可出现呼吸困难，听诊可闻及干、湿啰音。X 线摄片显示病变范围与照射野一致。应密切观察患者的体温变化，以及放疗期间和放疗后白细胞的情况，观察患者呼吸情况，有无咳嗽、咳痰加重。放疗中应每周检查血常规，如血白细胞明显减少，要暂停放疗。嘱患者卧床休息，给予高热量、高蛋白、易消化饮食；高热者给予物理降温或药物降温；按医嘱给予抗炎、止咳、化痰、平喘等对症处理；一旦明确急性放射性肺炎诊断，应按医嘱及时给予大剂量肾上腺皮质激素治疗，维持数周后逐渐减量停止使用激素；根据患者呼吸困难的严重程度，必要时给予氧疗。

放射性肺炎一旦发生，治疗的难度很大，故重在预防。对肺癌患者应精确设野，使正常肺组织受量减至最少，照射容积降至最低；合并应用化疗时应选择适当药物，并与放疗间隔适当时间，以利于正常肺组织恢复；有长期大量吸烟史及慢性肺部疾病者更应注意，以降低肺损伤的发生率，减轻损伤程度，减少放疗相关死亡。

（五）生物靶向治疗的护理

皮疹、腹泻、厌食、口腔溃疡等为吉非替尼和厄洛替尼常见的不良反应，因而在服用这些药物时应密切观察患者头面部和躯干的皮肤是否异常，注意保持清洁，用温水轻轻清洗皮肤，勿搔抓、使用刺激性清洁剂，注意防日光暴晒。应密切观察腹泻患者大便的次数、量和性状，注意保持患者肛周皮肤的清洁、完整。腹泻频繁者，必要时遵医嘱使用止泻药物并酌情减量治疗。

厄洛替尼可出现严重的不良反应间质性肺炎，故用药期间应密切观察患者有无咳嗽、胸闷、气促、发绀、发热等症状。嘱患者注意休息，适当活动，加强营养，防止受凉感冒，必要时按医嘱给药和氧疗。

（六）营养和液体平衡的护理

提供高热量、高蛋白、丰富维生素、易消化吸收、多样化、营养丰富的食物，鼓励患者进食。一般蛋白质每日 100～150 g，总热量每日 5 000～6 000 kcal。对伴有营养不良者，经肠内或肠外途径补充营养，改善患者的营养状况。

放疗或化疗期间引起患者食欲下降，恶心、呕吐者应注重配制其喜爱的食物，以适口、清淡为原则，少量多餐。注意调整食物的色、香、味，提高患者的食欲。必要时给予静脉高营养。

肺癌术后严格掌握输液的量和速度，防止左心衰竭、水肿的发生。全肺切除术后应适当控制钠盐的摄入量，24 小时补液量控制在 2 000 mL 以内为宜，以维持液体平衡。同时应注意营养的补充，一般患者意识恢复后且未出现恶心现象，拔除气管插管 4 小时后，如无禁忌证即可开始饮水，逐步过渡到进食流质、半流质、软食、普食。术后饮食护理除应遵循提供营养丰富的食物外，还应以维持水、电解质平衡，改善负氮平衡，提高机体抵抗力，促进伤口愈合为原则。

第二节　食管癌

一、流行病学特征及病因

（一）流行病学特征

食管癌是一种常见的消化道恶性肿瘤，其发病率和死亡率各国差异很大。国外食管癌以亚洲、拉丁美洲的某些地区如印度、日本、巴西、智利等地的发病率较高，而欧洲、北美和大洋洲地区发病率较低。

中国是世界上食管癌高发地区之一。食管癌发病男多于女，发病年龄多在 50 岁以上。在我国主要高发区有河北、河南、山西三省交界的太行山区、河南林州市（林县）和苏北地区。食管癌的发生有一定的民族差异，我国新疆哈萨克族居民的食管癌发病率最高（33.90/10万），而以苗族为最低（1.09/10万）。不同民族中食管癌发病率的不同，可能与其生活习惯和遗传易感因素有关。

（二）病因

关于食管癌的病因，近年来有许多深入的调查研究及实验室观察，一般认为食管癌可能由多种因素所致。

1. 亚硝胺类化合物

亚硝胺类化合物是一种很强的致癌物，研究证实，亚硝胺类化合物经口服或胃肠外给药，能诱发动物食管癌或伴发其他器官肿瘤。这类化合物主要包括亚硝胺和亚硝酸胺两大类。在食管癌高发区的粮食蔬菜和饮水中均可以检测到较高含量的亚硝胺及其前体，其含量与当地食管上皮增生、食管癌的发病率呈正相关。

2. 人乳头瘤病毒（human papilloma virus，HPV）

HPV是一种嗜上皮细胞的DNA肿瘤病毒，与食管癌关系较为密切的HPV主要为6型、16型及18型。2004年张建中的研究报道，食管癌可发生HPV 16型感染，食管癌发生与p53基因突变以及P21cip1/WAF表达减弱有关。有研究表明，HPV 16型与食管鳞癌发生有关，HPV 18型与食管腺癌发生有关。但不同实验对HPV检测的结果不一致，阳性率相差很大。尽管如此，大多数资料表明，HPV作为一个引起食管癌的重要因素受到广泛重视和研究。近年来，发现HPV具有放大癌基因C-myc和H-ras作用，并能使抑癌基因p53突变失活。

3. 吸烟和饮酒

长期吸烟和饮酒与食管癌的发生有关。香烟的烟雾和焦油中含有多种致癌物，这些物质能直接作用于细胞蛋白质、核酸等成分，造成细胞损伤，引发癌变。饮酒与食管癌明显相关，随着饮酒年限和饮酒量的增加，患食管癌的危险性也在增加。

4. 食管损伤及炎症

长期食用粗、硬食物和进食过快、过烫，易引起食管黏膜的机械性及物理性的刺激与损伤，反复损伤可以造成黏膜上皮增生、间变，最后导致癌变。同时，食管慢性损伤为致癌物质的进入创造条件，从而促进食管癌的发生。各种原因引起的经久不愈的食管炎，可能是食管癌的前期病变，尤其是有食管黏膜上皮细胞间变或不典型增生者，癌变的危险性更大。

5. 真菌毒素

已发现有10多种真菌毒素能诱发动物不同器官的肿瘤。在某些高发区的粮食中、食管癌患者的上消化道中或切除的食管癌标本上，均能分离出多种真菌。其中某些真菌有致癌作用，有些真菌能促使亚硝胺及其前体的形成，更能促进肿瘤的发生。

6. 营养和微量元素

某些微量元素的缺乏可能与食管癌的高发有关。在食管癌高发地区的粮食、蔬菜、饮水中测得铝含量偏低。长期缺乏维生素、蛋白质以及核黄素，也是食管癌高发区的一个共同特点。

7. 遗传因素

食管癌有比较显著的家庭聚集现象，提示遗传因素在食管癌的发生中也起一定的作用，即机体的遗传易感性是发病的内在因素。

二、病理分类及临床分期

（一）解剖和分段

食管上接咽起于环状软骨，沿气管后缘经上纵隔、后纵隔通过膈肌的食管裂孔止于胃贲门，总长度为 25～30 cm。国际抗癌联盟（UICC）将食管分为：颈段，从食管入口（下咽部）到胸骨切迹（胸骨入口，距门齿 18 cm）；上胸段，自胸骨入口至气管分叉（距门齿 24 cm）；气管分叉至贲门入口，这一段一分为二，上 1/2（到距门齿 30～32 cm）为中胸段食管，下 1/2（到距门齿 40～45 cm 处）为下胸段食管。资料显示，中段食管癌最多，占 50% 左右，下胸段次之（30%），上胸段（14%）和颈段（6%）较少。

（二）病理分类

食管癌中 95% 为鳞状细胞癌，少数为腺癌或肉瘤。

1. 髓质型

以浸润性生长为主，可以沿食管周径和腔内浸润，表面常有深浅不一的溃疡，切面呈灰白色，均匀致密。

2. 蕈伞型

肿瘤组织常呈卵圆形并突向食管腔内类似蘑菇状。肿瘤的边缘界限明显隆起且外翻。肿瘤表面多有浅表溃疡，多数病例的肿瘤组织并不累及食管全周。

3. 溃疡型

其突出表现是有深溃疡形成，溃疡边缘凹凸不平，表面有炎性渗出，溃疡可穿透浆膜浸润邻近器官或引起穿孔。

4. 缩窄型

肿瘤浸润食管全周，呈环形生长，造成管腔狭窄，常较早出现梗阻。肿瘤长度一般不超过 3 cm，切面结构致密，富含结缔组织。

5. 腔内型

多伴有较宽的基底或蒂与食管相连，表面有糜烂或不规则小溃疡。

（三）临床分期

2017 年 UICC/AJCC 第 8 版食管癌的 TNM 分期见表 6-4。

表 6-4 食管癌临床分期

分期	标准
T 分期	
Tx	原发肿瘤不能确定
T_0	无原发肿瘤证据
Tis	重度不典型增生
T_1	侵犯黏膜固有层、黏膜肌层或黏膜下层
T_{1a}	侵犯黏膜固有层或黏膜肌层
T_{1b}	侵犯黏膜下层
T_2	侵犯食管肌层
T_3	侵犯食管纤维膜
T_4	侵犯食管周围结构
T_{4a}	侵犯胸膜、心包、奇静脉、膈肌或腹膜
T_{4b}	侵犯其他邻近结构如主动脉、椎体、气管
N 分期	
Nx	淋巴结状态无法评估
N_0	无淋巴转移
N_1	有 1～2 枚区域淋巴转移
N_2	有 3～6 枚区域淋巴转移
N_3	≥7 枚区域淋巴转移
M 分期	
M_0	无远处转移
M_1	有远处转移
	食管鳞癌位置（location，L）分类，位置定义以肿瘤中心为参考
Lx	肿瘤位置不能确定
Upper	上段，颈部食管至奇静脉弓下缘
Middle	中段，奇静脉弓下缘至下肺静脉下缘
Lower	下段，下肺静脉下缘至胃，包含食管胃交界部
食管腺癌分化程度（histologic grade，G），如果对"未分化"癌组织的进一步检测为腺体组织，则分类为 G_3 腺癌	

续表

分期	标准
Gx	分化程度不能确定
G₁	高分化癌，大于95%肿瘤细胞为分化较好的腺体组织
G₂	中分化癌，50%～95%肿瘤细胞为分化较好的腺体组织
G₃	低分化癌，肿瘤细胞成巢状或片状，小于50%有腺体形成
食管鳞癌分化程度，如果对"未分化"癌组织进一步检测为鳞状细胞组分，或如果在进一步检测后仍为未分化癌，则分类为G₃鳞癌	
Gx	分化程度不能确定
G₁	高分化癌，角质化为主伴颗粒层形成和少量非角质化基底样细胞成分，肿瘤细胞排列成片状、有丝分裂少
G₂	中分化癌，组织学特征多变，从角化不全到低度角化。通常无颗粒形成
G₃	低分化癌，通常伴有中心坏死，形成大小不一巢样分布的基底样细胞。巢主要由肿瘤细胞片状或路面样分布组成，偶可见角化不全或角质化细胞

（四）扩散及转移

1. 直接浸润

肿瘤在黏膜下向食管全周及上、下扩散，同时也向肌层浸润，并侵入邻近组织，如气管、支气管、肺门、纵隔或主动脉。

2. 淋巴转移

淋巴转移为食管癌转移的主要途径，食管上段癌可转移至锁骨上窝及颈部淋巴结；中段及下段肿瘤常转移至食管旁淋巴结、气管分叉处淋巴结、胸主动脉旁淋巴结及腹腔淋巴结。无论上、中、下段食管癌均可转移至锁骨上淋巴结，也可逆行转移至腹腔淋巴结。

3. 血行转移

食管癌较少通过血液循环转移至其他器官，如果发生也在晚期，以转移到肝、肺、骨、肾、大网膜、腹膜和肾上腺为多见。

三、临床表现

（一）早期症状

食管癌早期无明显临床症状，仅有轻度胸骨后不适、食管烧灼感或疼痛，偶有局部异物感，进食时偶有梗阻感，下段食管癌可引起上腹部不适、呃逆等症状。症状间歇出现，常被忽视。

（二）中、晚期症状

临床上食管癌的典型症状为进行性吞咽困难，先是硬食咽下缓慢，继而只能进半流质、流质，严重者滴水不进并频繁呕吐黏液，患者明显脱水、体重下降、营养不良。

1. 梗阻

当食管癌出现较为明显的进食梗阻时，肿瘤常已侵犯食管周径 2/3 以上，长度常达 3cm 以下。梗阻症状随着病情发展进行性加重且呈持续性。

2. 疼痛

胸骨后或背部肩胛区持续性钝痛常提示食管癌已有外侵，引起食管周围炎、纵隔炎，但也可以是肿瘤致食管深层溃疡所致；下胸段或贲门部肿瘤引起的疼痛可以发生在上腹部，常提示有腹腔淋巴转移。

3. 出血

食管癌患者有时也会因呕血和黑便而就诊。肿瘤有穿透性溃疡者可浸润大血管，特别是浸润胸主动脉者，可造成致死性出血。

4. 声音嘶哑

常是肿瘤直接侵犯或转移淋巴结压迫喉返神经所致。

5. 体重减轻和厌食

患者在短期内体重明显减轻或出现厌食症状时，常提示肿瘤有广泛转移。

6. 其他

如恶病质、气管食管瘘及全身广泛转移的相应症状。

四、护理

（一）术前护理

1. 心理疏导

食管癌患者多以吞咽困难入院，往往对进行性加重的进食困难、体重下降焦虑不安，迫切希望早日手术。食管癌手术范围较大，术后并发症较多，所以患者往往表现出紧张、焦虑、恐惧等情绪，护士应加强与患者和家属的沟通，耐心地实施心理疏导，强调治愈的希望，使其积极配合治疗与护理。

2. 营养及水、电解质的补充和纠正

大多数患者因长期吞咽困难而有低蛋白血症和水、电解质失衡，术前应评估患者营养状况，指导患者进食高热量、高蛋白质、含丰富维生素的流质或半流质饮食。若有高度梗阻、进食困难者，可行静脉营养治疗，纠正水、电解质失衡，必要时输血，并纠正低蛋白血症。

3. 口腔卫生

口腔是食管的门户，口腔的细菌可随食物或唾液进入食管，在梗阻或狭窄部位停留、繁殖，造成局部感染，影响术后吻合口愈合。口腔内细菌还能被吸入气管，引起呼吸道感染。因此，术前应积极治疗口腔慢性疾患，嘱患者早、晚刷牙，餐后漱口，保持口腔的清洁卫生。

4. 呼吸道准备

（1）治疗与预防呼吸道感染。食管癌患者多为老年男性患者，常有长期吸烟史，往往伴有慢性支气管炎、肺气肿，肺功能较差。术前应劝其严格戒烟至少1周，加强排痰，并予异丙托溴铵 1 mg、异丙托溴铵 1 mg+ 布地奈德 2 mg 或异丙托溴铵 1 mg+ 氨溴索 15 mg 进行雾化吸入，每日 2～3 次，必要时静脉使用抗生素控制感染。

（2）术前呼吸训练指导。手术后患者常因伤口疼痛、虚弱无力而不愿深呼吸或咳嗽排痰，易导致呼吸道分泌物潴留和呼吸功能不全。因此，术前应训练患者有效咳嗽和深呼吸的技巧，加深体验，以利于术后主动排痰，预防术后肺炎、肺不张。

（3）深呼吸功能锻炼器的使用。

1）目的。帮助患者进行正确的深呼吸训练，改变不良的呼吸方式；充分扩张小气管和肺泡；增强肺功能，提高肺的顺应性；减少肺部并发症。

2）使用方法。①在患者入院时即开始使用，从术前至术后，坚持练习 2 个月以上，并做好练习记录。②时间：每日 6 次以上，一次至少有 10 个完整的呼吸，一次的时间控制在 1 小时内。③锻炼方法：连接呼吸管与训练器，设定目标容量（根据患者情况，从小到大），正常呼气后，含住咬嘴，然后吸气。吸气目标：缓慢吸气，保持训练器的气速刻度在最佳的水平（训练器标有 good、better、best，best 为最佳），充分吸气，使吸气量达到最大（吸气开始，白色活塞升起，白色活塞到达的最高刻度为吸气总量）。④用以上方法正确吸气后，实际容量达到 1 500 mL 以上，证明肺功能恢复良好。⑤手术后训练时，可能有胸痛，属正常现象。⑥锻炼期间，根据患者情况逐步提高目标容量，以达到训练目的。

3）特点。吸入式深呼吸训练，与国际的治疗方式接轨。手术前训练不仅能提高手术中患者的耐受性，还能提高手术成功率。手术后训练可以减少由于术后肺叶未能完全扩张而出现的肺部并发症，如肺不张、肺部感染等；有量化的指标，可以正确评估患者的肺功能，增强患者术后训练的积极性。

5. 皮肤准备

术晨应予以备皮。上起唇下，下至耻骨联合，两侧至腋后线，包括会阴，并清洁脐孔。

6. 胃肠道准备

（1）术前饮食。术前 1 周起予半流质饮食，术前 1 日改流质，术前 1 日晚灌肠后禁食、禁水。

（2）结肠代食管手术患者。术前1日进食无渣流质，术前1日晚全肠道灌洗后禁食、禁水。

（3）术前放置胃管或胃塑管。根据患者病情和手术方式，遵医嘱术晨置胃管或胃塑管，通过梗阻部位时不能强行进入，以免戳穿食管。可置于梗阻部位上端，待手术中直视下再置于胃中。胃管用于引流胃液和血液，胃塑管在术中置于十二指肠处，用于术后灌流质饮食。置胃管的患者，医师会在术中对患者进行空肠造瘘术，空肠造瘘管与胃塑管一样用于灌注流质饮食。

（二）术后护理

1. 生命体征监测

食管癌根治性手术较为复杂、手术创面大，并且开胸手术对呼吸系统和循环系统影响较大，因此，术后常规给予心电监护至少1日，观察并记录患者生命体征，每15～30分钟1次，平稳后可1～2小时1次。密切观察患者的意识、面色、呼吸、血压、脉搏、血氧饱和度和体温，及时发现病情变化。

2. 呼吸道护理

食管癌术后易发生呼吸困难、缺氧，并发肺不张、肺炎，甚至呼吸衰竭。主要与以下因素有关。①患者原有慢性支气管炎、肺气肿病史，肺功能低下。②开胸手术破坏了胸廓的完整性，肋间肌和膈肌的切开使患者肺的通气泵严重受损。③手术中对肺较长时间的挤压、牵拉，造成肺挫伤。④食管、胃胸部吻合术后，胃拉入胸腔，使肺受压，肺扩张受限。⑤患者术后切口疼痛、虚弱使咳痰无力，尤其是颈、胸、腹三切口患者更为明显。

鉴于以上原因，护理措施具体如下。①给予湿化吸氧每分钟3～6L，以维持有效的呼吸功能。②密切观察患者的血氧饱和度、呼吸状态、频率和节律，观察患者有无气急、头晕等缺氧征兆。③术后患者麻醉未清醒时采取低半卧位（床头摇高30°），麻醉清醒且生命体征平稳后即可改半卧位，有利于肺通气及胸腔积液的排出。术后1～3日内可协助患者定时翻身、活动肢体，并扶患者坐起，叩背，鼓励患者深呼吸、咳嗽、咳痰。④如患者因疼痛惧怕咳嗽，可遵医嘱适当给予止痛剂。护理人员在患者咳嗽时，可按住患者术侧胸部，以减轻患者疼痛。⑤对于痰多、咳痰无力的患者，出现呼吸浅快、发绀、呼吸音减弱或两肺痰鸣音等痰阻现象时，可行纤维支气管镜吸痰，必要时气管插管或气管切开吸痰。⑥术后常规雾化吸入，每日2～3次，并加入祛痰剂和支气管扩张剂，稀释痰液和预防感染。⑦保持胃管引流通畅和有效负压，因胸腔胃膨胀可压迫肺脏、影响肺复张、加重呼吸困难，并可能影响吻合口的愈合。

3. 胸腔闭式引流的护理

食管癌术后常规放置胸腔闭式引流管接水封瓶和胸腔引流管接负压吸引球。胸腔闭式引流管接水封瓶从患侧腋中线第 6～8 肋间穿入，放置在患侧胸腔顶部，有侧孔，术后引流出患侧胸腔内的积气和积液。胸腔引流管接负压吸引球也是从患侧腋中线第 6～8 肋间穿入，放置于纵隔吻合口附近，用于引流。同时，因吻合口瘘的高发期为术后 5～7 日，胸腔闭式引流管接水封瓶于术后 2～3 日就拔除，而胸腔引流管接负压吸引球一般放置时间较长，至患者出院前再拔除，亦可通过观察该引流管引流液的色、质、量以判断患者是否出现吻合口瘘；并且，一旦患者出现吻合口瘘，可以通过该管路进行胸腔冲洗。

胸腔闭式引流管接水封瓶遵循密闭、无菌、通畅、妥善固定及观察记录五个原则，与肺癌相同，并注意以下几点。①保持胸管引流通畅，观察引流管水柱波动，正常水柱波动为 4～6 cm，记录引流液的色、质、量。②若术后 3 小时内胸腔闭式引流量每小时＞100 mL，呈鲜红色并有血凝块，患者出现烦躁不安、血压下降、脉搏增快、尿少等血容量不足的表现，应考虑有活动性出血，应立即通知医师，必要时开胸止血。③若胸腔引流液中有食物残渣或引流液由血性变成黄绿色浑浊液体，提示有食管吻合口瘘的发生。④若引流液量突然增多，由清亮渐转浑浊，则提示有乳糜胸，应采取相应措施，明确诊断，及时处理。⑤拔胸管指征：术后 2～3 日，胸腔闭式引流管引流出的血性液逐渐变淡或转为淡黄色，量逐渐减少，24 小时量小于 200 mL，X 线摄片显示肺膨胀良好，无气体排出，患者无呼吸困难，可拔除胸管。拔管后引流管伤口处用凡士林纱布外加纱布覆盖伤口，并注意观察患者有无胸闷、呼吸困难、切口漏气、渗液、出血和皮下气肿。如引流口渗液较多，应及时更换敷料。

4. 疼痛护理

（1）术后常规给予硬膜外止痛泵持续止痛，并向患者详细介绍自控镇痛给药方法。

（2）观察硬膜外持续止痛管的位置及连接是否完好，嘱患者活动时动作宜缓慢，不宜过猛，防止硬膜外止痛管的滑脱。

（3）定时评估患者疼痛的部位、性质和程度，寻找疼痛原因。如腹带包扎时使胸管受压上翘紧贴患者胸壁引起疼痛、胸液引流不畅引起胸痛，往往在去除上述诱因后，患者疼痛得到缓解。

（4）协助患者咳嗽、咳痰时，应用双手压住固定伤口以减轻疼痛。

（5）如疼痛严重影响患者的休息和活动，患者因疼痛影响有效咳嗽，应给予止痛药或止痛贴剂。在给药后镇痛效果最佳时，安排咳嗽排痰、深呼吸运动及进行治疗护理操作，使患者感觉舒适并取得其良好配合。

5. 饮食护理

（1）食管癌术后患者吻合口处于充血水肿期，胃肠蠕动尚未恢复正常，因此术后常规禁食、禁水 2~3 日，并给予持续有效的胃肠减压。禁食期间应加强口腔护理，每日 2~4 次。

（2）禁食期间注意静脉补充营养。

（3）营养管的护理。①妥善固定，注意观察营养管处刻度变化，防止导管移位、脱出；②保持喂养管的通畅，每次输注前后均用温开水 30 mL 冲洗管道；③保持胃造口及空肠造口处敷料的清洁干燥，换药时注意缝线有无松动、皮肤有无感染及渗液等不良情况。

（4）术后 2~3 日，可通过胃瘘管或空肠造瘘管滴注流质，按医嘱给予肠内营养。

1）营养液的温度为 38~40℃，滴注方式可为持续滴注和间歇滴注。持续滴注可根据医嘱调整速度，开始时量宜少速度宜慢，每小时 60~80 mL，以后根据患者情况，可逐渐增加滴入的量和速度；间歇滴注每次 200~250 mL，每日 5~6 次。

2）观察患者滴注营养液后的反应，如有恶心、腹胀、腹泻，应减慢滴速或停止滴注。

3）营养液建议是要素饮食，如肠内营养混悬液、肠内营养乳剂、肠内营养粉剂等，不可直接加热，以免蛋白质凝固变性；若为家属自行配置的流质，应尽量保持新鲜，并注意荤素搭配，保证适量钠盐和维生素，先用纱布过滤后再使用。

4）滴注前检查营养液是否变质，连续滴注时每次用量的悬挂时间不超过 8 小时，开封的营养液应放入冰箱，时间不超过 24 小时。

5）喂食袋每次使用后清洗，一次性使用肠内营养输注器应每日更换。

6）患者的护理。①滴入时以坐位为佳，完毕后再坐位 30 分钟或起身活动 20 分钟；②胃内输注时，对于年老体弱、卧床的患者应取头高 20°~30° 卧位，减少误吸和反流的发生率；③保持口腔卫生；④观察患者的进食情况，根据医嘱准确记录出入液量，检查液体和电解质的平衡状况。

（5）至术后第 5~7 日，患者如无特殊不适、吻合口瘘并发症，可根据医嘱口服流质。口服流质 1~2 日后，如无不适，可改为口服半流质，并逐步过渡到软食，要注意少食多餐，防止进食过多、过快，抬头吃、低头咽、食不言，体位为坐位。指导患者勿进食生、冷、硬食物，以免导致晚期吻合口瘘。

（6）食管胃吻合术后的患者，可能有胸闷、进食后呼吸困难，应告知患者是由于胃已拉入胸腔，肺受压暂不能适应所致。建议患者少食多餐，2个月后此症状多可缓解。

（7）食管癌切除术后，可发生胃液反流至食管，患者可有反酸、呕吐等症状，平卧时加重，严重者出现误吸。因此，嘱患者饭后2小时内不要平卧，睡眠时把枕头垫高，可防止胃液反流。

6. 胃肠减压的护理

（1）向患者讲明留置胃管的目的和重要性，防止患者自行将胃管拔出。

（2）持续胃肠减压，保持胃管通畅，每日生理盐水20 mL冲洗胃管2次，防止胃管阻塞。妥善固定胃管，防止滑出。

（3）严密观察引流量、性状、颜色并准确记录。术后6~12小时内可从胃管内吸出少量血性液或咖啡色液，以后引流液颜色逐渐变淡。

（4）若胃管内引流出大量鲜血或血性液体，患者出现烦躁、血压下降、脉搏增快、尿量减少等症状，应考虑有吻合口出血的可能，应立即通知医师并配合处理。

（5）胃管滑出后应严密观察病情，不应再盲目插入，以免戳穿吻合口，造成吻合口瘘。

7. 结肠代食管（食管重建）术后护理

（1）保持置入结肠袢内减压管的通畅。

（2）如从减压管内吸出大量血性液体或患者呕吐大量咖啡色液体，伴全身中毒症状，应考虑吻合口的结肠袢坏死，应立即通知医师并配合抢救。

（3）注意观察患者腹部体征，如有异常及时通知医师。

（4）结肠代食管的患者，因结肠液逆流进入口腔，患者常嗅到粪便的气味，须向患者解释原因，并指导加强口腔卫生，一般此种情况于半年后能逐步缓解。

8. 活动与功能锻炼

（1）活动。鼓励患者早期离床活动，其目的是预防肺不张、改善循环呼吸功能、增进食欲、预防下肢静脉血栓。术后第1日，生命体征平稳无禁忌证，患者即可下床活动，并进行有效咳嗽。若带有引流管应妥善固定保护，并严密观察患者病情变化，出现心动过速、头晕、气短、心悸或出汗等症状，应立即停止活动。如患者活动后无不适，鼓励患者术后第2日开始每日下床4次以上，每次下床活动45分钟左右。

（2）功能锻炼。术后功能锻炼可预防肺不张、术侧胸壁肌肉粘连、肩关节强直及失用性萎缩。患者麻醉清醒后，即可在护士帮助下行臂部、躯干和四肢的轻度活动,每次4小时。手术后第1日开始肩臂的主动运动,如术侧手臂上举、肩关节向前、向后旋转活动,使肩关节活动范围恢复至术前水平,并预防肩下垂。运动量以不引起疲倦和疼痛为度。

(三)食管癌手术并发症的观察与护理

1. 肺部并发症

食管癌以中老年患者多见,患者营养情况较差,心肺功能欠佳,特别是许多患者都有长期吸烟史,加之食管癌手术创伤大,术后肺部并发症较常见,以肺炎、肺不张和肺功能不全最常见。食管癌术后肺部并发症的发生率可达8%~45%。术后支气管分泌物潴留和排痰障碍是肺部并发症的主要原因,预防比治疗更重要。

(1)临床表现。术后3日内,患者出现烦躁不安、不能平卧、心动过速、体温升高、哮喘、发绀、呼吸困难等症状,胸部X线检查显示肺不张或炎性表现。严重者血气分析可有低氧血症、高碳酸血症。

(2)护理。①加强超声雾化吸入,鼓励患者咳嗽、咳痰、深呼吸;②应立即通知医师,无力咳痰者可行支气管镜吸痰,必要时可行气管插管或气管切开以确保呼吸道通畅;③给予吸氧,并合理使用抗生素控制感染;④严重呼吸功能不全者应行气管插管或气管切开,呼吸机辅助呼吸。

2. 吻合口瘘

吻合口瘘是食管癌手术后最严重的并发症,胸内吻合口瘘的死亡率高达50%。近年来,由于吻合技术的改进和吻合器的应用,吻合口瘘的发生率有所下降,但总的吻合口瘘发生率仍在3%~5%。

(1)原因。发生吻合口瘘的原因是多方面的,包括:食管本身的解剖特点,如无浆膜覆盖、肌纤维呈纵形走向、比较脆弱、易发生撕裂;食管血液供应呈节段性,游离太长易造成吻合口缺血;手术缝合时吻合口张力太大以及感染、营养不良、贫血、低蛋白血症等均易并发吻合口瘘。

(2)临床表现。①颈部吻合口瘘的主要表现是颈部皮下感染、蜂窝织炎、局部红肿、压痛或有轻度皮下气肿,很少有全身症状。有时可见含气脓液或食物残渣从瘘口漏出。②胸部吻合口瘘的主要表现是术后5~7日,患者出现发热、心率增快、胸闷、胸痛、呼吸困难;胸部X线检查示液气胸;胸管引流液浑浊或见有食物残渣,口服染料(亚甲蓝)从胸管流出,则可确诊为胸部吻合口瘘。护士如观察到有上述症状,应立即通知医师并配合处理。

(3)预防。①有颈部吻合口的患者避免过早取半卧位,并限制颈部活动,防止颈部吻合口过度牵拉而影响愈合。②护士应向患者解释术后禁食、禁水的重要性,并在允许进食后指导患者正确进食,避免过早进食硬食物。术后给予良好的营养支持,防止低蛋白血症是预防吻合口瘘发生的重要手段。③保持持续有效的胃肠减压,充分引流胃内液体,预防吻合口水肿延缓愈合。④保持胸腔闭式引流通畅,彻底排除胸腔积液,防止胸腔感染。⑤术后遵医嘱应用抗生素预防感染。

(4)处理。①颈部吻合口瘘的处理:拆开切口缝线充分引流,加强局部换药。如瘘口周围皮肤发红,患者主诉疼痛,可给予氧化锌软膏涂擦,保护皮肤不受消化液的伤害,减轻疼痛。一般颈部吻合口瘘多可在2周至1个月内愈合。②若已出现胸部吻合口瘘,行胸腔闭式引流术,并遵医嘱予生理盐水、甲硝唑或聚维酮碘溶液行胸腔冲洗,严格记录24小时胸液量,保持胸腔出入液量平衡。③禁食,加强抗感染治疗、静脉或肠内营养支持。④严密观察生命体征,若出现休克症状,积极抗休克治疗。⑤须行二次手术者,应积极配合医师完善术前准备。

3. 乳糜胸

乳糜胸是食管癌术后比较严重的并发症,其发生率为0.4%~2.0%。由于乳糜液95%以上是水,并含大量脂肪、蛋白质、胆固醇、酶、抗体和电解质,如未及时治疗,可在短期内造成全身消耗、衰竭死亡。

(1)原因。多因手术伤及胸导管所致。

(2)临床表现。①乳糜胸多发生在术后2~7日,少数病例可在2~3周后出现。②术后早期由于禁食,乳糜液含脂肪甚少,胸腔闭式引流可为淡血性或淡黄色液,但量较多。恢复进食后,乳糜液漏出增多,呈乳白色浑浊胸液,引流量多者可至2 000 mL以上。③患者可无症状,也可表现为胸闷、气急、心悸,甚至血压下降,严重者出现休克。

(3)护理。①密切观察有无上述症状,若出现乳糜胸,及时告知医师。保持胸腔闭式引流通畅,及时排出胸腔内的乳糜液,使肺膨胀,防止胸腔感染。②遵医嘱嘱患者低脂饮食;若症状严重,予禁食,静脉营养。③必要时应用抗生素预防感染。④注意患者生命体征的变化,必要时重新开胸行胸导管结扎术。

(四)出院健康教育

(1)劝导患者坚持戒烟、戒酒。

(2)注意营养和饮食的调整,避免进食过热、过硬的食物,少吃腌制、霉变、烟熏油炸及辛辣刺激的食物;少量多餐,细嚼慢咽,忌暴饮暴食;进食后2小时内避免平卧位,睡前2小时禁食,建议睡眠时枕头垫高,以免食物反流引起误吸。

(3)加强口腔卫生,每次饭后饮水冲洗食管。

(4)进行适当的活动和锻炼,坚持锻炼呼吸功能和肩臂运动。在全部疗程结束后，可恢复轻工作以至正常工作。

（5）遵医嘱定期复查，按时服药，继续治疗。

（6）若术后3～4周再次出现吞咽困难，考虑吻合口狭窄，应来院就医，可行食管扩张术。

（7）肿瘤一般无传染性，不必担心传染，不必采取隔离措施。疾病可能与不良的生活习惯或遗传因素相关，请患者和家属务必注意。

（五）食管癌患者放疗的护理

1. 放疗前护理

（1）心理护理。讲解治疗中可能出现的不良反应及注意事项，使患者及其家属配合医务人员，完成治疗方案。

（2）改善患者的一般情况及治疗各种合并症，如糖尿病、结核、冠心病等。

2. 放疗中护理

（1）放疗引起食管黏膜反应及护理。食管癌的放疗可发生放射性食管黏膜反应，患者可因放疗出现吞咽困难、进食困难、胸骨后疼痛及烧灼感，严重的可出现食管穿孔出血，护理中应注意以下事项。①注意保持口腔清洁，防止继发感染。②给予细、碎、软食物，避免进食粗糙刺激性食物及烟酒，避免糯米等黏性食物，食物宜清淡、微温，以半流质和流质为主。少量多餐，细嚼慢咽，吞咽动作应缓慢轻柔，每次吞下的食物量应少，避免大口快速吞咽对食管造成较大冲击。食管下段肿瘤患者照射前不要饱餐。③每次进食后可饮温开水冲洗食管，以减轻炎症与水肿。④对严重咽下困难、进食后呕吐者，应及时补液。⑤放疗开始后2～3周，密切观察患者有无进食疼痛、胸骨后疼痛或烧灼感等放射性食管炎的症状。如食管黏膜反应严重可根据医嘱进餐前口服食管合剂（5%葡萄糖注射液+2%利多卡因+地塞米松），进食后采用康复新喷剂或小口吞咽康复新减轻疼痛，必要时静脉补充高营养液。评估患者疼痛的性质，有无咳嗽（呛咳）、体温、脉搏、血压等有无变化，以便及时发现食管穿孔、出血的症状。⑥放疗3周后，可采用半卧位，以防止胃液反流，减轻胸骨后疼痛。

（2）放疗引起肺部反应及护理。食管癌放疗可引起放射性气管炎和放射性肺损伤，临床表现为低热、咳嗽、胸闷，严重者出现高热、胸痛、呼吸困难，肺部听诊见干、湿啰音。护理措施如下。①应根据医嘱给予止咳或镇咳剂、雾化吸入、吸氧等处理。发热者给予发热患者的护理。②嘱患者多卧床休息，既要注意保暖，又要保持空气流通和清新。③进行腹式呼吸锻炼，缓解呼吸困难。④确诊为放射性肺炎者，须停止放疗，遵医嘱使用肾上腺皮质激素和扩张气管的药物，有继发感染时必须使用抗生素，慢性肺纤维化无特殊疗法，对症处理。

（3）放疗引起心血管系统反应及护理。食管癌放疗可发生心脏损伤，最常见的是心包积液，急性期表现为发热、胸闷、心包摩擦音等，慢性期表现为缩窄性心包炎，如呼吸困难、干咳、颈静脉高压、肝大等。护理措施如下。①嘱患者卧床休息、保持安静、注意保暖、预防感冒、少量多餐、避免过饱。②保持大便通畅，避免过度用力。③观察病情变化，根据医嘱给予对症支持治疗，如皮质激素、心包穿刺等。

（4）放疗的一般护理。以放射性食管炎为例。放射性食管炎在放疗开始后2~3周出现，食管黏膜充血水肿、吞咽困难，治疗后期充血水肿加重，胸骨后烧灼感，进食时加重。肿瘤放射治疗协作组（RTOG）将放射性食管炎分为5级。①0级：无变化；②Ⅰ级：轻度吞咽困难或吞咽疼痛，需用表面麻醉药，非麻醉药镇痛或进半流质饮食；③Ⅱ级：中度吞咽困难或吞咽疼痛，需麻醉药镇痛或进流质饮食；④Ⅲ级：重度吞咽困难或吞咽疼痛伴脱水或体重下降>15%，需鼻饲或静脉补充营养；⑤Ⅳ级：完全阻塞，溃疡，穿孔或瘘管形成。进食高热量、高蛋白质、软而温和的食物是比较合适的，在进餐前15分钟单独使用利多卡因喷雾剂或同时使用抗酸药物、抗组胺药物，可以缓解吞咽困难。每次进食后需饮100 mL左右的温开水冲洗食管，防止食物残渣潴留，减轻对食管黏膜的刺激，防止发生感染。进食后半小时内不宜平卧。经常观察患者疼痛的性质，以及体温、脉搏、血压等变化，了解有无呛咳，以便及时发现食管穿孔，一旦出现食管穿孔，立即禁食、禁水，停止放疗，并给予补液支持治疗。

（六）食管癌患者化疗的护理

在食管癌患者完成化疗后，家属和医护人员应关注以下几个方面的护理。

（1）情绪支持。患者在化疗期间可能会感到焦虑和不安，家属的理解和支持对患者的情绪稳定至关重要。家属应加强对疾病的了解，帮助患者调整心态，积极面对治疗。

（2）饮食管理。由于食管癌可能影响正常的饮食和营养吸收，患者需要得到适当的饮食照顾。提供易消化、营养丰富且口味清淡的食物，有助于患者更好地恢复体力。

（3）观察化疗的不良反应。化疗可能会带来一系列不良反应，如口腔溃疡、肌肉疼痛、神经感觉异常、恶心和呕吐等。患者及其家属需密切关注这些症状，必要时及时联系医生，确保患者能够顺利完成治疗计划。

（4）适量运动与休息。化疗后，患者应根据自身情况适度进行体育活动，以增强免疫力。同时，保持良好的生活习惯，如规律作息，避免熬夜，有助于患者更好地恢复健康。

第三节　乳腺癌

近年来，乳腺癌的发病率逐年上升，各地肿瘤医院相继成立了乳腺专科病房，乳腺癌的专科护理应运而生。随着对乳腺癌生物学认识的不断加深，乳腺癌的治疗方式有了很大进展，多学科合作的综合治疗模式取代了传统的以手术为主，放、化疗为辅的治疗模式。随着循证医学、精准医疗的出现，治疗理念开始向人性化、个体化转变，对乳腺癌患者进行整体的照护尤为重要。随着诊疗水平的发展，乳腺癌的疗效不断提高，患者在延续生命的同时渴望着生活质量的提高，因而，乳腺癌患者的康复护理与肿瘤治疗宜同步进行。因此，乳腺癌的专科护理内涵包括在乳腺癌的三级预防中实施健康教育、围手术期护理、化疗护理、放疗护理、心理支持、饮食指导、康复护理以及乳腺癌专科护理临床科研。

一、流行病学特征及病因

（一）乳腺癌发病情况

全球癌症观察站（global cancer observatory，GCO）公布的资料显示，2018年全球女性乳腺癌的新发病例超过210万，占新发病例的24.2%，每4名女性中就有1名罹患乳腺癌，标化发病率为46.3/10万，标化死亡率为13/10万。其中发病率最高的地区为澳大利亚、新西兰、北欧、西欧、南欧和北美。

从世界范围看，乳腺癌已成为全球女性首发的恶性肿瘤。然而，乳腺癌的发病率在世界各地之间存在着显著差异：北美、西欧、北欧、大洋洲和以色列犹太人居住区为高发区，东欧、南欧以及拉丁美洲位居其后，亚洲和非洲的发病率最低。移民流行病学的研究显示，在美国的亚洲人与西班牙人、印度人乳腺癌的发生率明显低于白种人；而同一种族的人因为居住地的不同，乳腺癌的发病率也有明显差异。由此可见，乳腺癌发病率的地域差别在很大程度上与环境因素，尤其是妇女早期的生活环境有关。而另一个支持与环境因素有关的证据是：从20世纪70年代起，原先发病率较低的日本、新加坡及我国沿海城市发病率逐年上升，这与这些地区经济发展迅速、生活方式的改变有关。

我国是乳腺癌增长速度最快的国家，据收录在五大洲发病率中的我国 7 个地区肿瘤登记资料，我国乳腺癌增加的幅度每年高达 3%～4%。全国肿瘤登记地区女性乳腺癌从 25～29 岁年龄组开始，随着年龄增长发病率迅速上升，至 55～59 岁年龄组达发病高峰，之后随年龄增长而迅速下降。数据亦显示，我国乳腺癌发病率存在明显的城乡差异，城市女性恶性肿瘤发病第 1 位为乳腺癌，发病率为 41.82/10 万，农村女性乳腺癌发病率列第 2 位，为 33.22/10 万，城市高于农村。东部地区的发病率和死亡率均较中部和西部高。七大地区中发病率高于全国水平的依次是东北地区、华南地区和华北地区，死亡率高于全国平均水平的为东北地区。

（二）乳腺癌发病年龄

从年龄发病曲线看，乳腺癌发病率在 30 岁以后开始上升，30 岁以下病例少见，20 岁以下罕见。美国白种人乳腺癌的发病率基本上是随着年龄上升。但亚洲妇女乳腺癌发病高峰年龄在 40～50 岁，而在绝经后 5～10 年亦有一小高峰。此外，乳腺癌的发病曲线在绝经期前后有一段迟滞走势，这种现象提示女性体内雌激素水平在乳腺癌的病因中扮演着重要角色。

二、病因

（一）家族史与乳腺癌相关基因

Anderson 在 1974 年就报道了一级亲属患乳腺癌的美国妇女发生乳腺癌的概率比无家族史的要高 2～3 倍。上海的一项调查也显示有乳腺癌家族史的妇女患乳腺癌的相对危险度为 4.50（95% 可信区间为 2.09～9.68）。可见乳腺癌的家族史是重要的危险因素。乳腺癌可有家族集聚的特征，即同一家系有 3 个以上亲属患乳腺癌，同时有乳腺癌和卵巢癌家族史，有双侧和（或）早期乳腺癌的家族史。家族集聚性的乳腺癌可分为两种形成机制：一种是由于多种基因改变，另一种是由于某单一基因突变而发生遗传性乳腺癌。已知的乳腺癌相关基因有 p53、*BRCA*1 和 *BRCA*2 等，这些基因的突变被认为与遗传性乳腺癌有关。

（二）生殖因素

妇女的乳腺在青春期受卵巢激素的作用发育成熟，而乳腺细胞受每月体内激素水平的周期性变化以及妊娠期体内激素水平的升高而发生生理性的增殖改变。这种细胞增殖分裂的形式于妇女绝经时终止。乳腺癌的发生与上述多种生殖因素密切相关。

（1）初潮年龄。初潮年龄小的妇女患乳腺癌的概率大。初潮年龄推迟1岁，患乳腺癌的危险度可减少20%。

（2）停经年龄。目前已证实，停经晚是乳腺癌的危险因素之一。停经每推迟1年，则患乳腺癌的概率增加3%。

（3）月经周期。月经周期较长，无论是否规则，都会降低乳腺癌的危险性。

（4）第一胎足月妊娠年龄。未育妇女患乳腺癌的危险性比生育过的妇女大，而第一胎正常妊娠年龄越小，一生中患乳腺癌的概率也越小。

（5）产次。高产次妇女患乳腺癌的概率小，而两次足月妊娠间隔时间越短，一生中患乳腺癌的危险性越小。

（6）哺乳史。未哺乳妇女易得乳腺癌，其假说亦符合乳腺的生理与乳腺癌的发生学。研究显示，长时间母乳喂养在降低乳腺癌的危险性上具有统计学意义。

（三）性激素

多项研究表明，性激素在乳腺癌的发生中扮演了重要的角色。

（1）内源性和外源性雌激素。前瞻性研究证实，内源性雌激素与绝经前妇女乳腺癌危险性的相关性。另外，绝经后的乳腺癌患者体内总雌激素水平比同龄健康女性平均高出15%~24%。绝经后妇女采用激素替代疗法已被证实会增加患乳腺癌的机会。

（2）雄激素。雄激素增加乳腺癌的危险性，因雄激素可以直接促进乳腺癌细胞的增殖和为间接转化为雌激素发挥作用。

（3）催乳素。研究提示，催乳素对乳腺癌的发生有促进作用。

（4）其他激素。雌三醇和孕酮对乳腺有保护作用。血清胰岛素样生长因子1（insulin-like growth factor 1，IGF1）及其主要的结合蛋白IGFBP3水平与乳腺癌的发病呈正相关。

（四）营养饮食

（1）脂肪与高热量饮食。流行病学研究证实，体重的增加与乳腺癌有关，尤其是绝经后。一项调查显示，妇女体型逐渐变胖者乳腺癌的相对危险度增加，以60岁左右为甚，每增加10 kg体重，乳腺癌的危险性将增加80%。也有资料显示，少年时期高热量饮食使生长发育加速、月经提前，从而导致中年以后体重增加，最终增加乳腺癌的发生率。

（2）乙醇。Longnecker等和Howe报道，每日饮酒3次以上的妇女患乳腺癌的危险性增加50%~70%。另有报道，每日饮酒2次者体内雌激素水平上升。

（3）纤维素。纤维素对乳腺癌和大肠癌的发生都有抑制作用，少食蔬菜的妇女患乳腺癌的危险性轻度增加。

（4）微量营养素。维生素 A 类物质对乳腺细胞有保护作用。国外也有报道黄豆蛋白质及其重要成分 Soilbin 有明显抑制乳腺癌发生的作用。

（五）其他环境因素

（1）电离辐射。接受过放射线治疗的妇女乳腺癌的发病率增高。暴露于放射线的年龄越小，则危险性越大。

（2）药物。某些化疗药物在治疗肿瘤的同时，本身也有致癌作用，如烷化剂可诱导多种实体瘤的发生。另外，多种治疗高血压的药物如利血平、甲基多巴和三环类药物有增加催乳素分泌的作用，因而可能增加患乳腺癌的危险性。研究表明，口服避孕药几乎不增加妇女患乳腺癌的危险性。

（3）体育锻炼。40 岁以前适当运动可以减少乳腺癌的危险性。

（4）职业。研究显示，从事美容业、药物制造等职业的妇女患乳腺癌的危险性升高。

（六）其他系统的疾病

一些疾病会增加乳腺癌的危险性，最有代表性的就是非胰岛素依赖型糖尿病。胰岛素是人类乳腺癌细胞的生长因子之一，因此，非胰岛素依赖型糖尿病的高胰岛素血症可直接促进乳腺癌的发生。

三、病理分类及临床分期

（一）乳腺癌的组织学分类

1. 非浸润性癌

非浸润性癌包括导管内癌、小叶原位癌和乳头佩吉特病（又称湿疹样癌）。

2. 早期浸润性癌

早期浸润性癌包括导管癌早期浸润、小叶癌早期浸润。

3. 浸润性特殊型癌

浸润性特殊型癌包括乳头状癌、髓样癌伴大量淋巴细胞浸润、小管癌、腺样囊性癌、黏液腺癌、鳞状细胞癌。

4. 浸润性非特殊型癌

浸润性非特殊型癌包括浸润性导管癌、浸润性小叶癌、硬癌、髓样癌、单纯癌、腺癌、大汗腺癌。

5. 罕见癌

罕见癌包括分泌型癌、富脂质癌、印戒细胞癌、腺纤维瘤癌变、乳头状瘤癌变、伴化生的癌等。

（二）乳腺癌的组织学分级

组织学分级与患者的预后相关。分为Ⅰ级（分化好）、Ⅱ级（中分化）、Ⅲ级（分化差）。

（三）分期

乳腺癌的分期具有十分重要的意义，其有助于准确记录、评估病情、制订治疗计划、客观评估疗效及国际间信息交流，促进肿瘤研究的发展。随着循证医学的发展、临床资料的积累和治疗观念的更新，AJCC 和 UICC 对乳腺癌的分期进行了不断地再版更新。2018 年第 8 版乳腺癌 TNM 分期见表 6-5、表 6-6。

表 6-5　乳腺癌 TNM 分期

分期		标准
T 分期		
	Tx	原发肿瘤无法评估
	T_0	无原发肿瘤的证据
	Tis	原位癌
	Tis（DCIS）	导管内原位癌
	Tis	乳头佩吉特病，乳腺实质中无浸润癌和（或）原位癌。伴有佩吉特病的乳腺实质肿瘤应根据实质病变的大小和特征进行分期，并对佩吉特病加以注明
	T_1	肿瘤最大径≤ 20 mm
	T_{1mi}	微小浸润癌，肿瘤最大径≤ 1 mm
	T_{1a}	1 mm< 肿瘤最大径≤ 5 mm
	T_{1b}	5 mm< 肿瘤最大径≤ 10 mm
	T_{1c}	10 mm< 肿瘤最大径≤ 20 mm
	T_2	20 mm< 肿瘤最大径≤ 50 mm
	T_3	肿瘤最大径> 50 mm
	T_4	任何肿瘤大小，侵及胸壁或皮肤（溃疡或者卫星结节形成）
	T_{4a}	侵及胸壁，单纯的胸肌受累不在此列
	T_{4b}	没有达到炎性乳癌诊断标准的皮肤的溃疡和（或）卫星结节和（或）水肿（包括橘皮样变）
	T_{4c}	同时存在 T_{4a} 和 T_{4b}
	T_{4d}	炎性乳腺癌
N 分期		
	pNx	区域淋巴结无法评估（先行切除或未切除）
	pN_0	无区域淋巴结转移证据或者只有孤立的肿瘤细胞群（ITCs）
	pN_0（i+）	区域淋巴结中可见孤立的肿瘤细胞群（ITCs≤ 0.2 mm）

续表

分期	标准
pN_0（mol+）	无 ITCs，但 PCR 阳性（RT-PCR）
pN_{1mi}	微转移（最大直径＞0.2 mm，或单个淋巴结单张组织切片中肿瘤细胞数量超过 200 个，但最大直径≤2 mm）
pN_{1a}	1～3 枚腋窝淋巴结转移，至少 1 处转移灶＞2 mm
pN_{1b}	内乳淋巴结转移（包括微转移）
pN_{1c}	pN_{1a} + pN_{1b}
pN_2	4～9 个患侧腋窝淋巴结转移，或临床上发现患侧内乳淋巴结转移而无腋窝淋巴结转移
pN_{2a}	4～9 个患侧腋窝淋巴结转移，至少 1 处转移灶＞2 mm
pN_{2b}	有临床转移征象的同侧内乳淋巴结转移，但无腋窝淋巴结转移
pN_3	10 个或 10 个以上患侧腋窝淋巴结转移，或锁骨下淋巴结转移；或临床表现有患侧内乳淋巴结转移伴 1 个以上腋窝淋巴结转移，或 3 个以上腋窝淋巴结转移伴无临床表现的镜下内乳淋巴结转移，或锁骨上淋巴结转移
pN_{3a}	10 个或 10 个以上同侧腋窝淋巴结转移（至少 1 处转移灶＞2 mm）或锁骨下淋巴结（Ⅲ区腋窝淋巴结）转移
pN_{3b}	有临床征象的同侧内乳淋巴结转移，并伴 1 个以上腋窝淋巴结转移；或 3 个以上腋窝淋巴结转移通过前哨淋巴结活检发现内乳淋巴结转移，但无临床征象
pN_{3c}	同侧锁骨上淋巴结转移
M 分期	
M_0	无临床或者影像学证据
cM_0（i+）	无临床或者影像学证据，但是存在通过外周血分子检测，骨髓穿刺，或非区域淋巴结区软组织发现≤0.2 mm 的转移灶，无转移症状或体征
M_1	临床有转移征象，并且组织学证实转移灶大于 0.2 mm

注 适用于乳腺浸润性癌，乳腺导管原位癌。

表 6-6 组织病理学分期

分期	T	N	M
0	Tis	N_0	M_0
Ⅰ A	T_1	N_0	M_0
Ⅰ B	T_0	N_{1mi}	M_0
	T_1	N_{1mi}	M_0
Ⅱ A	T_0	N_1	M_0
	T_1	N_1	M_0
	T_2	N_0	M_0
Ⅱ B	T_2	N_1	M_0
	T_3	N_0	M_0

续表

分期	T	N	M
ⅢA	T_0	N_2	M_0
	T_1	N_2	M_0
	T_2	N_2	M_0
	T_2	N_1	M_0
	T_3	N_2	M_0
ⅢB	T_4	N_0	M_0
	T_4	N_1	M_0
	T_4	N_1	M_0
ⅢC	任何 T	N_3	M_0
	任何 T	任何 N	M_1

注 T_1 包括 T_{1mi}。T_0 和 T_1 期并伴有淋巴结微转移的肿瘤从ⅡA期中排除,归为ⅠB期。M_0 包括 M_0(i+)。病理分期 M_0 无效,任何 M_0 必须为临床分期。

(四)乳腺癌的分子分型

随着生物医学进入分子水平时代,乳腺癌的传统形态学分类已不能完全适应乳腺癌临床诊断和治疗发展的需求。近年来,通过基因表达谱分析并结合患者的预后,对乳腺癌进行了基因层面的分子分型,为探讨肿瘤的异质性奠定了理论基础,同时也为患者的预后评估及个体化治疗方案的选择提供了重要依据。

2000年,Perou等提出了乳腺癌分子分型的概念,根据基因表达谱的异同,肿瘤可被分为两个大的分子类型:ER阳性和ER阴性。ER阳性的基因表达特征类似于乳腺管腔上皮细胞,因此被称为腔面型(luminal subtype),并可进一步分为腔面A、B两个亚型。ER阴性乳腺癌不表达或低表达ER及相关的共表达基因,可进一步分为HER-2过表达型、基底样型及正常乳腺样型。不同分子亚型的乳腺癌预后存在显著差异,HER-2过表达型和基底样型预后较差,腔面型和正常乳腺样型预后较好。

迄今为止,被公认的乳腺癌分子分型主要包括4型:腔面A型、腔面B型、HER-2过表达型和基底样型,其临床与病理学特征见表6-7。

表6-7 乳腺癌不同分子亚型的临床与病理学特征

分子分型	基因表达谱	免疫表型	治疗策略
腔面A型	ER和(或)PR基因高表达,增殖相关基因低表达,HER-2基因不过度表达	ER阳性和(或)PR阳性,HER-2阴性,Ki-67增殖指数较低	内分泌治疗

续表

分子分型	基因表达谱	免疫表型	治疗策略
腔面 B 型	ER 和（或）PR 基因高表达，增殖相关基因高表达，部分病例 HER-2 基因高表达	腔面 B（HER-2 阴性）：ER 阳性和（或）PR 阳性，HER-2 阴性，Ki-67 增殖指数较高 腔面 B（HER-2 阳性）：ER 阳性和（或）PR 阳性，HER-2 阳性，Ki-67 任何水平	内分泌治疗和（或）细胞毒化疗药 细胞毒化疗药 + 内分泌治疗 + 抗 HER-2 治疗
HER-2 过表达型	ER 和 PR 基因不过度表达，HER-2 基因高表达	ER 阴性，PR 阴性，HER-2 阳性	细胞毒化疗药 + 抗 HER-2 治疗
基底样型	ER、PR、HER-2 基因均不过度表达，EGFR 等基底样基因高表达	ER 阴性，PR 阴性，HER-2 阴性，CK5/6 阳性和（或）EGFR 阳性	细胞毒化疗药

四、临床表现

乳腺癌从发生到出现临床症状通常需要 2～3 年的时间。大多数的乳腺原位癌、早期浸润癌及一部分的浸润癌是没有任何症状和体征的，而是通过乳腺 X 线普查发现。

1. 乳房肿块

乳房肿块 90% 以上的患者是无意中发现乳房肿块而就诊。典型的乳腺癌多为无痛性肿块、质地硬、表面不光滑、与周围分界不清。

2. 局部皮肤改变

随着肿瘤的进展可出现一系列特征性的表现：如累及乳腺悬韧带（Cooper 韧带），使其短缩造成皮肤凹陷，形成"酒窝征"；累及乳头使乳头变平、回缩、凹陷；累及皮下淋巴管致使淋巴回流障碍，出现真皮水肿，皮肤呈"橘皮样"改变。皮肤有卫星结节时会溃破，形成溃疡。

3. 乳头糜烂

乳头糜烂是乳头佩吉特病的典型症状，常伴乳头瘙痒。早期可见乳头增厚、变红、粗糙或者表现为结痂、脱屑，伴有少量分泌物，揭去痂皮可见鲜红糜烂面，经久不愈。进一步发展可侵犯乳晕形成大片糜烂，整个乳头被浸润而消失。约 2/3 患者可伴有乳晕或乳房肿块。

4. 乳头溢液

乳腺癌伴有乳头溢液者为 5%～10%，而乳头溢液为唯一症状者为 1%。乳头溢液多为血性，也可见浆液性或水样。乳头溢液常见于起源大导管的乳腺癌。

5. 乳房疼痛

乳腺癌不常引起疼痛，肿块大多是无痛性的。少数患者可有牵拉感或轻微的疼痛。晚期肿瘤侵犯胸壁神经可引起明显的疼痛。

6. 区域淋巴结肿大

最常见的淋巴转移部位是同侧腋窝淋巴结。淋巴结由小到大、由少到多，从可推动到相互融合、固定。肿大的淋巴结侵犯、压迫腋静脉可使同侧上肢出现水肿。侵及臂丛神经可引起肩部酸痛。临床上以腋窝淋巴结肿大为第一症状，而临床体检或影像学检查均未发现可疑病灶的乳腺癌称为隐匿性乳腺癌。

7. 远处转移

乳腺癌的远处转移包括淋巴转移和血行转移。约75%的转移性乳腺癌发生在原发性乳腺癌的5年之内，但也有30年后发病的报道。常见的转移部位分别是骨（49%~60%）、肺（15%~20%）、胸膜（10%~18%）、软组织（7%~15%）和肝（5%~15%）。

约70%的转移性乳腺癌患者或早或晚都会发生骨转移，脊椎、肋骨、骨盆和颅骨是常见的受累部位，通常表现为骨痛和骨质脆弱。其中约15%的患者会发生病理性骨折而产生剧痛，失去活动能力，甚至缩短生存期。此外，脊椎转移还可引起脊髓压迫症状，甚至截瘫。

85%~95%的肺转移患者起初并无症状。当病变广泛或侵犯肺实质时，可表现为呼吸不畅和咯血。胸膜下的转移灶会发生气胸、胸腔积液等症状。胸痛常提示有胸膜受侵的可能。

乳腺癌肝转移的预后较差，中位生存期不超过6个月。多数患者有肝功能损害的表现。

五、护理

（一）心理社会支持

乳腺癌的治疗和康复往往需要6个月甚至1年以上，患者的心理反应随着病情和治疗的变化会有不同的表现。

有的患者是经过手术才确诊为乳腺癌的，因而术前通常存有侥幸心理，希望自己没有患上乳腺癌。而那些在手术之前经病理诊断确诊的患者，一方面迫切地希望通过手术治疗拯救自己的生命，另一方面又因为手术切除乳房使躯体功能的完整性受损，使其作为女性的感觉和自尊心受到威胁，因而心理上处于极其矛盾的状态，产生激烈的心理反应。手术结束后，面对既定事实，患者通常会更关注手术后的治疗及治疗效果。由于多数患者需要化疗，而化疗的不良反应如呕吐、脱发等使患者对化疗产生了恐惧，同时，患者还担心自己的身体不能耐受连续的化疗。部分患者尚需放疗，对疾病可能进展的恐惧再次使患者认定自己的生命受到了威胁。患者出院前除了对治疗的担心外，还开始对自己能否重新融入社会产生怀疑，如乳房的缺失使得患者觉得自己失去了女性的魅力，患肢功能障碍使患者觉得自理能力受到限制，性生活也受到前所未有的挑战，家庭和社会是否能认同自己作为癌症患者的角色，婚姻是否能够延续等。有些患者出院后不愿外出，害怕见到熟人、朋友，害怕他人会以异样的眼光看待自己，部分患者甚至搬离自己熟悉的住处，离开熟悉的群体。

在整个乳腺癌的手术治疗过程中，医护人员可应用健康教育、制订专科疾病知识教育手册、请康复的病友介绍治疗和康复的经验及体会等方式，使患者正确了解疾病的性质，了解可选的治疗方法、治疗后可能带来的问题以及解决的方法等，从而取得患者积极的配合，使患者尽早康复。临床护理人员应该经常接触患者、与患者谈心、认真倾听患者的心声、使其不良情绪得到发泄、耐心地解释病情并且鼓励术前患者去探望术后患者，鼓励患者相互交流，让她们认识到手术并不像自己所想的那么可怕。

患者出院后，家庭支持尤其是配偶的支持对于患者恢复日常生活极其重要。患者手术后由于肢体活动受限，连续的化疗使得体力不支而性欲下降，导致性生活次数减少，甚至消失。部分患者由于失去了乳房，失去了有性生活意义的一部分身体感官，感到自己作为女性的吸引力下降而回避配偶。有相当一部分患者由于不能肯定化疗期间能否进行性生活而干脆停止治疗，或者担心性生活会加速自己肿瘤的转移或复发而拒绝性生活。配偶作为家庭重要的支持成员，应该鼓励患者吐露自己的心声，经常相互分享心中的感受，经常陪同患者进行后续治疗，与患者共同经历治疗过程，使得相互之间的感情更加融洽、亲密。此外，应该明确的是，性生活不会导致肿瘤的转移或复发。相反，和谐的性生活能使患者压抑的心情得到有效的缓解，从而能更积极地面对生活，提高其生活质量。

乳房切除术后较长的瘢痕、不对称的胸壁使很多患者在手术后一段时间内不敢直面自己已经愈合的手术切口，无法面对自己乳房永久丧失，心理上难以接受自己外形的改变，容易产生自我形象紊乱，导致其很难适应乳房切除后生活的变化，并把自己归入残疾人的行列之中。在此过程中，患者家庭及亲友的理解与支持对患者恢复自信心、重新接受自己的新形象起着重要的作用。配偶尤其应该给予患者心理支持，主动关心患者的心理变化，创造一个轻松愉快的家庭环境，使患者感到形体的改变并不会影响配偶和亲友对自己的关爱。而且，形体的改变可以通过假体的佩戴得以改善，患者应该积极地调整自己不良的心理状态，促进机体尽快康复。

多数乳腺癌患者经过了痛苦的病程后，会比以往更加热爱生命，更珍惜身边的一切，对于医师的建议更加容易遵从，能主动地进行之后的长期随访，对今后生活的信心也更加充足。

（二）围手术期护理

1. 术前护理

常规术前护理与一般术前护理相近。乳腺癌术前的专科指导包括：①告知患者手术后伤口留置引流管的重要意义以及手术后如何妥善保护，并保持其通畅，防止扭曲、脱落；②手术前教会患者做功能锻炼操以及如何循序渐进地进行，强度不能超前和滞后，以防止过早活动影响伤口愈合、滞后锻炼影响肩关节功能的恢复；③告知患者患肢抬高的意义，加强患者对患肢的保护意识。

2. 术后护理

（1）术后患者的体位、生命体征、排尿及疼痛等情况的观察与一般术后护理无异，需要指出的是：①建议患者患侧上臂及背部垫特制的枕头，以尽早开始预防患肢的水肿；②高位硬膜外麻醉、手术后的加压包扎，均易影响呼吸，应加强对患者呼吸和血氧饱和度的观察，必要时予以吸氧。

（2）负压引流管的护理是乳腺癌术后相对比较特殊的部分，具体如下。

1）乳腺癌根治术后因腋窝淋巴结清扫致大量淋巴管断离，淋巴液积聚于皮下，皮瓣剥离时的渗血亦可同时积聚在皮下，因此必须予以及时引流，即使用低负压吸引。若使用一次性负压引流瓶，为保持负压状态，不得随意打开引流瓶装置各衔接处；若发现瓶身顶端绿色观察阀呈弹起状态，提示瓶内负压已消失，应及时更换引流瓶；若使用持续性的低负压吸引，压力为 75～100 mmHg（10～14 kPa），压力过大易引起出血，压力过小不能及时吸出积液，导致皮瓣飘浮、坏死，影响伤口愈合，应经常挤压引流管，保持引流管通畅。

2）24 小时内应每小时观察并记录 1 次引流液的色、质、量，同时观察引流管内有无血带形成，以便及早发现出血现象。通常手术后 24 小时内引流量为 300～400 mL，如果每小时血性引流液大于 100 mL 或呈鲜红色、质地黏稠伴血带且大于 50 mL，则提示有活动性出血，应立即通知医师，并做好手术止血的准备工作。

3）正确记录引流量。更换引流瓶时，必须用血管钳夹闭引流管，防止空气进入。

4）妥善固定引流管，预留出一定的长度，利于患者翻身。告知患者万一引流管脱出应立即反折引流管，并及时通知护士。将负压吸引器固定在病衣下缘，告知患者负压吸引器不能高于伤口，防止引流液倒流。保持有效负压，每日更换。

（3）乳腺癌根治手术后使用胸带加压包扎，加压包扎对皮瓣的愈合至关重要，应告知患者及其家属手术后不可随意解开胸带，避免皮瓣移动。

（4）手术后应鼓励患者进行早期活动，因肿瘤患者的高凝血状态使患者易发生深静脉血栓。

（5）患肢的护理。

1）手术后抬高患侧上肢，并保持内收。通常用特制的枕头垫在患侧上臂，以有效预防术后早期水肿。

2）循序渐进地进行患肢的功能锻炼。术后24小时开始活动腕关节，卧床期间练习伸指、握拳、屈腕、屈肘运动，3~5日可练习手摸对侧肩和同侧耳，5~7日可练习肩关节抬高运动，引流管拔除后进行肩关节爬墙运动，逐日递增，14日后可指导其进行器械锻炼运动。锻炼过程中要注意双肩高度需尽量保持一致，以免影响体形。

（6）前哨淋巴结活检术后护理要点。

1）告知患者及其家属术中注射的亚甲蓝以经肾脏排泄为主，故术后尿液会呈蓝绿色，不必紧张。

2）术中使用亚甲蓝作为示踪剂，亚甲蓝注射后部分患者可能会在乳晕旁下方局部形成硬节，1周之后可恢复，不会对身体健康造成负面影响。

（7）乳房重建术后护理要点。

1）体位。采用背阔肌肌皮瓣的患者应采取健侧卧位，以避免皮瓣受压，第2日可取半卧位；采取横行腹直肌肌皮瓣和腹壁下动脉穿支皮瓣的患者应采取抬高床头和床尾的中凹位（即床头及床尾各抬高45°），以减轻腹部张力，有利于静脉回流，减轻局部肿胀。鼓励患者术后第2日下床活动，下床要求不能直立行走，以免腹部伤口过度牵拉，影响愈合。

2）采取横行腹直肌肌皮瓣和腹壁下动脉穿支皮瓣的患者需长时间卧床，骶尾部可垫气圈以减轻局部受压，并密切观察骶尾部皮肤状况，除此之外，还要观察双下肢脚后跟皮肤受压情况，防止发生压疮。卧床期间进行下肢的被动运动和主动运动，必要时穿弹力袜，避免下肢深静脉血栓形成。

3）采取横行腹直肌肌皮瓣和腹壁下动脉穿支皮瓣的患者，术后予以留置导尿2日左右，做好保留导尿管护理。

4）移植皮瓣的观察。术后24~72小时是皮瓣出现循环危象的高峰期，应重点观察。术后3日内每小时观察1次，术后第4~5日每3小时观察1次，术后第6日根据医嘱进行观察，如有异常及时报告医师处理。观察指标包括：①皮瓣颜色，分为苍白、淡红、红润、暗红、紫红、紫6个等级，颜色偏紫为静脉回流不畅，偏白为动脉供血不足；②皮瓣张力，分为低（皮瓣瘪陷、皮肤皱纹加深）、略低、正常、略高、高（皮纹变浅或消失），皮瓣张力低为动脉供血不足，皮瓣张力高为静脉回流不畅；③毛细血管充盈时间，以手指或玻璃棒轻压移植物皮肤，使之苍白，然后迅速移开手指或玻璃棒，正常者皮肤颜色1~2秒转为红润。如果充盈时间缩短提示静脉回流不畅；如果反应迟缓，时间超过5秒，提示动脉栓塞的可能；④皮瓣温度，用半导体体温计测量移植皮瓣的皮肤温度，并与近旁健康皮肤的温度相对照。移植皮瓣24~48小时内温度略高于正常1~1.5℃，48小时后皮温正常或略低，如皮温低于正常皮肤2~3℃，则提示可能存在血液循环障碍，皮瓣存活率低；⑤血管搏动情况：采用触诊方法检查动脉搏动状况，也可用多普勒超声血流探测仪测定动脉血流情况，正常情况下用多普勒超声血流探测仪可听到动脉搏动有力、声音清晰且规则，静脉搏动声音较动脉低沉。

5）供区的护理。采用背阔肌皮瓣的患者由于术后早期胸背动静脉是皮瓣唯一的血供来源，应注意避免压迫胸背动静脉，可以将患侧臀部和肩背部垫高，使供区悬空。采用横行腹直肌肌皮瓣和腹壁下动脉穿支皮瓣的患者应注意腹部的加压包扎，保持屈膝屈髋的中凹位，减少腹部张力，避免剧烈咳嗽、用力排便等增加腹压的动作，防止腹壁疝的形成。鼓励患者胸式深呼吸，有效咳嗽、咳痰，咳嗽时应用手按住腹部，必要时给予雾化吸入，告知患者多饮水，多吃蔬菜水果等纤维素含量高的食物，忌辛辣食物，避免便秘，必要时服用缓泻剂。腹部伤口加压包扎3个月。

6）重建乳房的护理。因皮瓣末梢循环差，擦洗时注意水温，防止烫伤或冻伤。告知患者出院后要继续佩戴乳罩，避免皮瓣因重力作用下垂和固定缝线松脱，有意识地做两侧乳房运动，将双侧乳房向上托起，切不可上下反复揉搓，以免引起乳房下垂。重建区避免加压包扎，避免皮瓣坏死、假体破裂。

7）脂肪注射患者的术后护理（表6-8）。

表6-8 脂肪注射患者的术后护理

项目	具体描述
术后可能出现	（1）渗液：第1晚吸脂部位会有淡红色渗出，因为绝大部分流出的液体都是手术时注射进去的局部麻醉药，通常48小时后渗出就不会很明显。术后第1日上午换药，观察手术区的大致情况，吸脂和脂肪注射的针眼处换上新纱布，穿上塑身弹力衣裤后即可出院 （2）疼痛：手术后吸脂部位和乳房注射部位的疼痛属于轻度，一般不需要止痛药，除非患者对疼痛非常敏感 （3）淤青：手术后腹部和乳房的皮肤可能会出现大片瘀青，只要不进行性加重，都属于正常的现象，通常需要3~4周才能逐渐消退

续表

项目	具体描述
术后护理	（1）淋浴：手术后的第3日起每日进行全身淋浴，但要避免揉搓吸脂和乳房部位 （2）弹力衣的穿戴：正确穿着对于术后的效果至关重要。基本原则是要将吸脂的区域都进行均匀、有效的压迫，避免皮肤的皱褶
需要注意的问题	（1）对于大腿内侧吸脂来说，弹力裤的边缘一定要穿到大腿根部，否则会在大腿内侧出现勒痕，皮肤也不平整 （2）腹部吸脂术后2周内尽可能减少坐姿，因为坐姿时腹部皮肤会松弛出现皱褶，如果在这个状态下愈合，恢复好后皮肤也会是不平整的 （3）对于任何部位的吸脂来说，一定要经常检查弹力衣是否随着活动而出现移位、皱缩，及时调整 （4）对于大腿部位的吸脂，术后由于肿胀和弹力裤较紧的原因，有可能会出现小腿和足背的水肿，可抬高下肢，2周后逐渐缓解 （5）术后2个月内尽可能24小时穿弹力衣/裤，2个月以后根据恢复情况和个人对弹力衣裤穿着的耐受程度调整，减少穿戴时间
乳房的护理	一个半月内尽量不要挤压乳房，如趴着睡觉、穿聚拢型的胸罩，1个月内还要避免做剧烈的上肢活动，如瑜伽等，剧烈的活动可能会增加脂肪的吸收。乳房皮肤的淤血会在3~4周内逐渐消退。如果1~2个月内摸到乳房内有局限性硬结，请及时就诊
日常护理	胸罩的问题：手术后可以穿稍宽松，对乳房没有较大压力的胸罩，也可以不穿。大小合适的全棉运动型内衣是不错的选择，避免穿戴聚拢型、有压力的胸罩和有钢圈的胸罩，胸罩的下边缘和外侧边缘避免压到乳房上，避免引起脂肪坏死。3个月后可以正常穿胸罩。腹部吸脂请注意避免长期静坐。术后1个月左右可以恢复慢跑等日常活动

（三）化疗的护理

作为全身性疾病的乳腺癌，化疗有着非常重要的意义。规范的操作在确保化疗的疗效、减轻不良反应等方面起着非常重要的作用。

乳腺癌化疗的实施，其特殊性在于乳腺癌患者静脉的有限性。乳腺癌患者多为中老年人，静脉条件本身较差，术后患侧上肢不行静脉穿刺的护理常规亦减少了可供选择的静脉途径。因此，无论是手术前还是手术后的化疗，在进行首次化疗时，就应对患者的静脉条件、化疗方案及其预后进行评估，作出正确的抉择。

（1）对新辅助化疗（手术前化疗）的患者，应选择患乳腺癌一侧的手臂静脉进行化疗，保留健侧静脉，为后期的化疗做准备。

（2）对中、晚期的乳腺癌患者，预计常规化疗后有可能需要继续进行治疗的（即高危复发的病例），在其首次进行化疗时即应考虑予以中心静脉置管（如PICC），为其保留长期的静脉通路。

（3）对于双侧乳腺癌的患者，其化疗方案应尽可能地减少输液量。在此前提下，选择手术范围小的一侧上臂静脉作为主要静脉途径，同时做好相应的保护：严格无菌操作以保护穿刺点、严格控制滴速并预防外渗。目前临床上应用的植入式静脉输液法也为双侧乳腺癌患者的后续化疗提供了一定的输液途径。

（4）转移性乳腺癌患者的再次治疗，如果外周静脉实在难以找到，而又确实需要化疗，可通过腹壁或腹股沟区静脉进行中心静脉置管。

（5）乳腺癌的化疗方案中大多数抗癌药为发疱剂，化学性静脉炎的发生率较高，静脉的保护较为重要。特别是高危复发的患者，应考虑在首次治疗时予以中心静脉置管，既保证了有效的静脉通路、避免了反复穿刺的痛苦、减少化学性静脉炎的发生和化疗药外渗带来的危害，又保护了外周静脉，为再次治疗提供了静脉途径。目前PICC是简单易行而又可靠的方法。

（四）放疗的护理

放疗是乳腺癌的治疗手段之一，在各期乳腺癌治疗中发挥着不同的作用。随着放疗技术的提高，乳腺癌的放疗反应亦有所下降。护理人员应根据乳腺癌患者的特点，做好放疗前准备，进行保护放射野皮肤的宣教，以及出现放疗皮肤反应后的护理和放疗期间的康复指导。

1. 放疗前准备

（1）简明扼要地向患者及其家属介绍放疗的知识、治疗中可能出现的不良反应以及需要配合的事项，并提供通俗易懂的放疗宣教手册。

（2）除了做常规检查以了解患者身体状况外，应妥善处理好照射野内的切口，以免影响放疗的进行。

（3）乳腺癌放疗时需要上肢外展和上举，应告知患者坚持进行患肢功能锻炼的必要性。

2. 保护放射野皮肤的宣教

乳腺癌放疗所产生的皮肤反应重在预防，护理要点为清洁、干燥、避免损害。

3. 放疗皮肤反应的护理

乳腺癌放疗皮肤反应的程度与射线的种类与剂量、手术范围、患者自身的敏感性有关。放疗与化疗同期进行会增加皮肤反应，增加湿性脱皮的发生。

4. 放疗后的指导

（1）乳腺癌放疗后最常见的后期反应是放疗的皮肤反应，如纤维化、毛细血管扩张等，还可能出现心肌损害、肺损害、上肢水肿等。因此，须进行定期随访以观察治疗效果，了解放疗的后期反应。

（2）仍要保护好照射野皮肤，持续时间视皮肤的情况而定。

（3）患肢经过放疗更易出现水肿，故仍应继续进行患肢的功能锻炼和保护，必要时进行向心性按摩。

（五）饮食指导

对乳腺癌患者而言，饮食宜忌是大多数患者非常关心的问题。根据中医辨证理论，饮食也可分为扶正和祛邪两类。

1. 扶正食品

（1）肉类。以猪肉为主，少吃羊肉、牛肉。建议吃农家散养的鸡、鸭。

（2）人参。可以饮用西洋参、白参，不宜服用红参。

2. 祛邪食品

（1）软坚散结。可选用芋头、橘核、橘络、橘皮、海参、海带、海蜇皮、海蜇头、紫菜、鲍鱼等。需要说明的是：有许多偏见认为食用海鲜和鸡会导致疾病复发，其实不然。中医治疗药物中有不少海产品如海藻、昆布、海带等，都有很好的软坚散结作用。而海货不能吃的观点是没有依据的，其中海参有扶正（补元气、滋阴）、祛邪（软坚散结）的作用。

（2）活血化瘀。螃蟹、黄鱼鳔、鱼脑石（黄鱼脑部）、山楂、鱼等。民间有用螃蟹治疗乳腺癌的偏方，但螃蟹性寒不宜多吃，尤其胃病患者更需注意。

（3）清热解毒。豆腐、丝瓜、丝瓜藤汁、绿豆、各种瓜果（冬瓜、黄瓜、西瓜）。豆腐有很好的清热解毒作用，手术后有热象者、患肢水肿者可经常服用。绿豆忌与中药和人参同饮的说法也应纠正，因为绿豆本身就是一味中药。另外，大豆及豆制品含有的植物雌激素与乳腺癌之间并无直接关系，在饮食方面没有禁忌。大蒜、菌菇类食物有抗癌作用，乳腺癌患者可多选用。

需要忌口的是：油腻、含致癌物质、含有雌激素、生长激素的食物。

第七章 门诊规章制度及服务质量的管理

第一节 医院规章制度的制订和作用

一、规章制度的概述

不同单位有不同的规章制度,同一单位有不同内容的规章制度。规章制度是指由权力部门制订的以书面形式表达的并以一定方式公示的非针对个别事务的处理的规范总称。首先,规章制度必须出自权力部门或经其审查批准。其次,规章制度必须按照单位内部规定的程序制作,如果法律对单位规章制度的制订又规定了特定的程序,则必须遵循该程序。再次,规章制度必须向劳动者公示。最后,规章制度是规范,是有关权利、义务的设定,非针对个别人以及个别事件。例如,单位就召开某次会议的特别决定就不是规章制度,但单位就会议制度做出的规定,就是单位规章制度的组成部分。

二、规章制度的功能

(1)依法制订的规章制度可以保障单位合法有序地运作,降低纠纷。

(2)好的规章制度可以保障单位的运作有序化、规范化,降低单位经营运作成本。

(3)规章制度可以防止管理的任意性,保护职工的合法权益。对职工来讲,服从规章制度,比服从主管任意性的指挥更易于接受,制订和实施合理的规章制度能满足职工公平感的需要。

(4)好的规章制度通过合理地设置权利、义务、责任,可使职工预测到自己的行为和努力的后果,激励职工为组织的目标和使命而努力奋斗。

三、如何制订医院规章制度

医院的规章制度包含业务和行政两部分,分为党群、行政、医疗、教学科研、后勤保障五大系统。门诊规章制度在制订之前,参与编制的医务人员应认真学习领会卫生行政部门的有关文件精神,本着严谨负责的态度,结合医院实际情况,借鉴和参考其他医院的经验进行编订。在编写过程中严格按照规章类文书的格式，分标题和正文两部分。正文部分为具体地叙述条款内容、适用范围、实施日期等。在制订过程中应该对每一条规章制度都进行反复地推敲，做到字句通顺、表达清楚、意思明确，避免前后各条款内容重复或矛盾。

制订时还应充分考虑规章制度的实用性和可操作性。从实际出发，站在全院的高度，把握好管理的"度"，避免过于严格控制，引起职工不满；或是过于松懈，使制度失去约束力，流于形式。让业务科室和行政部门的工作人员能有法可依、有章可循，以适度的管理，充分调动全体员工的工作积极性。为便于操作，制度里的每一条款都不能含糊其辞，并要真实可靠，对一些能够量化的指标提供具体数据，对于一些科务、院务等需定性分析的工作采用"谁主管、谁负责"的管理责任制，确保工作得到落实。

四、制订门诊规章制度的重要性

门诊管理是医院管理的重要组成部分，它直接关系到医院的管理水平。门诊规章制度是门诊管理中的一项重要内容。加强门诊管理，建立正常的工作秩序，提高服务态度，提高门诊医疗质量，防止医疗差错事故的发生，在很大程度上取决于有效的科学管理制度。

门诊各项规章制度是门诊医护人员长期工作实践的经验总结，是客观工作规律的反映，是处理各项工作的标准，是保护医院患者接受治疗、检查、护理的重要措施，是检查门诊各项工作的依据，也是医院教学和培养在职医护人员的重要内容。加强门诊科学管理，必须建立完整、系统、有效、科学的规章制度，使各级各类人员有所遵循，使各班工作互相衔接，循序进行，从而达到医院管理制度化、技术操作常规化、基本设施规范化，保证各项工作有计划、按程序地进行，不断提高工作效率和质量。

第二节 门诊规章制度

一、门诊工作制度

（1）医院应有一名副院长分管门诊工作。在分管院长领导下，门诊部主任负责门诊的医疗、护理、预防、教学、科研和行政管理工作。

（2）各科参加门诊工作的医护人员，在门诊部统一领导下进行工作，人员调换时应与门诊部共同协商。

（3）各科主任要加强本科门诊的业务、技术领导，并有一名副主任分管门诊工作，负责门诊的行政、业务工作及专家排班。

（4）门诊各科工作人员提前15分钟到岗，做好开诊前的准备工作，按时开诊。

（5）门诊医师对患者要认真进行检查，并按标准要求记录病历。对疑难重病或两次复诊仍不能确诊者，应及时申请会诊。

（6）门诊医师必须严格执行处方制度，书写项目要齐全，用药合理，字迹清楚，签名易于辨认。

（7）严格执行首诊医师负责制。对首诊患者应全面负责，不属本专业者，非危重患者不留挂号证，由门诊护士指导患者到相应科室就诊；若为危重患者应书写病历，积极抢救，通知相应科室后由导医护士陪同转诊。任何科室和个人不准以任何理由推诿、截留患者。

（8）门诊是医院工作的第一线，门诊工作人员要树立以患者为中心的思想，处处关心体贴患者，做到接诊热情、工作细心、解释耐心、接受意见虚心，尽量简化手续，有计划有秩序地安排患者就诊。

（9）各医技科室要认真兑现承诺，所发出的报告要准确及时，为患者提供方便，为临床提供可靠的依据。

（10）门诊手术室根据条件，规定一定手术范围，采取预约的办法，根据患者多少，适当安排日期。

（11）门诊应经常保持清洁整洁，不断改善候诊环境，加强就诊前的卫生宣教工作，介绍一些常见病、多发病的预防常识，定期进行环境消毒。

（12）各科门诊要加强检诊工作，做好二次分诊。严格执行消毒隔离制度，防止交叉感染，严格执行传染病登记、疫情报告制度，做好肠道门诊及肝炎门诊工作。

（13）对高热患者和重症患者以及老年人、军人、来自偏远地区的患者，应提前安排就诊。

（14）依据相关政策，医疗机构应为老年人就医提供方便，对老年人就医予以优先，如60周岁及以上老年人可免普通挂号费，对70周岁及以上老年人开通绿色通道。

二、门诊部工作制度

（1）起草制订门诊部的工作计划，总结工作情况。组织门诊疑难危重患者的会诊和抢救工作。

（2）定期召开门诊系统工作会议，布置、检查、研究和改进工作，不断提高门诊工作质量。

（3）督促各科室落实好各项承诺，不断更新便民措施，改善服务态度，为患者提供全程优质服务，树立门诊的良好形象。

（4）定期检查门诊医疗质量，及时通报情况或反馈本人。

（5）组织门诊工作人员做好卫生宣教、消毒隔离、疫情报告、人民来信等工作。

（6）随时掌握门诊各种出诊情况，经常巡视，发现问题应向院领导反映。

（7）对于门诊病休和各种证明应先审查，后盖章。

（8）维持门诊就诊秩序，协调科室之间的关系。

（9）做好门诊各种工作量统计及专家排班。

三、门诊导医工作制度

（1）门诊导医人员必须熟悉本院、本门诊各科就诊情况及常规开展项目情况保证能正确引导患者就诊。

（2）导医人员必须佩戴胸卡，做到仪表端庄、衣着整洁。必须准时上下岗，做到不串岗、不脱岗、不闲谈。

（3）要热情主动接待患者，礼貌待人，有问必答，百问不厌，主动介绍医院概况、科室组成、医院设备及门诊各科情况等。

（4）经常巡视大厅，引导患者挂号、候诊、检查。

（5）对残疾人、高龄老年人、久病体弱者应主动接待，免费提供车床、轮椅服务；对年老体弱、行动不便者应搀扶到诊室就诊，合理安排优先检查。对用担架抬来的急危患者，应立即协助送急诊科处理。

（6）负责发放患者意见表，及时收集患者对医院各级各类人员的意见，沟通好医患关系，随时为患者提供方便。

（7）为患者免费提供开水及一次性水杯，免费发送《就诊指南》及《健康教育处方》等卫生宣教资料。

四、门诊分诊工作制度

（1）门诊分诊人员必须由有一定临床经验的护士及其以上人员担任。

（2）分诊人员应仪表端庄，衣着整洁，佩戴胸卡，准时上岗，不串岗、不脱岗、不闲谈。

（3）要热情主动接待患者，礼貌待人，有问必答，百问不厌，热情做好解释工作。

（4）每日协助医师做好开诊前准备工作，如备好血压计、压舌板、各种检查申请单及整理诊台、诊床，并准备好胶水、笔、纸张，随时为患者提供方便。

（5）维持就诊秩序，编写就诊排队号码，依次叫号就诊，指导帮助患者填写病历封面，合理安排就诊及检查，尽量缩短候诊时间。遵守保护性医疗制度，尽量维持一医一患，保持诊室安静及良好的就诊环境。

（6）对重患者、70周岁及以上老年人、军人、残疾人等病员，尽量优先安排就诊。

（7）每日登记专科、专家门诊出诊时间、工作量及其他统计工作。

（8）发放患者意见表，及时收集患者对医院各级医务人员的意见，沟通好医患关系，随时为患者提供方便。

（9）严格执行消毒隔离制度，每日下班前要用消毒剂擦洗台面、清理杂物，每日中午用紫外线消毒诊室2小时，并做好登记。防止交叉感染。

（10）下班之前必须关好各诊室和候诊室的电灯、风扇、空调、门窗及各种电器。

五、门诊挂号工作制度

（1）挂号人员要衣帽整齐，举止文明，对患者态度和蔼，解释问题耐心，安排有序，尽量缩短患者的候诊时间。

（2）做到按专业分诊就诊，对烈士家属、老弱残疾及行动不便的患者要优先安排就诊，对危、急、重患者要及时通知医师接诊，对偏远地区患者给予优先安排就诊。

（3）做好传染病的分诊和消毒隔离工作，防止院内交叉感染。对传染病患者要安排到传染门诊就诊。

（4）同时就诊多科或专科患者，需重新挂号，会诊例外。

（5）挂号当日一次有效，继续就诊应重新挂号。

（6）每班账目均要清楚，所有现金应依照规定按时上交，现金和票据要当面点清。

（7）保持挂号处清洁、整齐、卫生。

六、门诊服务台工作制度

（1）负责简易分诊，指导患者就诊，热情、耐心地解答患者提出的各种问题。

（2）维持门诊大厅秩序，发放宣传材料，教育患者不要随地吐痰，不要乱扔果皮纸屑，不在门诊区域内吸烟。

（3）扶老携幼，帮助行动不便的患者挂号看病。

（4）管理好门诊大厅内的物品，随时为患者提供方便。

（5）宣传普及卫生保健知识，提高人民群众的自我保健能力。

（6）禁止门诊大厅、走廊内进入各种车辆。

七、便民门诊工作制度

（1）便民门诊由副主任医师（或副主任护师）以上人员常年坐诊。

（2）工作人员上岗要仪表端庄，态度和蔼，热情主动地为患者服务。

（3）免费为患者开具各种化验、检查单及各种处方。

（4）免费为患者进行各种健康咨询，宣传卫生保健知识。

八、接待投诉工作制度

（1）认真接待每名投诉者，态度要严肃，举止文雅，语言不能生硬。

（2）要向投诉者做耐心、细致的解释工作，对每一投诉都要有一个解决办法。

（3）建立"患者投诉登记表"。

（4）对事件复杂以及超越接待人员处理职责的投诉交由医务处纠纷办公室处理。

（5）对个别语言、行为粗鲁、不予合作、干扰正常工作秩序的投诉者，交由保安部门处理，并向院领导报告。

九、门诊日志管理制度

（1）各科门诊的诊室要有门诊日志。

（2）门诊医生要按门诊日志项目填写完整。

（3）门诊办公室和预防保健科应不定期抽查门诊日志登记情况，考评各科门诊日志质量，监督管理。

（4）各科室分诊护士，于每月底将门诊日志交预防保健科。

（5）预防保健科全面检查各科门诊日志，核对传染病和慢性病登记、报告，纳入综合目标管理。

（6）预防保健科应在每月初完成上月的门诊日志检查核对工作，门诊办公室检查、考评各科门诊日志质量，纳入综合目标管理。

（7）门诊日志由病案室负责归类保管。

十、门诊安全工作规定

（1）门诊安全工作本着"谁主管谁负责"的原则。门诊部主任负责门诊的全部安全工作。各班组设一名安全员负责本班组的安全工作。

（2）每个班组下班前要检查水、电、门、窗。

（3）禁止在办公室存放现金和贵重物品。

（4）禁止在公共场所、楼梯、走廊及消防通道堆放杂物、易燃品和废弃物。

（5）禁止使用各种电炉、电加热器、热得快等电器。

（6）保管、保养好消防器械和消防设施，发现问题要及时上报保卫处。

（7）门诊所有人员都要掌握消防知识及学会使用消防器材。

（8）遇到可疑人员要主动盘查，必要时报保卫处。

（9）各级人员均不得违反交通规则。

（10）门诊各班组每月自查一次防火、防盗等安全情况，并向门诊部汇报自查结果及存在的问题。每次重要节假日前都要全面检查一次安全工作。

十一、门诊首诊科室负责制度

（1）门诊患者挂号后，接诊医师应以对患者高度负责的精神，详细询问病史，做好全面检查。如在诊断和处理上有困难，应及时请上级医师协助诊查。

（2）对疑难、复杂、科室间的"临界患者"，首诊医师应首先完成病历记录和体格检查，经本科主治医师以上的医生复查后方可申请会诊或转科。

（3）会诊科室必须安排高年资医师会诊，认真检查。如不属本科疾病，应写好会诊记录和拟诊意见，由首诊科室做进一步检查处理。

（4）病情涉及2个科室以上的患者，如需住院治疗，应根据患者的主要病情收住院，如有争议，由门诊部出面协调，科室不得拒收患者。

（5）凡因拒收造成的医疗差错、事故，由拒收科室和当事人承担全部责任。

（6）凡因擅离岗位，敷衍马虎，工作不负责任，相互推诿而造成医疗差错和事故者，要追究责任，严肃处理。

十二、专家、专科门诊工作制度

（1）参加专家门诊工作的医师应为副主任医师及以上人员；参加专科门诊工作的医师应为主治医师及以上人员。专家门诊医师实行资格审批制，由本人提出申请经人事科核实，科主任、医务科同意后，报门诊部办公室统一安排出诊时间并予以公布。

（2）参加专家、专科门诊的医师必须按门诊部办公室排班表准时出诊，不得无故停诊。如有特殊情况（如出差、开会、外出会诊、休假等），由所在科室主任安排其他专家代为出诊，并报门诊部办公室同意。如科主任无法安排其他专家出诊，则必须提前一日通知门诊部办公室。预约挂号专家原则上不得变更出诊时间。

（3）派往专科门诊的人员必须相对固定，每期3个月以上，以保证患者就诊、治疗的连续性。

（4）参加专家、专科门诊的医师逢出诊日应预先安排好其他工作，保证准时上岗，不得以任何理由（如查房、会诊、手术等）迟到、早退、脱岗、串岗。

（5）参加专家、专科门诊的医师必须严格遵守门诊各项规章制度，廉洁行医，着装整洁，佩戴胸卡。

（6）坚决执行首诊负责制，对患者要认真诊治，耐心解释。

（7）必须认真书写门诊病历、处方及门诊日志等。对病情复杂需会诊者，按有关会诊制度执行，确保医疗安全。

（8）参加专家、专科门诊人员应负责指导门诊年轻医师并帮助其解决疑难问题。

（9）经专家、专科门诊三次诊断不能确诊者，必须及时请上级医师或科、院及院外会诊，以确保医疗质量。

（10）门诊手术原则上以预约手术为主，门诊医生出诊时间不可以做手术；如遇特殊紧急情况需手术，应由科室派医生手术或由相关临床科室协助。门诊医生必须保证出诊时间在岗在位。

（11）专家、专科门诊人员资格实行否决制。对查实一个月内连续两次被投诉或一个季度连续三次被投诉者，或发生一级医疗事故者，除按有关规定处理外，取消其本年度内专家、专科门诊资格。对经常不能保证专家门诊时间及误时、脱岗遭患者投诉者，取消其专家门诊资格。

十三、门诊护理工作制度

（1）门诊护理人员必须热爱本职工作，以高度的责任心和同情心，对待患者，要讲文明礼貌，态度和蔼，全心全意为患者服务。

（2）做好开诊前的准备工作，维持好门诊秩序，科学地组织安排患者就诊。对老、弱、病、残及行动不便的患者，给予优先照顾，对危重及病情突变的患者配合医师采取积极有效的抢救措施。

（3）门诊环境要做到清洁整齐，做好患者的就诊指导和卫生宣教工作。利用各种形式，根据不同季节宣传常见病、多发病的防治知识，提高人民群众的自我保健能力。

（4）门诊护理人员必须做好本职工作，刻苦钻研业务，熟练掌握本科的护理技术操作，减少患者的痛苦，提高护理质量。

（5）严格执行消毒隔离制度，诊室每日喷洒消毒液1次，桌、椅、诊床每日擦拭，医疗器械按规定消毒灭菌，防止交叉感染。

（6）要做好各种医疗器械及医疗用品的保管，以利于工作的顺利进行。

（7）下班前要整理好室内物品，关好水电开关及门窗，防止意外事故的发生。

十四、门诊卫生宣教制度

（1）门诊部应将卫生宣传工作纳入门诊工作的重要日程。有计划、有组织地规划、指导门诊各科广泛开展卫生宣传和健康教育工作。

（2）门诊大厅、走廊、候诊室等要有宣传牌或宣传橱窗，普及卫生保健知识。

（3）利用候诊时间，向患者进行集体讲解，介绍一般卫生知识，如个人卫生、公共卫生、饮食卫生、常见病、多发病、传染病的防治知识，简单的急救常识以及妇幼卫生、婴儿保健等。讲解时要注意语言通俗易懂，方式多种多样，提高宣教效果。

（4）就诊前要向患者介绍本科开设的专业，当日坐诊的专家、特长和医院环境以便更好地指导患者就诊。

（5）根据患者病情、家庭情况和生活习惯进行个别指导，提供咨询。

（6）卫生宣教工作要做到经常化、制度化。

十五、门诊出具病情诊断和病休证明的规定

（1）门诊医师要严格按照病情开写诊断证明，并将其记录于病历上。严禁开人情假条。

（2）诊断证明在假期内3日有效，过期不予盖章，一般不补休假证明。

（3）凡属诊断证明（用于退休、离休、调换工种、休息、复工、意外事故等），须持有关单位证明信和病历，由门诊专业医师开写，方可盖章。

（4）出具病假权限（计划生育产假除外），医师不超过5日，高年主治医师不超过7日，正、副主任不超过15日，签全名、盖私章有效。

（5）凡住院患者必须有住院号及出入院时间。

（6）须转上级医院诊疗者，由主治医师以上的专业医生填写转诊病历，出具转诊证明，有门诊部登记盖章。住院患者由医务科登记盖章，年终做好统计

工作。

（7）门诊医师不得开写购药证明，如有缺药，可与药房仓库联系或用其他药品代替。

（8）非门诊医师开写的诊断证明，不予盖章。

（9）盖公章时门诊患者须持病历和化验检查等结果。

（10）实行证明书一式两联，其中一联存档以供日后查证。

（11）健康查体者由门诊部办理体检手续。复工、复学证明，须持单位介绍信，经门诊医师检查认可后，出具证明。

十六、消毒隔离制度

（1）普通门诊、小儿科、急诊科实行预检分诊制度。发现或疑似患传染病者，应安排到传染病门诊就诊；已确定为患传染病者，应转到传染科治疗，并按规定上报疫情。

（2）患者在指定地点候诊、检查和治疗，不要在门诊各处活动，防止交叉感染。

（3）凡接触患者体液、血液和执行注射、采集标本的检验，均应有严格的消毒隔离制度和措施，敷料和一次性医疗用品一律焚烧，医疗器械应进行双消毒。

（4）医护人员上岗应穿工作服，无菌操作应戴帽子、口罩。禁止穿戴工作服鞋、帽上街和去食堂。接触患者前后应洗手。

（5）传染患者污染的环境、家具、用品等必须严格消毒，其排泄物、引流物必须经过消毒、净化后倒入下水道。

（6）接触传染患者应穿隔离衣、鞋，戴帽子、口罩，禁止穿隔离衣、鞋等进入非隔离区。

（7）凡接触血液、组织、器官的器械和用品应灭菌，接触皮肤的器械及用品应进行消毒，注射、针灸等应实行一人一针一灭菌。

（8）凡污染的一次性医疗用品应焚烧，重复使用的医疗用品应采用消毒—清洁—灭菌或消毒处理原则。

（9）一次性输液器、注射器的使用和处理，按本院制订的规定执行处理。

十七、疫情报告制度

（1）各科对甲类传染病和乙类传染病中的艾滋病、肺炭疽、传染性非典型肺炎脊髓灰质炎的患者和病原携带者或疑似患者，应立即向医院预防保健科进行报告。

对其他乙类传染病患者和疑似患者以及伤寒、副伤寒、痢疾、梅毒、淋病、乙型肝炎、白喉、疟疾的病原携带者，应于6小时内向医院预防保健科进行报告，对丙类传染病和其他传染病，应当在24小时内向医院预防保健科进行报告。

（2）医院预防保健科负责传染病疫情网络直报，当接到疫情报告时，应在规定时限内进行网上直报。

（3）疫情报告实行首诊医生和首次发现者负责制，首次发现者必须在规定时限内向预防保健科报告。门诊、住院医生直接填写报告卡，检验、放射科工作人员发现传染病疫情时必须由检验、X线或CT室工作人员及时向医院预防保健科反馈，同时向诊治医师反馈，由预防保健科工作人员督促诊治医师填写报告卡。

（4）诊治医师对报告卡填写必须认真、规范、全面，字迹清楚易认。各科应按要求完善门诊日志、住院登记本和传染病登记本；预防保健科负责对医院传染病疫情报告卡的收发和核对，并按要求设立传染病报告，统一填报有关报表。

（5）初诊者必须全部报告，即报告率100%，复诊者可不报告（在登记本上注明）。如发现有漏报现象，取消当年评优、评奖资格。

（6）节假日传染病疫情报告：节假日期间发现传染病疫情，按有关规定要求填写报告卡后送预防保健科并做好交接登记。各分院医生节假日期间发现传染病疫情后按有关规定要求填写报告卡后通知预防保健科值班人员立即前往取卡，并做好交接登记。

十八、健康教育制度

（1）门诊医护人员，对患者提出的有关防病治病知识问题，必须有问必答，耐心地做好面对面的健康教育宣传工作。

（2）门诊要设有健康教育宣传卡片和健康教育处方。

（3）设立健康教育宣传专栏，每季度至少出版一期，进行健康教育。

十九、门诊手术室工作制度

（1）凡进手术室者，须更衣、帽、鞋、口罩，保持室内洁净，非手术室人员未经许可不得入内。

（2）医护人员要热情接待患者，认真细致地检查。明确手术指征，核对患者姓名、性别、年龄、手术名称、手术部位及登记，严防差错，做好术前准备。

（3）严格消毒隔离制度，手术室的药品、器械、敷料标志明显，无菌、清洁、污染物品严格分开，定点、定位放置，专人负责消毒、更换及处理。

（4）手术者术中要仔细、正规操作。准备使用的器械、敷料、器皿等应严格无菌，需做病理检查的标本要及时送检。

（5）无菌手术与有菌手术分开进行，先做无菌手术后做有菌手术。

（6）应准备急救药品和抢救发生意外的患者所必用的器械、物品，并定期检查更换、补充，以备急用。

（7）每日手术完毕后，应做室内清洁、地面消毒和紫外线消毒，每月做空气细菌培养并保存报告。

（8）表面抗原阳性的患者，其术后所用器械、用物严格消毒，污染的敷料要进行焚烧处理。

（9）不允许私自收费和私自带患者进入手术室手术。患者必须在签署手术协议书后方可进入手术室手术。

二十、换药室工作制度

（1）换药室须有专人负责，操作者穿工作服，戴工作帽及口罩，换药前后应洗手。

（2）严格遵守无菌操作，换药时做到一人一碗（盘）、二钳、一份无菌物品，先换清洁伤口，后换感染伤口，特殊感染伤口不得在换药室换药。

（3）每次换药完毕，敷料分类倒入污物桶，用过的器械和换药碗分别泡入消毒液中。

（4）室内无菌物品与有菌物品分别放在固定位置，无菌物品应标明失效期，过期或潮湿时应重新消毒。

（5）开包后未用完的换药碗、盘、钳、镊、敷料等每日消毒1次，放持物钳（镊）的无菌瓶、敷料罐、剪刀盘以及浸泡液每周消毒灭菌1~2次，启封的外用无菌溶液（生理盐水，呋喃西林溶液）仅限当日使用。

（6）室内每日湿式清扫及通风，物体表面及空气每日消毒，每月进行空气细菌培养，报告单留存备查。

二十一、门诊治疗室工作制度

（1）治疗室护士必须穿工作服，戴工作帽及口罩，操作前应洗手，严格执行无菌操作规程，做到一人一针一管。

（2）器械、药品应分类定位放置，标签明显，字迹清楚。麻醉药品、医疗用毒性药品及贵重药品应加锁保管，交接班时要认真核对。

（3）室内应分清洁区、污染区，无菌物品与有菌物品应分别放在固定位置，治疗完毕用过的物品应清洗干净并放在指定的位置。

（4）定期检查各种治疗包及无菌物品的失效期，超过有效期应重新消毒、灭菌无菌持物钳（镊）及其浸泡液和容器、敷料罐、碘酒和乙醇瓶等每周高压消毒或更换1~2次。器械消毒液应每日更换1次，用乙醇作浸泡液时，应保持75%的浓度。

（5）室内保持整洁，每日湿式清扫及通风，物体表面及空气每日消毒，每月进行空气细菌培养，报告单留存备查。

二十二、门诊注射室工作制度

（1）注射室护士必须了解常用药物的药理作用、毒性反应、配伍禁忌和发生药物过敏反应的紧急处理，并具有熟练的注射操作技术和高度的无菌观念。

（2）各种注射应按医嘱执行，严格无菌技术操作规程，操作时衣帽整齐并戴口罩，非本室人员不得进入操作区。

（3）注射做到一人一针一管，持物钳每日更换1次。

（4）严格执行"三查七对"。对过敏药物应按规定做过敏试验，阳性者或有过敏史者应做好标记。严防差错事故。

（5）对待患者应热情、体贴，做好解释工作，取得合作。密切观察注射中和注射后情况，如发现注射反应或其他意外情况，应及时进行抢救处置，必要时联系有关医师。

（6）备有急救药品箱和各种急救器材，要定点、定位、定数量、定期检查，并及时补充更换。

（7）保持室内清洁卫生、空气流通、光线充足。室内每日紫外线消毒1次，每月空气细菌培养1次，并保存报告单。

二十三、门诊采血室工作制度

（1）工作人员要遵守工作纪律，上班后衣帽整齐，讲文明、讲礼貌、讲品德，以严谨的工作作风、认真负责的工作态度保证采样、采血等项工作的顺利进行。

（2）熟练掌握采血技术，严格无菌操作，认真执行各项规章制度和各项采血技术操作规程，杜绝差错事故的发生。

（3）工作间要保持清洁、整齐，物品摆放要规范化。

（4）所有器械、物品应统一管理，专人负责，消毒与未消毒物品要严格区分，确保其安全可靠。

（5）如有差错及损坏物品，要及时登记，并立即汇报。

（6）采血前，工作人员要提前做好清扫，消毒准备工作。

（7）采血结束后，工作人员要按要求逐项做好记录，清扫卫生，做好下次采血前的准备工作。

（8）工作时间不得大声喧哗、吃东西，不做与工作无关的事，不得擅离采血岗位。

（9）重视思想政治修养，注意同志间的团结，互相协助，同心同德做好本职工作。

二十四、门诊内镜室工作制度

（1）检查医师必须严格按技术操作常规进行。检查时要求仔细、准确、迅速、安全，严防并发症的发生。

（2）检查时活检取材应准确，送检标本时必须在标本瓶上标明取材部位及数量，按规定填写送检单，与标本一同送病理科。

（3）报告单要求书写完整、诊断正确。病理报告和内镜报告单应一同提供于临床，并将检查资料包括申请单、镜检记录、病理结果等整理归档。

（4）认真做好内镜的消毒工作，防止交叉感染。每例患者做完检查之后，立即进行清洁处理，用浸水的微孔海绵，将接物镜及软管末端在清水中冲洗，同时不断注水、注气，将黏附在接物镜面和注气孔上的黏液和血液彻底清除。然后用海绵从上而下轻抹整个镜身，清水吸引冲洗，反复多次，直至清洁为止。再将内镜头端浸在盛有2%戊二醛溶液的桶内，按上述方法冲洗及吸引，多次消毒，消毒后再用清水洗净附在镜上的戊二醛溶液。活检钳用清水洗后同样用2%戊二醛溶液消毒处理。

（5）内镜室要认真开展临床质量控制工作，将检查结果与临床手术病理进行对比分析，进行诊断符合率、误诊率、漏诊率的综合评价，以利于质量的进一步提高。

（6）内镜维修保养管理。内镜室工作人员必须相对固定，医师与护士有明确分工，要落实责任，认真做好内镜的保养工作。应定期审核并检查内镜的检查质量效果，特别要注意：①检查完毕清洗消毒后要吹干内镜，悬挂在置有干燥剂的专用橱内；②活检钳在清洗消毒后，可在钳合处涂上硅蜡，以防生锈，并把它悬挂起来；③操作时切勿使软管部呈锐角弯曲，以免光学纤维折断。

第三节 门诊服务与形势

一、当前门诊服务形势

20世纪90年代以来，我国经济制度发生根本变革，社会主义市场经济体制的逐步建立，使卫生事业改革和发展的外部环境、条件发生了很大变化。计划经济体制下建立起来的卫生管理体制、卫生服务体系、卫生机构运行机制，在市场经济体制下日益显现出矛盾和固有的弊病，严重制约着我国医药卫生事业的进一步健康发展。如果说20世纪80年代卫生改革面临的是医疗服务供给不足、医疗机构活力不够的问题，那么现在面临的则是体制、机制、结构上的重大调整，它涉及卫生管理体制、卫生服务体系、资源配置结构、医疗机构运行机制等深层次的问题。城镇职工基本医疗保险制度和医药卫生体制改革的总体目标是：用较低廉的费用，提供较优质的医疗服务，努力满足广大人民群众基本医疗服务的需要。中国加入世界贸易组织，意味着有多种成分进入中国的医疗市场，参与竞争。

中国医院的市场格局发生了重大的变化，迫使医院走向"国际化"，市场竞争将会把一些没有活力的、医疗技术水平低的、服务质量差的医院淘汰出局。中国加入世界贸易组织后，医疗服务市场进一步开放。老百姓可以选择更高水平的医疗服务，也能选择更多层面的医疗服务。医疗资源的丰富，不再是所有人只拥有一种服务，而是所有人都有适合自己的医疗服务，所有人都有选择医疗服务的机会和权利。随着经济的发展，人民物质文化生活水平的改善，生物—心理—社会医学模式的转换，人们健康观念的变化，人口老龄化的加快与独生子女的增加，以及医疗消费支付能力的提高，医疗服务的多层次性日趋凸显和丰富，医疗市场也进一步改革与开放，医院门诊的布局与服务流程更加注重人性化，以利于满足社会多层次医疗服务的需求。

二、门诊服务的重要性

公立医疗机构要实现一个根本性的转变——在相同的"游戏规则"下，变被动为主动，创造好的经营理念和服务模式，争取在激烈的竞争环境中，站稳脚跟并力图抢占最大的市场份额，实现利润最大化或效益最大化。在这样的形势下公立医院一方面正在努力改善和提高各种硬件设施的现状和档次，改善就医环境，同时致力于不断提高医生们的医疗质量和服务质量，后者更为重要。医院管理者明白，硬件设施可以用金钱方便地购回，然而医疗质量和服务质量这样的软件，却有赖于医务工作者从观念上和行为上下功夫，使医疗技术质量和医院服务质量并驾齐驱；临床医护工作者也知道，由于生存竞争的压力增大，公立医院的医护药技工作者职业的自由性不断强化，他们在不断提高自己的医疗技术水平的同时，也越来越重视和蔼的微笑和服务的质量。不管是医院管理者还是医护药技工作者都认识到这是自己生存之本，也是在日益严峻的竞争态势下立于不败之地的基石。因此，抓住了患者就等于抓住了医院的生命线，抓住了服务就等于抓住了医院的发展；服务首先要从门诊抓起，门诊工作的优劣、质量高低，是医院整体水平的反映，不仅对医院的荣誉会产生重大影响，更关系着医院的整体效益。随着市场经济体制改革和医疗保险市场的开放，医院门诊工作面临着巨大机遇和挑战。确定新的服务理念，做好门诊全程优质服务，以满足各类患者的各种需求，树立新时期医院的形象，能广泛地增强广大患者的吸引力，为医院创造很高的经济效益和难以估量的社会效益。

第四节 门诊服务与人文

一、人文的概述

人文，顾名思义是以人为本，是医务工作者的核心概念与中心任务，有效的关怀能增强患者应对压力的适应能力，促进疾病的康复。门诊是医院的窗口，医护人员的服务意识、服务态度、服务行为直接体现了医院的精神风貌。因此，对门诊患者实行全程的人文关怀，使患者得到利于疾病康复的最佳身心状态，就成为门诊工作的重中之重。

二、医院服务成为社会焦点的原因

多数人对医院的期望值很高是可以理解的，对生命医学的科学性是明白的，但他们认为医院和医务人员表现的服务态度有待改进，往往大部分医疗纠纷的导火线是服务，这一点在医院的投诉部门表现得特别充分。过去，就诊者强调少花钱、看好病，不太在意医务人员的服务。现在人们的期望值越来越高。据调查，除了特殊的疑难杂症，就诊者对医院的选择，更多的是出于对服务质量的选择，出于对医生的信任感和亲近感。就诊者希望对服务态度、隐私权的保护、个人权利的维护、花费的公开、服务是否到位都有评价和选择的权力。美国著名的心理学家马斯洛在1943年出版的《人类动机的理论》一书中提出了著名的需求层次理论。他认为，人类的需求包括5个层次，即生理需求、安全需求、社会需求、尊重需求和自我实现的需求。马斯洛认为，从动机的角度来看，人的需求从基本的食物和住所到复杂的自我实现，按重要性和层次性排成一定的次序。现在的医院服务正是在面对着这些精神需要日益增长的人民群众。他们正从生理需求、安全需求、社会需求中迈入对尊重的需求中来。

随着医疗改革的不断深化，大多数医院的医疗水平、就医环境与以往相比均有提高，医护人员的服务态度也大有好转。

第五节 门诊服务概念的提出

一、门诊服务概述

门诊服务是医院门诊在医疗活动中以门诊患者的生理和心理需求为起点，通过有效的方式提供各种满意的过程，以医患双方心情愉快、感觉舒适和方便快捷为终点。

人的行为是对周围环境影响的复杂反应，是心理活动的外在表现。动物的行为主要是受本能活动的支配，即是受摄食、睡眠、防卫和性本能的支配。但是，人的行为与动物行为有着本质的区别：较为复杂而高级，除了受本能活动所支配外，更重要的是，要受社会生活所制约和支配。社会行为是人类所特有的，也就是说，人类的一切行为，必须努力得到社会的允许、承认，符合社会准则、道德规范，具有社会价值。这就是人类的文明，医务工作者当然也不能例外。

医院服务概念的提出具有它的现实性和可行性。有人结合医院特殊服务行业的特点，将医院目前的"前台"服务和其他一些项目和部门整合为一个功能齐全的部门，称为"医院前线服务中心"，制订了一系列前线的工作流程和服务人员的行为规范，使服务于"前线"的人员了解人际交往和医院服务接待工作中的礼貌、礼仪和礼节等基本常识，端正服务态度，增强服务意识，养成礼貌待人的良好职业习惯，同时也符合管理学中的功能分工和专业管理。在人力资源的合理使用方面，采用了"合适的人在合适的岗位做合适的事领取合适的报酬的原则"，首次在很多"前台"部门大胆使用"文员制"的做法，为今后医院人力资源管理探索了可行的方向。

二、门诊服务与营销

门诊服务不仅仅是门诊"前台"部门的整合和流程的改造，还涉及门诊服务营销的范畴。通过门诊前、后台服务质量的提高，以期缩短医患距离，为医院其他的从业人员树立典范。"服务"是门诊营销最精华部分。有形产品只是服务的外壳部分，就诊者实际上需要的是通过购买这种产品实体能够获得自己所需要的服务和满足自己的愿望。

人类的需要和欲望是市场营销活动的出发点。下面了解一下几个相关的概念。"需要"就是没有得到某些基本满足的感受状态，如只要把问题（病）解决了就可以了。"欲望"就是想得到满足的基本需要的具体医疗服务和非医疗服务的愿望。"需求"就是对于有能力支付并且愿意请求的某种具体的医疗服务的欲望，包括超值服务、个性化服务和特需服务。潜在需求是指目前暂时无支付力或需求欲望较弱的情况，随着支付能力和需求欲望的提高，潜在需求就会逐渐转为有效需求。医院市场营销者并不是创造需求，而是影响了人们的欲望，并试图向人们指出何种特定医疗服务可以满足其特定需要。例如，对健康价值的认识是随着生活水平和文化素质的提高而发生变化的。

就诊者所"购买"的不是技术，而是期望，他们不仅要获得疾病的根除，更多的要在获得器官功能完整的同时获得心理满足。这就是就诊者满意度的问题。

《美国营销策略谋划》研究结果表明，91%的顾客会避开服务质量低的公司，其中80%的顾客会另找其他方面基本相同、但服务更好的公司，20%的人宁愿为此多花钱。

医院市场营销是现代医院必须具备的重要职能。市场营销在很大程度上决定着医院的生存和发展。无论是营利性医院还是非营利性医院，只有通过有效的市场营销活动，才能在竞争激烈的医疗市场上立于不败之地。服务的生产和消费同时进行，因而服务不能储存，这一事实是服务管理的显著特征。服务无法储存，使得服务业不能像制造业那样依靠存货来缓冲或适应需求的变化。产品库存成为制造商自然的系统分界线，可以将内部计划的实施和控制与外部环境分隔开来。工厂是封闭系统，库存把生产系统与顾客需求分离开，而服务是开放系统，要受到传递系统中需求变化的全面影响。对医疗服务行业来说，这种分离是通过顾客等候实现的。库存控制是制造作业中的主要问题，而在服务运营中，与之对应的问题是等候或排队。服务能力选择、设施使用率及空余时间的利用等都与顾客等候时间有关。医院服务的生产与消费同时进行，也减少了许多干预质量控制的机会。实物产品可以在卖出前就经过检测，而服务则必须依靠其他指标来保证服务质量。

这种旨在提高医院优质服务的管理模式已在部分医院运行，并取得很好的社会效益和战略性的经济效益，期望这种理论和模式在实践中不断得以改进、充实和完善。

第六节　门诊服务与质量标准

门诊质量包括门诊服务质量和门诊医疗质量。门诊服务质量受挂号、收费记账、医技科室、后勤和护理服务质量的影响，它在很大程度上反映了医疗作风、服务态度、团结协作精神、执行规章制度和操作规程、环境卫生状况等各个服务环节，因此它又是门诊医疗质量的重要保证。

全面观察服务系统对于识别服务质量指标是十分必要的。我们应从服务的内容、过程、结构、产出及影响等5个方面考察质量。对医院而言，现在的服务质量的范围显然超出照料患者的含义，它还包括对就诊者及其相关者和社会的影响。

一、门诊服务的内容

门诊服务是否遵循了标准程序，如口腔科医生在为患者拔牙时是否按照一套公认的方法进行。对日常服务而言，标准作业流程没有制订，服务者应该遵守哪些既定程序也就没有相应的规定。在国外，"职业标准检查组织"的同业监督体系已建立起来，他们称为"自律方式"。在这个体系内，门诊医生和专家为他们的工作制订标准，并定期开会来检查同行的工作，以确保按其执行。但是，仍然欠缺的或难以为之的是，目前尚没有（办法）具体制订一种非医技服务的标准程序。

二、门诊服务的过程

服务中的基本的原理是要保持活动的逻辑顺序和对服务资源的协调利用。就诊者和服务提供者之间的交互过程是否应得到监控，也包括服务提供者之间的交互作用和沟通。我们可以通过一些"活动"去发现和改正协调性和流程顺序上的问题。例如，在脑外伤患者到达后是否能确定主要病症？在鉴别诊断中能否明确记录包括失去知觉病史和现状或未出现并发症（恶心/呕吐/病兆性神经病诉说）？如果患者出院，出院时有无记录精神状况？出院说明中是否包括告诉患者及其监护人何时返回做 ED、调养计划和后续的治疗安排？患者及其监护人能用语言描述出现什么症状和信号时需要返回医院吗？这就是医疗（医生）的服务质量标准的举例，也是医院门诊服务的一个内容——服务追踪。

在就诊者进入或离开医院的前后的服务流程又是怎么样呢？例如，候诊时间、取药时间、检查时间、结账时间是否尽可能地站在就诊者的立场去设计流程了呢？而这方面的工作又是哪个部门去实施呢？答案就是：医院前线服务中心。

三、门诊服务的结构

对服务而言，还需要考虑的是有形设施和组织设计是否充足。值得注意的是，有形设施（包括就医环境）只是结构一部分，重要的是组织结构的设计，它包括了医院部门之间的沟通和协调，它是实现优质服务的关键。

四、门诊服务的结果

服务会导致哪些状况的改变呢？服务质量的最终测量要反映最终结果，即就诊者是否满意。就像我们非常熟悉餐桌上那些要求我们评价服务质量的卡片一样，就诊者的满意程度是反映质量结果的最有效的指标。医疗纠纷的导火线 80% 来源于非医疗性的服务，所以医院门诊服务的质量指标同样适用于医护工作者。通过跟踪一些指标（如投诉的数量和质量），可以监测服务结果质量的变化。还有一个经常被忽视的测量服务结果质量的指标：内部顾客的满意度和被授权提供服务的部门和相应人群对他们自己的表现是否满意。

五、门诊服务的影响

服务对就诊者产生的长期影响的因素有哪些呢？安全、舒适、被尊重，这是根据一些社会的民意调查得出的结论，这些民意测验的结果可以衡量医院服务的影响。从政府的角度来看就是医疗水平对人口寿命和婴儿死亡率的影响。当然，还必须包括对医疗服务的易获性量，这经常由每个地区被服务的人口来衡量。

第七节 门诊服务理念

一、以人为本,就诊者至上

就诊者到医院花钱除了治病外,还应享受到尊重。为此,医院必须为其提供过硬的医疗技术、舒适的医疗环境、良好的服务水平、方便的服务流程。医院既然为就诊者提供服务,就应该以就诊者为中心,以人的适应性和满意度为归宿。

现在,"一切以患者为中心"成为医疗行业的普遍共识。不过,这一共识有时却缺乏可操作性。如何具体到一个医院中来使其成为全体员工共同的可操作的医院方针呢?让"以患者为中心"的医院口号填充在具体的运作程序中,既有原则性,又体现了灵活性。细细分析可以看出,这种归结是一切服务规范程序方式必须遵循的基本的而且是唯一的原则。在特定场合,只要符合这一条,就可以变通既定的规范程序,从而显示出服务的灵活性。同时,医院所提供的服务具有特殊性,并不是所有的事情都能做到"以患者为中心"。例如,患者提出违反生命科学的要求,医生就有责任解释并坚持原则。这个问题同时涉及"内部顾客"和"外部顾客",如果一味强调"以患者为中心",而忽略改善医护人员的工作环境和人格的尊重,优质服务也就无从谈起。

对于就诊者而言,无论医院提供服务项目有多少,服务时间有多长,服务人员变换有多少次,这只是一种特殊的医疗服务。因为每一个环节、每一时刻必须尊重科学,尊重医疗常规,若稍出差错,就不可能给就诊者提供"最满意的医疗服务"。这就要求医院的每一名医务工作者都必须时刻自觉地切换思考问题的角度,变"我想怎样"为"就诊者会怎样认为和结局是什么"。这样的归结应该说从很大程度上保证了每一名到医院的就诊者自其进入医院员工的视野就成了医院员工的服务对象,随时为他们提供科学的、热情的、周到的、舒适的服务。摆正关系清醒地认识自己所扮演的角色,绝对维护就诊者的利益和满足他们的合理正当要求,哪怕需要克服许多困难都要坚持。因为从某种意义上讲,维护了就诊者的利益,实际也就是维护了医院的利益。医院员工必须在这种特定场合,自觉地站在就诊者的立场上,设身处地,换位思考。

二、来者是客，贫富同仁

孙思邈在《大医精诚》中说："大凡德才兼备的医生治病，一定要安定神志，没有任何私欲和贪求，首先应怀有仁慈怜悯之心，决心普遍解除人类的痛苦。如果有疾苦来求救治的，不论他地位高低、家境贫富，年龄长幼，容貌美丑，关系亲疏，汉族异族，聪明愚笨，都应一视同仁，完全如同至亲一样对待，也不可顾虑重重，犹豫不决，考虑个人的吉凶祸福，护惜自己的品节、声誉。看到病人的痛苦烦恼，如同自己身受一般，内心很悲痛，不要回避艰险、黑夜、严寒、酷暑、饥渴、疲劳，一心一意去解救，不能产生耽搁时间、讲究礼仪的念头。这样便可以成为百姓的好医生，反此就是人类的大害了。"

对医院方来说，"一心一意去解救"的服务正是和就诊者互相平等的必要条件，做不到这一点，医院就是怠慢了就诊者，平衡的天平就会发生倾斜。另外，在人格上，医患之间、医院员工之间也都是平等的。对每名就诊者的尊重，对每名就诊者提供优质服务正是这种平等观念的外化表现形式。

在医院经常会有这样的事情发生，当医生热情地接待一个迟来就诊者时，即使这个人只是来开药，所花时间并不多，但仍然会影响排队等候的患者，引起他们的不满。尽管医生立即采取补救措施，但这种接待由于违反了"先来先服务，后来后服务"最基本的服务原则，在无意中冷落了等候者，因此造成的误解和产生的影响，却是十分不好的。所以医务人员必须牢牢记住，只要就诊者按规定取得了在医院挂号、候诊、检查、治疗的使用权，我们就应该一视同仁地为就诊者提供应有的服务，并且严格地按照服务规程去做。

三、服务规程与国际接轨

医院的服务质量需要有一个明确的标准，然而服务质量是通过一定的服务形式表现出来的，所以其标准无法像工业或科技产品那样能用一定的技术参数，通过仪器的测定来加以衡量，从而定出数量化的标准。这就容易使人们产生一种模糊概念，似乎服务质量的标准是不确定的。

解决这一困难的办法是制订并规范服务规程。医院的服务是向就诊者提供的，就诊者的情况千差万别，各有各的要求，于是产生了众口难调的特点，也因此服务质量具有以下两个特点：一是对医院服务质量的评价，二是就诊者的消费水平。

服务规程是以描述性的语言，规定服务过程的内容、顺序、规格和标准的程序。它是服务规范的根本保证，是服务工作的准则和法规。有了服务规程，就便于确定服务过程标准，以检验医院服务质量的优劣。但服务水平往往波动比较大，同是一个等级医院，服务的内容不一样，服务的效果也不一样。服务有时不是按制度、按标准、按规范，这样留给就诊者的印象就是服务不规范、服务质量差。

医院服务规范的建立或修订可以借鉴酒店星级评审、监督的经验，虚的、阶段性的"规范"必须终止，而且要在实践中不断修改和完善。国际上许多著名医院的服务规程虽然看起来刻板苛刻，甚至有点"吹毛求疵"，然而，正是这种严格的规程保证了服务质量的统一和稳定。因此，接受并坚持按服务规程服务的观念，一丝不苟地执行服务规程，是必须的。

服务规程的具体实施即医院服务质量能否保证，在很大程度上取决于医护人员素质水平的高低。医护人员的素质水平有两个重要方面：一方面是医护人员的技术水平，另一方面是医护人员的个人素质水平（工作热情和精神面貌）。这两方面"生产"的"产品"不但直接影响服务质量，而且直接接受就诊者的质量评价。这不等同于实物产品，实物产品的生产和销售消费是分离的，只是产品和消费者见面，生产者和消费者并不直接见面；而医院"产品"的生产销售和消费是同时进行的，生产者和就诊者直接见面。

国外服务业有句行话：世界上有三件最不容易保存的东西，一是飞机的座位，二是酒店的客房，三是律师的时间。飞机已经起飞但座位空着，一天过去了客房没有租出去，律师等待一天并无客户上门，那么这空着的飞机座位、客房以及律师的时间便永远失去了这一天的销售机会。医院的"产品"也具有这种特点，销售和服务的一次性使"产品"难于保存。一个诊断、一个治疗方案、一粒药丸、一句话就决定了你的服务质量甚至生命，比起航空公司的座位、酒店的客房、律师的时间更具有挑战性。

医护人员与就诊者直接接触，并且接触的时间有限，需要有丰富的医学知识和经验，去完成他的服务，完全不同于酒店服务的一句敬语、一次微笑、一个动作。因此，医院的服务难度更大，只要在服务中出现一点差错，就是质量事故，而医疗的质量事故又经常呈现不可逆性，难以挽回。所以，医护人员的学识水平、服务态度和精神状态成了医院"产品"质量的一个重要组成部分。

四、医疗技术与服务艺术

医疗技术是指医疗工作中所需要的经验和知识。技术基于研究，已有若干准则，医院的医疗规程里规定得很清楚，可适用于解决医疗上的问题。当就诊者来到医院就医时，尽管医院环境布置得尽善尽美，医护人员的盛情也让人无可挑剔，但医院的技术欠缺，治不好病或花费巨大，恐怕他们也会大失所望。

服务艺术在医院服务中也是至关重要的。许多事实表明，要想更好地为就诊者服务，就需要有在技术基础上的艺术化本领。中国古代讲的"技近于通"，就是说技术的高度发展就是艺术，技艺相接，才能高度激发热情，提高服务质量。

服务的艺术性有两个特点。一是无绝对的标准，无局限的范围。即使再详尽的服务规程也不可能事无巨细、包罗万象，将艺术性内容一一列出。就像演戏是以剧本为依据，但实际运作起来又不尽相同。二是服务的艺术性非一日之功，需要日积月累和通过察微知著，善解就诊者的心意，通过思想文化教育和业务培训，不断提高服务人员自身的文明素质，逐步增加艺术情趣，从而达到社会认知、自我认知和工作认知的协调一致。因此，服务人员工作的技巧、说话的艺术以及他们的主观努力尤为重要。

对于医院来说，除员工自身的努力外，培训是十分必要的。要有高质量的员工，要有高质量的服务，只靠简单的要求和说教是不够的，而应坚持不懈地抓好员工的培训工作。一方面，要坚持把好"不培训，不上岗；培训不合格，不能上岗"这一关；另一方面，要坚持在岗员工也要轮流接受再培训的制度，员工只有不断地接受新的服务技能，不断继续强化服务意识，才有可能为实现服务的艺术性而奠定基础，提高服务水平，以更好地适应和满足就诊者的需求。

五、因势利导，提高服务档次

医院分级管理为医院的等级收费创造了条件，但是目前同等级内的医院差异也很大，主要是同等级医院内存在的服务和技术的差异比较大。同样是区级三级甲等医院，同样的等级标准，由于付费等级的不同，就诊者得到的就医使用价值也就有所不同。应树立一视同仁和平等的观念。

随着人们生活水平和文化素质的提高，对健康的认识越来越重视，对服务的要求也越来越高，医院也推出了一些相应上档次的服务项目和环境。如建立特殊通道，为"跟时间赛跑"的人节约时间；建立会员制，为他们的健康在时间和空间上提供医疗的保证。实践证明，类似这些高消费的服务也可以在公有医院推行。

我国低消费人群还是占大多数，各级政府对改变医疗环境也做了不少的努力，大部分城市医院的就医环境比20年前大为改观。但是现行的医疗政策，依然不能满足不同阶层人群的服务需求。普遍提高普通人民群众的就医环境，政府面临的压力还比较大，医院通过提供高层次的消费有利于其全面发展，也有利于减轻政府的财政压力。

六、变"请就诊者注意"为"注意就诊者"

医院服务商品有其寿命周期。生产力水平的发展,科技的进步,人们生活需求的变化,是产生商品寿命周期发生变化的原因。医院服务商品的使用价值由设备设施的使用价值、服务的使用价值及医疗技术的使用价值三部分组成,这三个部分都存在着寿命周期。因而,医院要经常注意社会的需求变化,注意服务商品与就诊者需求的吻合,不能以不变应万变。在一定周期内需要对某些服务和管理进行调整和更新。

服务产品周期性的更新,有赖于观念的更新,这样才有可能适应就诊者需求的变化,从而满足就诊者的需求。

服务方法也是提高服务质量的一个不可忽视的重要环节。服务方法是指工作程序、服务规范和操作技巧等,它对医院服务质量起着最终的、最直接的作用,决定着服务质量的好坏和高低。因此,必须加以重视,把又快又准又好的服务通过语言、动作、技巧等方面扎实的基本功奉献给就诊者。

医务人员的观念要适应医疗市场和社会发展趋势的变化,把过去"请就诊者注意"这种由内向外的思维方式改变为"注意就诊者",注意市场的由外向内的思维方式,从就诊者的角度出发,使医疗服务在就诊者的心目中占据更有利的位置。

(一) 注意就诊者

当就诊者不满意时,医院应以不同就诊者的修复工作来化解服务问题。我们可以采取以下6个步骤进行服务修复工作。

(1) 要对就诊者所经历的不幸事实进行道歉和承认。个性化的道歉语言要比机械式的标准道歉语更有效。

(2) 倾听、移情、问一些开端问题。不满意的就诊者经常会寻找一名对其遭遇表达出真实情感的好听众。

(3) 要针对问题提出一种公平的化解方案。一旦员工对问题采取了情感性的响应,他们就要从基本问题着手进行处理。在这个阶段,就诊者必须感觉到员工有处理问题的权力和能力。就诊者要求的是行动,而并非是几句空话。

(4) 要针对给就诊者带来的不便或造成的伤害给予一些具有附加价值的补偿。就诊者会对表示出来的真诚歉意以及合理的姿态感到满意。

(5) 要遵守诺言。许多就诊者会怀疑你二次服务的承诺,他们可能觉得你只是想让他们挂断电话或离开。要确信你可以交付给就诊者所承诺的东西,否则就不要许诺。

(6) 要有跟进行动。当处理投诉的人员采取跟进行动以保证医院的响应落实时，就诊者对此举印象会更加深刻。另外，跟进对医院内部服务质量的改进也很重要，它可以确保修复工作的正常进行。

对大型组织来说，二次服务工作的改进就需要有先进的通讯系统为其制订标准和支持医院服务行动，还必须在全体员工脑海中培育一种医院服务文化。

（二）运用 PDCA 循环改进法则

1. 制订二次服务管理标准

包括制订《服务沟通指南》和投诉系统，正式的标准和非正式的规范会强化医院服务文化。接受投诉的部门（医务科、前线服务中心）都应配有相应的系统、政策和程序，这样可以方便就诊者投诉，方便员工对投诉采取相应措施。太严格的政策往往会捆住员工手脚，阻碍他们化解就诊者的问题；服务导向的政策可以让员工采取主动。

2. 定期进行二次服务训练

要具体针对二次服务工作训练员工，使其了解哪些问题最常见以及如何处理，在寻求问题解决方案中如何取得就诊者的支持和获得意见，使纠正后的问题不再出现或减少出现率。

3. 对"首问"员工的组织支持

"首问"员工应了解在他们努力解决就诊者问题时组织中的其他人会予以援助，其他人员也应该发扬团队协助的精神，要认识这不是他个人的事情，而是整个医院的事情。例如，他们安排到另一部门的就诊者应该继续享受到优质的服务。

4. 对服务品质的共识

合格的服务必须植入到整个医院文化中去，而非仅仅是某个部门的事情。

（三）重视服务后追踪，提高再次服务率

了解就诊者初次服务的心理变化，服务追踪有助于促使就诊者再次就诊。有些医院对吸引医院相关者很有经验，也懂得服务网络的重要性。但是我们要知道，就诊者和他们的亲戚、朋友也是医院服务行销系统中的重要相关者，而且是产生口碑的重要方面。很多医院还很会吸引潜在就诊者。实际上初次服务仅仅是医院与就诊者间建立关系的起点而非终点。就诊者有四个心理过程，现详述如下。

1. 初诊

当就诊者初次选择医院时，是通过各种口碑途径产生的感性认识，他们选择的是医院的品牌、技术或服务，而在其内心这种选择往往会很快动摇。就诊者会质疑他们的选择是否正确，效价比是否合理。有些医院往往忽略了这一质疑阶段，这一阶段是许多医院与就诊者关系破裂的时期。若想避免这一情形出现，就要采取措施

强化就诊者的决策，并再次向其保证对所出现的问题会随时做出响应。例如，提供投诉电话，公开医院网站等征询/投诉渠道，以便在出现问题时就诊者可以及时与医院联络。

2. 了解与评价

在这个阶段，就诊者开始甘心选择同一医院（技术和服务）。但是，他们还会对他们的选择寻求证实，对其所选择的服务寻尽可能多的信息，因此要做好随时向就诊者提供这种信息的准备。医院应尽可能地帮助就诊者以最大限度地了解他的疾病治疗过程和所选医院的技术和服务。

3. 欣赏

这是医院服务营销过程中最长的一个阶段。就诊者认可自己作出的决策，并已接受伴随服务而带来的收益和不快。他们努力希望成为活跃的、有见识的医院忠实者，尽量享受医院所提供的技术和服务。

4. 重新评价

如果医院是创新型的，服务和技术依然处于领先地位，就诊者和他周围的人可能将是医院的忠诚顾客。但是如果医院的技术和服务没有改进，就诊者就可能会出现"移情别恋"。在这个阶段，医院希望阻止就诊者的这种寻找和选择，希望他们坚持以前的选择，因而在就诊者有机会考虑再选择之前，适时推出鼓励就诊者再次光临的特别营销活动，这是留住就诊者忠诚的一种方式。

第八节 提高门诊患者满意度

一、提高门诊患者满意度的意义

（一）提升医疗服务质量

患者满意度是衡量医疗服务质量和效果的重要指标。满意的门诊患者意味着他们在就诊过程中获得了及时、有效、尊重和理解的医疗服务，这直接反映了医疗机构的专业水平、服务态度以及流程管理等方面的能力。

（二）增强患者信任与忠诚度

高满意度可以增强患者对医疗机构及医护人员的信任，使他们更愿意在需要时再次选择该机构就诊，并主动推荐给亲友，从而提高患者的复诊率和转介率，为医疗机构带来稳定的病源。

（三）优化资源配置

通过收集并分析患者满意度反馈，医疗机构可以发现服务过程中的薄弱环节，针对性地进行改进，如优化就诊流程、提升医护人员技能、改善设施环境等，从而实现资源的高效配置和利用。

（四）促进医患关系和谐

满意度高的门诊环境有助于减少医患矛盾和纠纷，营造良好的就医氛围。满意的患者更可能理解和配合治疗方案，有利于提高治疗依从性和疗效。

（五）符合政策导向与评价体系

许多国家和地区将患者满意度纳入医疗机构绩效考核体系，高满意度有助于医疗机构在政策层面获得认可和支持，提升其社会声誉。

二、提高门诊患者满意度的措施

（一）提升医疗技术与服务质量

1. 专业能力

确保医生具备扎实的专业知识和丰富的临床经验，提供精准的诊断和有效的治疗方案；定期对医护人员进行培训，更新医学知识，提高诊疗水平。

2. 诊疗效率

合理安排就诊时间，减少患者等待的时间；优化诊疗流程，推行预约挂号、分时段就诊等措施；引入在线预约系统，方便患者提前预约，避免长时间排队。

3. 沟通技巧

医护人员应主动与患者交流，了解他们的需求和疑虑；医护人员应具备良好的沟通能力，耐心倾听患者主诉，使用简单易懂的语言解释病情和治疗方案，解答患者疑问，增强其对治疗的理解和信心。

（二）改善就医环境与设施

1. 硬件设施

保持门诊区域清洁卫生，提供舒适的候诊区、充足的休息设施，设置清晰的导引标识，配备便捷的自助服务设备（如自助挂号、缴费机）。

2. 人性化服务

提供无障碍设施，关注特殊群体（如老年人、儿童、残障人士）的需求，提供个性化服务如母婴室、轮椅借用等。

3. 隐私保护

尊重患者隐私，确保诊疗过程的私密性，妥善保管患者信息。

（三）强化服务意识与人文关怀

1. 以患者为中心

树立"以患者为中心"的服务理念，尊重患者权益，充分考虑患者需求和感受。

2. 人性化服务

对待患者态度亲切、热情，提供温馨的人文关怀，如适时的安慰、鼓励，对患者痛苦和困扰的理解和同情。

3. 持续关注

提供完善的随访服务，关心患者治疗后的康复情况，定期进行健康指导和提醒。

（四）完善投诉处理与反馈机制

1. 畅通投诉渠道

设立便捷的线上线下投诉平台，鼓励患者对不满意的服务提出意见和建议。

2. 及时响应

对患者投诉做到快速响应，认真调查核实，公正处理，及时反馈处理结果。

3. 持续改进

定期汇总分析投诉信息，找出服务短板，制订改进措施，并跟踪落实，形成服务提升的闭环管理。

参考文献

[1] 陈素清,齐慧,崔桂华,等.现代实用护理技术[M].青岛:中国海洋大学出版社,2021.

[2] 丁明星,彭兰,姚水洪.基础医学与护理[M].北京:高等教育出版社,2021.

[3] 丁淑贞,刘莹.眼科临床护理[M].北京:中国协和医科大学出版社出版,2020.

[4] 洪梅.临床护理操作与护理管理[M].哈尔滨:黑龙江科学技术出版社,2021.

[5] 胡雁,陆箴琦.实用肿瘤护理[M].3版.上海:上海科学技术出版社,2020.

[6] 胡雁.对肿瘤护理发展趋势的思考[J].上海护理,2017,17(1):5-8.

[7] 孔令泉,李浩,厉红元,等.关注乳腺癌伴随疾病的诊治[J].中华内分泌外科杂志,2018,12(5):353-357.

[8] 李志英,吕兰.实用眼科护理手册[M].北京:化学工业出版社,2020.

[9] 罗素红.临床眼科护理学[M].北京:人民卫生出版社,2007.

[10] 马丁,朱兰,狄文.妇产科学[M].4版.北京:人民卫生出版社,2023.

[11] 强万敏,姜永亲.肿瘤护理学[M].天津:天津科技翻译出版公司,2016.

[12] 全小明,柏亚妹.护理管理学[M].北京:中国中医药出版社,2021.

[13] 王学义,邹卿,王露.特发性面神经麻痹临床分析[J].华西医学,2014(8):1413-1415.

[14] 谢红,刘彦慧.护理管理学[M].北京:北京大学医学出版社,2016.

[15] 谢晓英,徐小琴,朱亚飞.妇产科学[M].北京:化学工业出版社,2020.

[16] 谢幸,孔北华,段涛.妇产科学[M].9版.北京:人民卫生出版社,2018.

[17] 徐波,陆箴琦.癌症疼痛护理指导[M].3版.北京:人民卫生出版社,2017.

[18] 杨蓉,冯玲.神经内科护理手册[M].北京:科学出版社,2015.

[19] 张艳民,孙菲.妇产科护理学[M].天津:天津科学技术出版社,2023.

[20] 赵春玲,刘雪莲,金艳.眼科专科护理服务能力与管理指引[M].沈阳:辽宁科学技术出版社,2020.

[21] 郑翠红.护理管理学基础[M].北京:人民卫生出版社,2014.

[22] 周延英,王四荣,陶淑亭.三叉神经痛微血管减压术后并发症的临床护理观察[J].中国医药指南,2014(13):376-377.